Carl-Auer

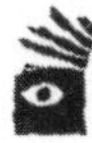

Steve de Shazer

Muster familientherapeutischer Kurzzeit-Therapie

Aus dem Amerikanischen von Theo Kierdorf
2012

Umschlaggestaltung: Uwe Göbel
Satz: Verlagsservice Hegele, Heiligkreuzsteinach
Printed in Germany
Druck und Bindung: Freiburger Graphische Betriebe, www.fgb.de

Erste Auflage, 2012
ISBN 978-3-89670-820-5

Das Original erschien unter dem Titel
"Patterns of Brief Family Therapy – An Ecosystemic Approach"

Bibliografische Information der Deutschen Nationalbibliothek
Die Deutsche Nationalbibliothek verzeichnet diese Publikation
in der Deutschen Nationalbibliografie; detaillierte bibliografische
Daten sind im Internet über http://dnb.d-nb.de abrufbar.

Informationen zu unserem gesamten Programm, unseren Autoren
und zum Verlag finden Sie unter: www.carl-auer.de.

Wenn Sie Interesse an unseren monatlichen Nachrichten
aus der Vangerowstraße haben, können Sie unter
http://www.carl-auer.de/newsletter den Newsletter abonnieren.

Carl-Auer Verlag GmbH
Vangerowstraße 14
69115 Heidelberg
Tel. 0 62 21-64 38 0
Fax 0 62 21-64 38 22
info@carl-auer.de

Inhaltsverzeichnis

Vorwort zur deutschen Neuausgabe

Wer ein Buch in die Hand nimmt, das vor über 30 Jahren geschrieben wurde, mag sich fragen, ob es sich überhaupt lohnen wird, es zu lesen. Man könnte annehmen, dass sich das Feld, auf das sich das Buch bezieht, seitdem doch so wesentlich weiterentwickelt habe, dass die so lange zurückliegende Arbeit nur etwas für Historiker sei. Wer sich dem vorliegenden Buch mit einer solchen Haltung nähert, wird zum bedauernswerten Opfer einer durch nichts haltbaren Überheblichkeit, die die zeitlose Aktualität dieses Werkes völlig verkennt und ihm viele Chancen eines Lernprozesses nimmt.

Dieses Buch ist in mehrfacher Hinsicht sehr bedeutsam. Zum einen zeigt es sehr differenziert die ursprüngliche Entwicklung des Modells der sog. »Milwaukee-Gruppe« am Brief Family Therapy Center, deren »Kern« Steve de Shazer und Insoo Kim Berg waren. Es schenkt uns damit wunderbare Gelegenheiten, den spannenden Prozess miterleben zu dürfen, wie sich ein konsistentes Modell in vielen kleinen, auch für die Entwickler selbst oft überraschenden Schritten verändert, allmählich immer stimmiger und in sich ganz logisch aufgebaut wird. Der Autor lässt uns wie heimliche Zeugen an diesem aufregenden Prozess teilhaben. Er demonstriert in beeindruckender Weise, dass es sehr wohl möglich ist, die eigenen Konzepte gut profiliert darzustellen und gleichzeitig die Lehrer und Vorläufer, auf die sich das Eigene gründet, achtungsvoll zu würdigen, ihnen die »Lorbeeren«, die ihnen gebühren, aufrichtig zuzuschreiben – und er zeigt, wie das Eigene durch sie enorm befruchtet wird und wie umgekehrt deren Arbeiten ein hilfreiches neues Verständnis gewinnen durch das, was man aus ihnen entwickelt hat. Damit gibt uns der Autor ein generell für Lernprozesse sehr nützliches Modell.

Mir selbst hat das Wiederlesen dieses Buches geholfen, viele Konzepte von Milton Erickson, Gregory Bateson, der »Palo Alto-Gruppe« (Watzlawick, Weakland, Fisch et al.), auch der strategischen Kurztherapie, ja sogar meine eigenen hypnosystemischen Konzepte aus einer neuen, anderen Perspektive zu betrachten, die mir wiederum wichtige neue Anregungen gibt.

Diese Arbeit kann uns auch lehren, wie in einer Gruppe Ideengebäude entstehen, wie sich die Kooperierenden dabei ständig koevolutionär stimulieren und warum zum Schluss nicht mehr zu klären ist, von wem welche Gedanken kamen – dies aber auch völlig unwichtig wird, weil der Autor sich in seiner überzeugenden Bescheidenheit in den Dienst des Gemeinsamen stellt, das zu einer Kreativität und Produktivität führt, wie sie ein Einzelner kaum erreichen kann. Dieser Punkt erinnert mich sehr an die Kultur unserer ursprünglichen »Heidelberger Gruppe« (Helm Stierlin, Gunthard Weber, Fritz Simon und ich), in der wir Ähnliches miteinander leben konnten.

Zum anderen vermittelt uns Steve de Shazer Haltungen und Ideen, die heute so wichtig sind wie bei ihrer Entstehung. Er zeigt in hervorragender Differenziertheit, wie das hier vorgelegte Modell als kokreativer Akt der Kooperation zwischen Therapeuten und ihren Klienten entstanden ist. Das Buch macht deutlich, dass Therapie bzw. Beratung in ihrem Verlauf mit allen Interventionen ein Ergebnis permanenter Rückkopplungsschleifen zwischen den Beteiligten sind, wobei die Therapeuten sich immer auch als von den Klienten Lernende verstehen, denen sie kongruent auf gleicher Augenhöhe begegnen. Vergleicht man diese Haltung z. B. mit der der »Mailänder Gruppe« (Selvini, Boscolo, Cecchin, Prata), die ungefähr zur gleichen Zeit ihr systemisches Modell entwickelt hat, zeigt sich ein völlig anderes Herangehen an die Menschen, mit denen gearbeitet wird. Im Mailänder Modell findet man – was einem durch den Kontrast zum hier vorliegenden Modell fast schmerzlich deutlich wird – ein eher distanziertes, mehr »von oben herab« schauendes Beobachterverhalten. Die Beiträge der Familien werden eher als »Spiel«, oft sogar als »schmutziges Spiel« angesehen, besonders in Selvinis späteren Arbeiten, in denen sie z. B. manche familiären »Spiele« als *imbroglio* (= Betrug, heimtückische Schwindel-Strategie) bezeichnet. In sehr wohltuendem Kontrast dazu geht Steve de Shazer hier von der Weltsicht der Klienten als entscheidender Orientierungsbasis für alle Interventionen wie für die Kommunikation im Ganzen aus. Die Therapeuten lernen ständig von den Klienten und leiten aus deren sehr achtungsvoll und neugierig behandelten Botschaften ihre eigenen Beiträge ab. Letztere werden jeweils passgenau auf das Weltmodell der Klienten abgestimmt und tragen so zu einem Kontext respektvoller, sicherer Begegnung bei, der die eigenen Kompetenzen der Klienten konsistent würdigt und nutzt. In dieser Hinsicht bewegt sich de Shazer ganz in der Tradition von Milton Erickson, den er selbst ja immer wieder als einen seiner wichtigsten Lehrmeister bezeichnete (neben John Weakland, seinem väterlichen Freund und Ermutiger).

Auch wenn das hier vorliegende Modell sich auf den ersten Blick massiv unterscheidet, von dem in den Jahren nach der Erstveröffentlichung entwickelten lösungsfokussierenden Modell von Steve de Shazer, Insoo Kim Berg und der Milwaukee-Gruppe: Man kann hier deutlich sehen, dass genau diese Haltung der gleichrangigen Kooperation und Lernbereitschaft die Basis des lösungsfokussierenden Modells bildet und dass es – daraus abgeleitet – eine fast logisch zwingende Entwicklung der Beteiligten dorthin gab. Milton Erickson war zu Recht berühmt dafür, mit welcher Präzision er die Weltsichten und Werthaltungen seiner Klienten respektvoll nutzte, um das aufzubauen, was er »establishing of a yes-set« nannte und was heute meist als »Pacing« beschrieben wird. Leider wird dies auch heute noch eher als Technik verstanden. Steve de Shazer zeigt schon hier in diesem Buch – konsequenter und aufrichtiger als fast alle Autoren, die ich kennenlernen konnte –, dass dies bei ihm viel weniger eine Technik, sondern eine kongruente Art ist, in der Welt zu sein, eine Haltung, achtungsvoll und neugierig Menschen zu begegnen. In meinen Augen stellen die Entwicklung des *solution talk* (dem Gespräch über hilfreiche Lösungsmuster), die Abkehr vom Übergewicht des *problem talk* und viele daraus entwickelte, zielgerichtet wirkende Interventionen durch Steve de Shazer, Insoo Kim Berg und ihre Gruppe eine der revolutionärsten und verdienstvollsten Neuentwicklungen im Feld der Psychotherapie und Beratung der letzten 30 Jahre dar. Dieses Buch zeigt sehr schön die Ansätze dieser Entwicklung, die hier schon in vielen Beispielen immer wieder aufschimmert.

Die wichtigsten Lehrmeister in meiner eigenen Entwicklung waren Milton Erickson und Helm Stierlin, für deren Lehrunterstützung, persönlichen Rat, Ermutigung und erlebte Praxis ich unendlich dankbar bin. Praktisch gleichauf bedeutend sind für mich die vielen Begegnungen und die Freundschaft, die ich mit Steve de Shazer über 23 Jahre haben durfte. In den vielen Seminaren und Therapien, die wir gemeinsam durchgeführt haben, konnte ich enorm von ihm lernen. Wir hatten aus den gleichen Wurzeln unsere Ansätze entwickelt, die sich dennoch in vielen Punkten deutlich unterscheiden. In vielen intensiven und oft auch sehr kontroversen Diskussionen, manche bereichert durch Freunde wie z. B. Luc Isebaert, Matthias Varga von Kibéd und Insa Sparrer (die ja alle auch viel von ihm gelernt haben und dies immer wieder dankbar würdigen), stellten wir unsere Sichtweisen gegenüber (was so manches köstliche Bier kostete – Steve war ein exzellenter Hobby-Brauer). Insa und Matthias waren da auf seiner Seite, Luc tendenziell eher auf meiner. In vielen Punkten konnten wir uns trotz aller Gemeinsamkeiten nicht einigen, z. B. hinsichtlich der Frage konsequenter Transparenz aller Vorgehensweisen durch die Therapeuten den Klienten gegenüber, die ich entschieden befürworte, die Steve hingegen oft als eher hinderlich betrachtete. Oder hinsichtlich der Wichtigkeit, auch *problem talk* als wichtigen Bestandteil der Gespräche für die Lösungsentwicklung zu beachten, um die Erwartungen und das Verständnis der Klienten noch achtungsvoller zu nutzen. Steve war das nicht konsequent genug, er wollte so intensiv wie irgend möglich die Lösungsprozesse fokussieren. Dieses Buch zeigt viele wertvolle Perspektiven auf, die für eine gut integrierte Balance zwischen *problem talk* und *solution talk* sprechen – mehr, als es Steve dann später (zu meinem Bedauern) selbst vertreten hat. Aus meiner Sicht hätte er noch mehr gewonnen, wenn er einige der hier beschriebenen Ideen weiterhin mit einbezogen hätte. Aber das ist nur *eine* Sicht, und ich bin sicher, Steve würde da jetzt heftig widersprechen. Es bleibt für mich eine der schönsten Erfahrungen, dass diese Kontroversen unserer Freundschaft, der gegenseitigen Wertschätzung und auch der Bereitschaft, immer wieder neu voneinander zu lernen, überhaupt keinen Abbruch taten, sondern im Gegenteil uns immer wieder intensiv stimulierten. Ich vermisse diese Begegnungen, fast sieben Jahre nach seinem Tod, noch immer sehr.

Vergleicht man die späteren Arbeiten von Steve de Shazer mit diesem Buch, kann man verfolgen, wie er die Komplexität der Sachverhalte und seiner Gedanken in eleganter und ästhetisch schöner Weise immer mehr reduziert hat – bei gleichzeitiger ausgezeichneter Verständlichkeit. Er war ein großer Meister des Minimalismus, und dies war ja auch sein erklärtes Hobby. Er hielt z. B. zirkuläres Fragen für oft überhaupt nicht hilfreich, weil er meinte, dass es bei Klienten eher zur Konfusion beitragen könnte, die Klienten seien aber schon verwirrt genug, wenn sie an Problemen litten. Deshalb sei es die Aufgabe von Therapeuten, für Klarheit zu sorgen und nicht noch mehr Verwirrung zu stiften. Ich kenne niemanden in unserem Feld, der dies in so prägnanter, klarer und gleichzeitig so tief gehend dichter Form geschafft hat wie Steve de Shazer. Sein viel zu früher Tod hat eine nicht zu schließende Lücke gerissen. Und gerade dieses Buch hier kann, betrachtet man es in der Reihe der ganzen Entwicklung von Steve, auch ahnen lassen, welche weiteren wichtigen Neuentwicklungen uns dadurch entgangen sind, dass er nicht mehr unter uns ist.

Dr. med. Dipl. rer. pol. Gunther Schmidt
Ärztlicher Direktor der SysTelios Klinik für psychosomatische Gesundheit
Leiter des Milton-Erickson-Instituts Heidelberg

Vorwort zur deutschen Erstausgabe

Ein Vorwort ist immer eine problematische Angelegenheit, weil es im Buch vor dem Haupttext steht, jedoch nach diesem geschrieben wird. Das heißt, dass das Vorwort auf etwas deutet, das aus einer Position resultiert, die in Wirklichkeit später entsteht, im vorliegenden Fall ein ganzes Jahrzehnt später. In einem Vorwort versucht der Autor, den Leser von außerhalb dessen, was er geschrieben hat, anzusprechen. Doch können diese marginalen Kommentare nicht den Wert des Werks selbst haben, und sie sollten auch nicht zu ernst genommen werden. Schließlich ist der Autor auch nur ein Leser. In einem Vorwort versucht der Autor, Ihnen zu vermitteln, was er an dem betreffenden Text als Leser wichtig findet. Doch alles, was für einen neuen Leser wichtig sein mag, muss dieser selbst innerhalb des Textes finden, den er liest. Ich verstehe Lesen als eine kreative Aktivität, bei der es einen Autor (oder mehrere Autoren), einen Text und einen Leser geben muss. Jeder Leser bringt zum Lesen die Gesamtheit seiner für das Lesen relevanten Erfahrungen mit, und deshalb ist jedes Lesen einzigartig. Ein Vorwort kann nichts weiter tun, als auf eine Art, den Text zu lesen, hinzudeuten, jedoch nicht auf die *einzige* Art und ganz sicher nicht auf die einzig und allein *richtige* Art. Der Autor als Leser kann nur auf eine Art, den Text zu lesen, hindeuten, die bereits im Text selbst aktiv war. Der Autor hat schon alles getan, was er tun konnte, um zu sagen, was er meint, und um zu meinen, was er sagt.

Beispielsweise verspüre ich die Versuchung, in diesem Vorwort zu sagen: Obgleich Sie im Text Aussagen lesen werden, die auf *diese* Weise (X) gemacht wurden, habe ich in Wirklichkeit *jenes* (Y) sagen wollen. Jedoch kann ich darüber, was ich vor einem Jahrzehnt meinte (oder sogar darüber, was ich heute meine), nicht mehr wissen als Sie, der Leser. Wir haben, was wir haben, und das ist alles, was da ist. Deshalb werde ich mich bemühen, nicht der Versuchung zu erliegen, eine Art Revision zu schreiben, und die Gefahr zu meiden, die Lesen zwischen den Zeilen mit sich bringt.

Außerdem werde ich zu vermeiden versuchen, etwas hoch- oder herunterzuspielen, um dem vorliegenden Buch einen größeren oder einen geringeren Stellenwert zuzusprechen, als es ihn zum Zeitpunkt seiner Veröffentlichung hatte. Rückblickend kann ich heute sehen, wie beunruhigend es für gewisse Leser gewesen sein muss, sowohl hinsichtlich dessen, *was* ich darin gesagt habe, als auch hinsichtlich der Art, *wie* ich es gesagt habe. Vielleicht ist es für einige Leser auch heute noch beunruhigend, und so sollte es auch sein. (Obgleich mein momentan neuestes Buch, de Shazer 1992, für manche Leser mindestens ebenso beunruhigend sein dürfte wie das vorliegende, glaube ich, dass ich mittlerweile gelernt habe, klarer und einfacher zu schreiben.)

Als ich mich bereit erklärte, ein Vorwort zu dieser deutschen Übersetzung zu schreiben, wurde mir – mit einer gewissen Bestürzung – klar, dass ich zu diesem Zweck das Buch zum ersten Mal lesen müsste, seit ich es vor mehr als zehn Jahren fertiggestellt hatte. Ich fragte mich, was ich wohl vorfinden würde. Welche Lesestrategie würde ich benutzen? Was enthielt dieses Buch, das im Lichte der späteren Entwicklungen noch standhielt? Schließlich habe ich seit jenem ersten Buch weitere drei Bücher (de Shazer 1989a, 1989b, 1992) und viele Aufsätze geschrieben. Außerdem war mir *Muster familientherapeutischer Kurzzeittherapie* immer als der *Endpunkt* einer alten, problemfokussierten Herangehensweise erschienen, und das nächste Buch, *Wege der erfolgreichen Kurztherapie* (1989a), als der *Anfang* unserer neuen, lösungsfokussierten Herangehensweise. Weiterhin habe ich lange gedacht, dass einige der Gedanken, die im vorliegenden Buch erläutert werden, zu komplex, zu kompliziert seien (siehe beispielsweise Kap. 5), was ich heute als ein Zeichen dafür ansehe, dass ich zusammen mit meinen Kollegen unsere Gedanken über diese Situation damals nicht zum Abschluss gebracht hatte. Sie zum Abschluss zu bringen hätte bedeutet, zu größerer Einfachheit zu gelangen.

Als Lesestrategie legte ich mir zurecht, mir die folgende Frage zu stellen: Was in *Muster familientherapeutischer Kurzzeittherapie* führte zur Entwicklung unserer lösungsfokussierten Herangehensweise? Heute scheint mir klar, dass es drei Hauptaspekte waren. Erstens ist da die Idee des Kooperierens, d. h., dass Therapeut (und Team) und Klient sich auf der gleichen Landkarte befinden und dass sie deshalb als eine zielgerichtete Einheit gesehen werden, die kooperieren muss, um erfolgreich sein zu können. Zweitens ist da die »binokulare Theorie der Veränderung«, die man vielleicht besser als »polyokulare Theorie der Veränderung« bezeichnen sollte. Und drittens ist da noch eine dem Ziel der Therapie dienliche Betonung des Zuhörens und des

Benutzens der Sprache des Klienten. Natürlich verwende ich heute andere Ausdrücke und betone andere Aspekte dieser drei Bereiche.

1) Beispielsweise würde ich heute sagen, dass Kooperation durch den Therapeuten (und das Team) *entwickelt* wird, statt zu sagen, dass der Klient eine Art zu kooperieren zeigt, die der Therapeut (und das Team) zumindest durch Implikation entdeckt und beschreibt. Ich würde heute nicht mehr annehmen, dass irgendein Verhalten eines Klienten (und/oder Therapeuten) innerhalb einer Therapiesitzung unbedingt repräsentativ für etwas sein muss, das er oder sie mit in die Sitzung bringt. Vielmehr bin ich nun der Auffassung, dass jedes Verhalten des Klienten (oder des Therapeuten) in vielerlei Hinsicht und zumindest größtenteils auf die gestellte Aufgabe reagiert. Das heißt: Wie der Klient sieht, dass der Therapeut ihn sieht, beeinflusst, wie der Klient sich selbst *in jenem speziellen Kontext* sieht, und wie der Therapeut sieht, dass der Klient ihn sieht, hat Einfluss darauf, wie der Therapeut sich selbst *in jenem speziellen Kontext* sieht. Deshalb sind wir heute bestrebt zu beschreiben, wie Therapeut (und Team) und Klient während einer bestimmten Sitzung eine bestimmte Art zu kooperieren *erfinden*.

   Zur Zeit der Entstehung von *Muster familientherapeutischer Kurzzeittherapie* haben wir eine Landkarte benutzt, die (a) den Therapeuten, (b) das Team, (c) den Klienten und (d) das (zu lösende) Problem umfasste. Heute gestalten wir die Landkarte so, dass sie (a) den Therapeuten, (b) das Team, (c) den Klienten und (d) die (zu entwickelnde) Lösung umfasst. In beiden Fällen kann man die Landkarte auf (a) den Therapeuten, (b) den Klienten und (c) das, was sie zusammen tun, reduzieren.
2) Ich würde heute sagen, dass wir viele, viele Unterschiede beschreiben können, die man in eine Therapiesitzung einbeziehen kann, nicht nur die Unterschiede zwischen der Sicht des Klienten, des Therapeuten und der Teammitglieder. Während der Sitzung verhandeln Therapeut und Klient über diese Unterschiede, um zu einem Bonus oder zu einer Art von Konstruktion zu gelangen, die zur Entwicklung einer Lösung führt. Diese kann in neuen Sinngebungen, neuen Verhaltensweisen, neuen Wahrnehmungen, neuen Etikettierungen, neuen Gedanken usw. bestehen.

Der Vergleich mit der binokularen Sicht ist immer noch zutreffend. Obgleich der Klient etwas als halb leer beschreiben mag (die Sicht des rechten Auges) – d. h.: »Ich bin deprimiert, und deshalb spiele ich nicht Golf« – und der Therapeut die gleiche Sache als halb voll beschreiben mag (die Sicht des linken Auges) – d. h.: »Du spielst nicht Golf und bist deshalb deprimiert« –, haben gleichzeitig beide nicht recht und beide recht. Der Bonus entsteht durch unentscheidbare Fragen dieser Art.

3) Der Wechsel von der »problemfokussierten« zur »lösungsfokussierten« Sicht entwickelte sich, nachdem wir gelernt hatten, den Ansichten unserer Klienten über die Ziele der Therapie zuzuhören. Stark vereinfacht, könnte man sagen: Nachdem uns klar geworden war, dass die Art der Klienten, Erfolg zu definieren, sich sowohl von der Art der Therapeuten als auch der Forscher, dies zu tun, unterschied, wurden die Probleme und Beschwerden, derentwegen die Klienten zur Therapie gekommen waren, immer unwichtiger. Obgleich Therapeuten und Forscher dazu neigen zu glauben, das Entscheidende sei, das Problem loszuwerden, benutzen die Klienten häufig andere Maßstäbe, die oft oder vielleicht sogar in der Regel nicht in Beziehung zur Beseitigung der Beschwerde oder des Problems stehen. Auf diese Weise wird es zum Ziel der Therapie, den Klienten zu helfen, das zu erreichen, was sie erreichen wollen, d. h. eine Lösung.

Ich war überrascht festzustellen, dass wir gut genug zugehört hatten, um zu erkennen, dass Klienten häufig andere Wörter benutzen, um über Probleme zu sprechen, als wenn sie über andere Dinge sprechen, und dass wir versuchten, in unseren Interventionsbotschaften Wörter zu benutzen, die dem Nicht-Problem-Bereich angehörten. Es war mir nicht mehr klar, dass wir uns schon so früh (d. h. um 1978, in der Zeit, als der größte Teil dieses Buches geschrieben wurde) für die Sprache interessiert hatten. Heute unterscheiden wir zwischen »Sprechen über Probleme« (bzw. »Problemsprache«) und »Sprechen über Lösungen« (bzw. »Lösungssprache«) und organisieren unsere Sitzungen so, dass Letztere hervorgelockt und verstärkt wird und dem Klienten geholfen wird, Erstere möglichst weitgehend einzuschränken.

Ich kann nur hoffen, dass Sie das vorliegende Buch mit ein wenig Nachsicht im Herzen lesen und mit der Vorstellung, dass die in diesem Buch beschriebene Arbeit eine Kulmination langjähriger klinischer Erfahrung und eine Vorbereitung auf den Übergang vom Problemfokus zum Lösungsfokus war, der unmittelbar vor der Tür stand.

Diese Verlagerung setzte ein, bevor *Muster familientherapeutischer Kurzzeit-Therapie* gedruckt wurde. So kam es, dass Auszubildende, die wir unmittelbar nach dem Erscheinen des Buches, aber vor *Wege der erfolgreichen Kurztherapie* ausbildeten, häufig erstaunt waren, wenn sie uns sagen hörten, was ich nun zu Ihnen (dem Leser) sagen werde: »Oh, das machen wir heute nicht mehr so.«

Steve de Shazer
Milwaukee, Dezember 1991

Vorworte zur Originalausgabe

Vorwort von John H. Weakland

Vor ungefähr 25 Jahren berichtete Don D. Jackson seinen Kollegen in Gregory Batesons Forschungsteam über eine Entdeckung, die er gerade gemacht hatte: Er hatte gemerkt, dass er nicht der Einzige war, der manchmal Mitglieder der Familien seiner Patienten in seine psychiatrische Praxis bestellte. Mehrere seiner alten Freunde hatten ihm sowohl bei privaten Zusammenkünften als auch anlässlich von Fachtagungen offenbart, dass auch sie dies gelegentlich täten, obwohl ein solches Vorgehen zu jener Zeit als äußerst häretisch galt. Im Laufe der folgenden Jahre gelang der Familientherapie der Sprung in die Öffentlichkeit; allerdings war sie zunächst noch sehr umstritten. In der Folgezeit entwickelten sich ihre Konzepte und Techniken und ihre Anwendung sehr schnell weiter, da man nun frei und offen über Ideen und Beobachtungen bezüglich dieser Behandlungsmethode diskutieren konnte.

Hierzu gibt es eine partielle, aber wichtige Parallele aus der Geschichte der Familienkurztherapie. Kurzbehandlungen haben mit Sicherheit viele Therapeuten zu allen Zeiten selbst innerhalb der Psychoanalyse durchgeführt, bis hin zu Freud selbst, doch erfuhr die Öffentlichkeit gewöhnlich nichts davon. Schnelle Heilungserfolge wurden als vereinzelte, zufällige Ereignisse hingestellt oder gar als »symptomatische Besserung« oder »Flucht in die Gesundheit« verunglimpft, statt dass man sie untersucht und diese Untersuchungen systematisch ausgewertet und genutzt hätte. Selbst nachdem die Kurztherapie zum Objekt gezielter positiver Überlegungen geworden war – in diesem Bereich kann die Arbeit von Alexander und French aus dem Jahre 1946 als Meilenstein gelten –, hat man der Kurztherapie bis vor kurzer Zeit nur eine sehr begrenzte und sekundäre Bedeutung zugestanden. Kurztherapie galt lange als nur in sehr beschränktem Rahmen anwendbar – möglicherweise nützlich bei der Behandlung geringfügigerer Probleme, als »Erste-Hilfe«-Maßnahme oder als Notbehelf in Krisenfällen und in den verschiedensten Situationen, in denen die Umstände eine ordnungsgemäße und gründliche Behandlung nicht zulassen. Mit einer »ordnungsgemäßen und gründlichen

Behandlung« war hierbei natürlich eine langfristige Therapie gemeint mit der Zielsetzung, ein Individuum oder eine Familie von Grund auf wieder aufzubauen.

Dieser begrenzten Rolle und dem begrenzten Stellenwert, die man der Kurzzeittherapie generell zugestand, entsprechen die Begrenzungen der theoretischen und methodischen Sicht, die in ihren Konsequenzen noch schwerwiegender sind: Bis vor nicht allzu langer Zeit wurde die Kurztherapie weitgehend als lediglich »weniger der gleichen« alten Ideen und Methoden gesehen, eine ziemlich willkürliche Reduktion, wobei man sich kaum um die Erforschung und Entwicklung neuer Sichtweisen und Methoden bemühte.

Seit einigen Jahren jedoch vertritt eine kleine, aber stetig wachsende Zahl von Therapeuten die Auffassung, dass man mithilfe einer Kurztherapie die verschiedenartigsten Probleme lösen könne, und diese Therapeuten haben Konzepte und Methoden erforscht und beschrieben, von denen sie meinen, sie seien dem von ihnen angestrebten Ziel förderlich. Steve de Shazers Buch ist ein bedeutender Beitrag zu dieser wichtigen Bewegung. Obgleich keine theoretische Beschreibung einer Therapie die direkte Beobachtung völlig ersetzen kann (so wie es auch für die Übermittlung und für das Erlernen jeder handwerklichen Fähigkeit gilt), kann man über die in diesem Buch vorgelegte Verbindung aus theoretischen Erörterungen, Vergleichen und Erläuterung der vorgetragenen Ideen und Verfahrensweisen anhand von Fallbeispielen doch sagen, dass sie klarer und spezifischer ist, als dies in den meisten Büchern über Therapie der Fall ist. Die Arbeit des Autors gründet auf den Arbeiten vieler Vorgänger, insbesondere auf der von Milton Erickson, schildert jedoch überdies einige Neuentwicklungen wie die spezielle Methodik des MRI-Teams sowie die Eliminierung des »Widerstandes« durch Umdeutung zu einer einzigartigen Technik des Kooperierens. (Außerdem werden Themen, die bereits von anderen Autoren behandelt wurden, aus einem anderen Blickwinkel und in einer anderen Sprache behandelt.)

Ich betrachte all dies als äußerst positiv. Eine Sichtweise, von der ich glaube, dass ich sie mit Steve de Shazer teile, ist, dass menschliche Angelegenheiten sich ständig verändern und dass es keine absolute Wahrheit diesbezüglich gibt. Deshalb wird es nie möglich sein, den Prozess der Therapie vollständig und endgültig zu beschreiben. Trotzdem benötigen wir weiterhin nachdenkliche und sachkundige Beiträge aus verschiedenen Perspektiven. Ich glaube, dass dieses Buch ein solcher Beitrag ist, und zwar einer, der in Anbetracht unseres derzeitigen Wissensstandes und der aktuellen Entwicklung der therapeutischen Praxis für viele Therapeuten interessant und hilfreich sein müsste.

Vorwort von Bradford P. Keeney

Alfred North Whitehead hat einmal gesagt, dass die Kritik an einem Buch sich auf das erste Kapitel oder auf die erste Seite konzentrieren sollte. Dies ermöglicht es dem Kritiker, sich mit den Voraussetzungen auseinanderzusetzen, auf denen die Ideenmuster des Autors basieren. Am Anfang sind die epistemologischen Fehler des Autors stets zu erkennen.

Manchmal erscheint es Familientherapeuten als besonders »schick«, mit ihrem Desinteresse an Theorie und formeller Abstraktion zu prahlen und stattdessen für ein praxisorientiertes Sprechen über die therapeutische Methode einzutreten. Dieses Prahlen ist selbst Bestandteil einer bestimmten epistemologischen Position, was allerdings auf den ersten Blick nicht völlig offensichtlich ist. Wie Gregory Bateson so gerne sagte: »Es ist nicht möglich, *keine* Epistemologie zu haben.« Tatsächlich weist die Vorstellung, dass man keine Epistemologie habe (oder dass man sich um so etwas nicht zu kümmern brauche) möglicherweise auf eine ziemlich schlechte Epistemologie hin.

Steve de Shazers Arbeit empfiehlt sich dadurch, dass sie mit einer ausdrücklichen Bestimmung seiner epistemologischen Position beginnt. Er beschreibt die klinische Arbeit als mit einer Familie formeller Ideen verbunden, die als »ökosystemische Epistemologie« bezeichnet worden sind. Ausgehend von diesem Bekenntnis über seine Orientierung, webt er Geschichten über Methode, Analyse und Erklärung, die beispielhaft erläutern, wie er und seine Kollegen am BFTC (Zentrum für Familienkurztherapie) arbeiten.

Nach einer Prüfung von de Shazers Buch mögen sich einige Leser fragen, ob es und, wenn ja, welche seiner Teile von Theorie, klinischer Praxis oder Forschung handeln. Ein gutes Verständnis der ökosystemischen Epistemologie könnte erhellen, weshalb diese Frage ziemlich unsinnig ist. Eine alte Idee der Sozialwissenschaften (einschließlich verschiedener Psychotheologien) war, dass Methoden klinischer Praxis sich aus formellen theoretischen Gebäuden ergeben, welche sich ihrerseits wiederum durch empirische (gewöhnlich quantitative) Untersuchungen verifizieren lassen. Die sequenzielle Anordnung dieses diachronischen Prozesses wurde manchmal verändert, sodass es möglich wurde wahrzunehmen, dass die Forschung die klinischen Gewohnheiten zu beeinflussen vermochte, eine Theorie zu meißeln usw. Alle diese Anordnungen verkörpern eine epistemologische Landschaft, in der deutlich voneinander unterscheidbare Komponenten einander auf sequenzielle Weise stoßen und schieben (was als »lineare Kausalität« bezeichnet wurde).

Die alternative Weltsicht der »ökosystemischen Epistemologie« organisiert unsere Erfahrung auf eher holistische Weise. Die ökosystemische Epistemologie betrachtet Forschung, klinische Praxis und Theorie als nicht voneinander trennbare, häufig simultan verlaufende Prozesse. Diese Erkenntnis ist wahrscheinlich die radikalste Konsequenz der Übernahme des alternativen Paradigmas. Pragmatisch bedeutet dies, dass man nicht ausschließlich Praktiker (Kliniker), Forscher oder Theoretiker sein kann. Vielmehr sind diese drei Manifestationen rekursiv miteinander verflochten, wodurch der Versuch einer linearen Unterscheidung disqualifiziert wird.

Vielleicht sollte man ein solches integriertes Geschöpf als »Epistemologen« bezeichnen. Obgleich über Epistemologie manchmal so geredet wird, als handle es sich dabei um eine stärker philosophisch untermauerte Art von Theorie, könnte man sich auch noch etwas anderes darunter vorstellen. Eine faszinierendere Sicht der Epistemologie beinhaltet, dass es sich dabei um eine Metapher für die Integration der dissoziierten Teile jenes geistigen Prozesses handelt, den Menschen der westlichen Welt unkritisch als Forschung, klinische Praxis und Theorie bezeichnen.

Nach dem soeben Gesagten ist Steve de Shazer ein Epistemologe. Deshalb umfasst seine Welt Interventionsstrategien, elegante Formalismen und Untersuchungsmuster. Ist es angemessen zu behaupten, dass dieses Buch eine neue Ära der Humanwissenschaften einläuten könnte – eine Zeit, die Epistemologen ins Zentrum der etablierten Arenen des Denkens und Handelns versetzt?

Vorwort von Steve de Shazer

Es ist häufig schwer festzustellen, woher Ideen stammen. Ebenso schwer lässt sich ihre Entwicklung durch Zeit und Raum zurückverfolgen. Wenn ein Autor Ideen zu Papier gebracht hat, ist er nur für jene spezifische Präsentation oder Konstruktion verantwortlich. Hier erheben sich zwei wichtige Fragen: (1) Wo liegt der Ursprung (die epistemologischen, theoretischen und historischen Wurzeln) der Ideen? (2) Und wer ist der *Eigentümer* der Ideen?

Die in diesem Buch entwickelten Ideen wurzeln historisch in einer Tradition, die mit Milton H. Erickson beginnt und sich über Gregory Bateson und die am Mental Research Institute (MRI) tätigen Therapeuten und Denker weiterentwickelt hat. Die in diesem Buch beschriebene spezielle Ausformung und (Weiter-)Entwicklung dieser Ideen sowie die im Zusammenhang damit beschriebene Therapieform ist geistiges Eigentum einer Gruppe, die den Kern des Brief Family Therapy Center (Zentrum für Familienkurztherapie, im Folgenden »BFTC« genannt) bildete. Insofern es möglich ist, neue Ideen zu *besitzen* (was eine ziemlich »westliche« Vorstellung ist), ist die genannte Gruppe der kollektive Eigentümer jener Ideen. Ich, der Autor, bin lediglich ein Techniker, eine Stimme in jenem Chor. Natürlich gründen einige der vorgetragenen Ideen auf den Ideen anderer Therapeuten und Denker. Andere Ideen stammen aus meinem eigenen Kopf und aus Beschreibungen meiner Arbeit. Und wieder andere leiten sich von meinen Beschreibungen der Arbeit der übrigen Kernmitglieder des BFTC her. Ich habe versucht, alle diese Ideen möglichst gut zu organisieren und möglichst klar darzustellen. Gemeinsam mit dem Rest der Kerngruppe habe ich dazu beigetragen, eine Kultur zu kreieren, in der Ideen über Therapie existieren, wachsen, sich entwickeln und studiert werden konnten. Doch ist ein großer Teil der historischen Information in den Alltagsaktivitäten einer Gruppe untergegangen, die aus epistemologischer, theoretischer und praktischer Perspektive an Therapie interessiert war.

Von den ersten Anfängen des BFTC an wurden viele der beschriebenen Ideen im Verlauf informeller Gespräche mit Insoo Kim Berg und James F. Derks entwickelt und genährt. Ohne diese beiden hätten das vorliegende Buch und die darin präsentierten Ideen nicht entstehen können. Beide sind ausgezeichnete Therapeuten und Therapielehrer. Ich habe eine Menge gelernt, indem ich sie über viele Jahre bei ihrer Arbeit mit Familien beobachtete.

Einen großen Teil der Entwicklung dieses Buches schulde ich Insoo Kim Berg, meiner Frau und Kollegin. Sie hat mich während des gesamten Entstehungsprozesses beim Schreiben und Denken unterstützt, was manchmal für sie selbst mit großen Mühen verbunden war. Es wird mir wohl nie möglich sein, meine Wertschätzung für ihre Hilfe und Unterstützung in angemessenem Maße zum Ausdruck zu bringen.

Teilweise, um Insoos geistiges Erbe zu verstehen, habe ich mich mit dem asiatischen Gedankengut auseinandergesetzt. Deshalb kommt dem Einfluss buddhistischen und taoistischen Denkens auf die Epistemologie und das von mir entwickelte Modell eine zentrale Bedeutung zu. Ebenso wie Capra (1983) stieß auch ich auf verblüffende Ähnlichkeiten zwischen dem asiatischen Denken und der neuen ökosystemischen Epistemologie.

Durch meine Zusammenarbeit mit Insoo und indem ich sie bei ihrer Arbeit beobachtete, lernte ich eine Menge darüber, wie man Familien dazu bringt, dass sie uns ihr System zeigen. Insoo hat eine wunderbare Begabung dafür, Menschen dazu zu bringen, miteinander zu sprechen, ohne dass sie ihnen zu sagen braucht, dass sie dies tun sollen. Ihre Methoden sind durch die BFTC-Gruppe verfeinert und erweitert worden, wodurch das, was wir heute als »nichtkritisierende Herangehensweise« *(noncritical approach)* bezeichnen, entstanden ist.

Ich habe mit Insoo zahllose Stunden im Gespräch über Theorie und ihre Beziehung sowohl zur klinischen Praxis als auch zur Forschung verbracht. Wahrscheinlich ist Insoo ebensosehr *Besitzerin* dieser Ideen, wie ich es bin. Meine einzige zusätzliche Leistung besteht darin, dass ich sie zu Papier gebracht habe.

Ein Fall im Jahre 1979, bei dem Jim Derks als Leiter der Therapiesitzung fungierte (bzw. als das Mitglied des Therapeutenteams, das bei der Familie im Behandlungsraum war), machte mir klar, dass wir eine neue Methode entwickelt hatten, Aufgaben so zu stellen, dass sie sich auf die von der Familie berichtete Reaktion auf die vorangegangene Aufgabe bezogen. Während Jim und sein Team mit der Familie arbeiteten, schaute ich mir lediglich die Videoaufnahmen an. Ich erinnere mich noch daran, dass ich zu Jim sagte, dass »irgendetwas anders« sei und dass er die Videoaufnahmen keinesfalls löschen sollte. Nachdem ich Jim jahrelang bei seiner Arbeit beobachtet hatte, fiel mir plötzlich etwas an seiner speziellen Weise, an das Rätsel dieser Familie heranzugehen, ins Auge. Jim verstand sein schrittweises Vorgehen als lediglich auf die Situation dieser speziellen Familie mit ihrem speziellen Rätsel maßgeschneidert. Erst durch späteres erneutes Studium wurde mir deutlich, dass hier der Keim für eine völlig neue Art, die Behandlung dieser Familie zu betrachten, lag: Mir (und uns) wurde dadurch klar, welche Methoden wir entwickelt hatten, um eine Aufgabe zu einer anderen in Beziehung zu setzen.

Dies ist lediglich ein Beispiel, doch es gibt Aufschluss darüber, wie sich Ideen entwickeln und in welcher Beziehung die klinische Praxis zur Entwicklung von Modellen steht. Während ich diese Vorgehensweise als »anders« ansah, blieb Jim bei seiner Ansicht, alles nehme seinen »gewohnten Lauf«. Ich war mir jedoch sicher, dass dies nicht die gleiche Art war, in der wir beide oder Insoo drei Jahre früher an das gleiche Rätsel herangegangen waren. Doch späteres erneutes Studium der Videobänder sowie der Aufnahmen von anderen Fällen »bewies«, dass Jim recht hatte. Es war tatsächlich alles wie gewöhnlich gewesen: Wir hatten bereits seit mehr als zwei Jahren auf diese Weise gearbeitet.

Doch auch ich hatte »recht«. Weil ich etwas anderes sah, vermochte ich zu erkennen, wie sich unser Modell von dem unterschied, was wir in der Vergangenheit getan hatten, und auf diese Weise entstand ein neues Therapiemodell. (Wer ist nun der Besitzer dieser Ideen?) Weil wir mittlerweile über die dazu notwendigen technischen Möglichkeiten verfügten, konnten wir uns eine große Zahl von Videoaufzeichnungen von Familientherapie-Sitzungen anschauen und auf diese Weise die Muster erkennen.

Entwicklung

Unser Modell wurde nicht in völlig ausgereiftem Zustand geboren. Es entwickelte sich vielmehr allmählich über eine längere Zeitspanne mithilfe anderer, die nicht der Kerngruppe des BFTC angehörten.

Seit einiger Zeit haben einige Familientherapeuten und viele Kurztherapeuten es sich zur Gewohnheit gemacht, vor einem Einwegspiegel zu arbeiten, wobei hinter dem Spiegel ein Beobachter oder eine Gruppe von Beobachtern das Geschehen im Therapieraum mitverfolgt. Dies geschieht in vielen Fällen aus Gründen der Ausbildung (Montalvo 1972), wobei der Auszubildende sich vor dem Spiegel im Behandlungsraum und der Ausbilder sich im Raum hinter dem Spiegel befindet. Während der Therapiesitzung schenkt der

Ausbildende sowohl den Bedürfnissen der Familie als auch denjenigen des Auszubildenden seine Aufmerksamkeit. Im Allgemeinen beschränkt sich der Kontakt zwischen Ausbilder und Auszubildendem während der Sitzung auf Telefonanrufe. Wenn der Ausbilder dem Auszubildenden einen Rat geben, einen Vorschlag machen oder dessen Aktivitäten kommentieren will, ruft er[1] ihn einfach an. Die Aufgabe des Ausbilders besteht darin, Irrtümer richtigzustellen, sobald sie auftreten, statt damit bis zur nächsten Supervisionssitzung zu warten, einem Zeitpunkt, zu dem es für eine Korrektur des Fehlers zu spät wäre.

Charles Fulweiler beschrieb in einer Diskussion mit Haley und Hoffman (Haley a. Hoffman 1967) eine andere Verwendung des Spiegels. Er benutzte den Spiegel bei der Arbeit ohne Team. Dies ermöglichte es ihm, der Familie eine Aufgabe zu stellen, die sie während der Sitzung ausführen sollte, während er den Raum verließ, um die Familie bei ihrem Tun zu beobachten. So konnte er direkte Eingriffe des Therapeuten während des Ausführens der Aufgabe auf ein Minimum beschränken. Doch war das Setting selbst bereits eine Form des Eingreifens: Es war nicht mit der Technik der versteckten Kamera zu vergleichen, die darin besteht, die Familie ohne ihr Wissen zu beobachten. Jedoch ermöglicht diese Methode es dem Therapeuten, mehr Abstand zu schaffen und zu einer »objektiveren« Sicht auf die Familie zu gelangen, ähnlich derjenigen, die ein Beobachter hinter dem Spiegel erhält. Außerdem verhalf dies dem Therapeuten zu etwas Bedenkzeit, in der er sich überlegen konnte, welches weitere Vorgehen für die spezielle Familie hilfreich sein könnte.

Manche Gruppe wie die des Mental Research Institute (MRI) (Watzlawick, Weakland u. Fisch 1974; Weakland, Fisch, Watzlawick a. Bodin 1974) und die des BFTC (vor der Entwicklung des neuen Modells) setzte eine Anzahl von Kollegen hinter dem Spiegel ein, die als auf der Stelle verfügbare Berater fungierten. Auch hier war die am häufigsten genutzte Form des Kontakts während der Sitzung der über Telefon. Die Gruppe hinter dem Spiegel rief den leitenden Therapeuten im Therapieraum an, wenn sie bemerkte, dass er sich in Schwierigkeiten befand, und machte ihm Vorschläge. Gelegentlich

1 Aus Gründen der Einfachheit und Klarheit habe ich im gesamten Buch ausschließlich das männliche Pronomen benutzt (in der deutschen Übersetzung gilt dies auch für Substantive; Anm. d. Übers.). Natürlich kann es sich, wenn von Therapeuten, Ausbildern, Forschern und Klienten die Rede ist, stets sowohl um Männer als auch um Frauen handeln.

kam es auch vor, dass einer der Therapeuten hinter dem Spiegel in den Therapieraum ging, um seine Hilfe anzubieten.

Zuweilen verstand man den Einwegspiegel als ein normales Stück Wand. Die Gruppe hinter dem Spiegel und der Therapeut im Behandlungsraum waren ebenso voneinander getrennt, wie sie es gewesen wären, wenn es sich um eine normale Wand ohne eingebauten Spiegel gehandelt hätte. Vor und nach den Sitzungen setzten sie sich zusammen, um über die Arbeit zu sprechen und um Strategien und Taktiken für den weiteren Behandlungsverlauf zu planen.

Die Beratungspause

Eines Tages, während die BFTC-Gruppe mit einer Familie arbeitete, wurde diese Barriere durchbrochen. Die Gruppe hinter dem Spiegel machte über Telefon einen Vorschlag. Der Therapeut konnte diesen Vorschlag nicht akzeptieren, weshalb er den Therapieraum verließ, um mit seinen Kollegen zu konferieren. Sobald die Meinungsverschiedenheit ausgeräumt war, entwickelte man gemeinsam einen Plan für den weiteren Verlauf der Sitzung. Aus dieser Situation entstand die »Beratungspause« als fester Bestandteil des Therapieprozesses. Dies wurde als erhebliche Verbesserung gegenüber dem vorherigen, ausschließlich auf dem Telefonkontakt basierenden Kommunikationssystem angesehen.

Doch diese Veränderung in der Interaktion zwischen dem leitenden Therapeuten und der Gruppe hinter dem Spiegel wurde nicht sogleich als ein *Unterschied, der einen Unterschied machte* (Bateson 1982) gesehen. In den meisten Fällen kam der Therapeut einfach aus dem Therapieraum, um über seinen Plan für den weiteren Verlauf der Sitzung zu sprechen und um sich die Kommentare und Vorschläge seiner Kollegen anzuhören. Wenn der Therapeut, der die Sitzung leitete, ein Neuling in der Gruppe war, gaben die Berater hinter dem Spiegel gewöhnlich verbindlichere Anweisungen bezüglich des weiteren Vorgehens. Doch immer noch verstanden sie sich hinter dem Spiegel als »Beobachter«, deren Aufgabe es war, andere Mitglieder der Gruppe bei ihrer Arbeit mit Familien zu beobachten. Diese gesamte Aktivität wurde in erster Linie als eine Chance verstanden, die es ermöglichte, mehr über die Praxis der Kurztherapie zu lernen.

Obgleich die Beratungspause zum festen Bestandteil des formellen Sitzungsverlaufs wurde, sah die Gruppe den Therapeuten, der die Sitzung leitete, und die Familie weiterhin als »außerhalb« und als Studienobjekte, wobei die Gruppe von der Therapiesitzung durch eine Mauer getrennt wurde. Die Gruppe agierte, »als ob« sie Teil einer im Verborgenen arbeitenden Kamera-Crew wäre, weshalb sie sich nicht als zu stark eingreifend sah. In der Tat versuchte sie, die Eingriffe, abgesehen von der Beratungspause, möglichst gering zu halten. Auch der Therapeut verhielt sich so, »als ob« er allein arbeiten würde, abgesehen davon, dass er jeweils einmal im Verlauf der Sitzung den Raum verließ, um sich mit seinen Kollegen hinter dem Spiegel zu beraten.

Das Kompliment

Eines Tages half ein Klient, diese Wahrnehmung zu verändern. Kurz nach der »Intervention« der Beratungspause bat der Klient um die Meinung der Beobachter. Darauf war weder der Therapeut noch die Gruppe vorbereitet. Doch schien die Bitte völlig verständlich. Die Gruppe gab über Telefon einen kurzen, stark komplimentären Kommentar zu den Bemühungen der Familie, mit ihrem scheinbar unlösbaren Problem fertigzuwerden. Die Familienmitglieder strahlten vor Freude, und der Therapeut fuhr fort mit seiner geplanten Intervention, als sei nichts Besonderes geschehen. Die Sitzung endete in einer sehr positiven Stimmung.

Obgleich es den Beteiligten noch nicht so recht klar war, war etwas sehr Wichtiges geschehen. Die Mauer zwischen der Gruppe und der Therapiesituation war durchbrochen worden, und zwar auf ähnliche Weise, wie es in der subatomaren Physik geschieht:

> »Nichts ist am Quantenprinzip wichtiger, als dass es das Konzept der Welt als ›da draußen sitzend‹ zerstört, wobei der Beobachter durch eine 20 cm dicke Glasscheibe von der Welt geschützt ist. Selbst um ein so winziges Objekt wie ein Elektron zu beobachten, muss er das Glas zerschlagen. Er muss ›hineinlangen‹. Er muss das von ihm gewählte Messinstrumentarium installieren [...]. Und überdies verändert die Messung den Zustand des Elektrons. Das Universum wird anschließend nie mehr so sein, wie es vorher war. Um zu beschreiben, was geschehen ist, muss man jenes alte Wort ›Beobachter‹ durchstreichen und an seine Stelle das neue Wort ›Teilnehmer‹ setzen. In einem merkwürdigen Sinn ist das Universum ein partizipatorisches Universum« (Wheeler in Capra 1983, S. 127).

Das Zerschlagen der Scheibe zwischen der Therapie und der Gruppe hinter dem Spiegel wurde bald zum Bestandteil einer »neuen Therapieprozedur«, die sich schließlich zu einem neuen Modell entwickelte, welches eine neue ökosystemische Epistemologie (Wildon 1972) und eine neue Theorie der Veränderung erforderlich machte.

Die Teilnehmer hinter dem Spiegel fingen an, während der Beratungspause gemeinsam mit dem Therapeuten im Raum – der nun als »Leiter der Sitzung« bezeichnet wurde – die entscheidende Intervention zu planen und sie als eine Aussage zu formulieren, die das gesamte Team an die Familie richtete. Im Allgemeinen beginnen diese Aussagen damit, dass etwas auf positive Weise formuliert wird. Der Leiter der Sitzung nimmt diese Aussage, die als »Kompliment« bezeichnet wird, mit in den Therapieraum. Die Begründung für das Zurückkehren mit einem Kompliment ist einfach. Ursprünglich waren diese Botschaften dazu gedacht, die Position des Teams zu stärken, wobei der Leiter der Sitzung zum Sprecher der Gruppe wurde, wenn er in den Therapieraum zurückkehrte. Die Aussagen werden positiv formuliert in der Absicht, die Wirkung der Präsenz des Teams zu mildern, was auf der Annahme basiert, die Familie könnte erwarten, dass ein Expertenteam sie durch seine Kritik in eine unangenehme Situation bringen könnte.

Das Team arbeitete jede Woche eine gewisse Zeit an der Verfeinerung dieser partizipatorischen Herangehensweise an die Kurztherapie. Ohne dass wir davon wussten, fingen etwa um die gleiche Zeit auch eine Gruppe in Mailand (Selvini Palazzoli, Boscolo, Cecchin u. Prata 1977) und eine Gruppe in New York (Bateson, Jackson, Haley a. Weakland 1956) an, sich auf eine sehr ähnliche Weise zu verhalten.

Die Teilnehmer hinter dem Spiegel begannen, stärker in die Sitzung einzugreifen, als die Wirkung der Gruppe klarer wurde. Sobald das BFTC zu einer Vollzeitbeschäftigung geworden war und nachdem diese Herangehensweise immer weiter verfeinert worden war, wurden die Rollen des Leiters und der Teilnehmer so definiert, dass das Team dazu gezwungen wurde, sich immer stärker in die Therapiesitzung einzuschalten. Nachdem dieser Punkt erreicht war, fingen der Leiter und die Teilnehmer an, sich als eine Einheit zu verstehen, als Therapeutenteam, und sie begannen, die Familie als Subsystem eines größeren Suprasystems zu sehen, welches das System des Therapeutenteams umfasste: eine ökosystemische Perspektive. Das heißt, dass sich ein Gesichtspunkt oder eine Beschreibungsart entwickelte, die die ökologischen Verbindungen des Systems einbezog.

Die Aufgabe für die Teilnehmer hinter dem Spiegel bestand nun darin, Interventionen zu entwickeln und deren Ergebnisse zu beobachten. Die Aufgabe für den Leiter der Sitzung vor dem Spiegel bestand darin, eine der gemeinsamen Arbeit förderliche Beziehung zu der Familie aufzubauen und die notwendigen Daten zu sammeln, die der Rest des Teams hinter dem Spiegel brauchte, um seine Arbeit verrichten zu können. Während der Beratungspause wurden die Ergebnisse beider Aufgaben miteinander verbunden. Wenn der Leiter der Sitzung in den Therapieraum zurückkehrte, wurde er zum Sprecher der gesamten Teams. Er gab der Familie sorgfältig orchestrierte Interventionen, die vom gesamten Team entwickelt worden waren.

Die Folge dieser neuen Verfahrensweise sowie der Veränderung der Wahrnehmung hinsichtlich der Rolle des Teams war, dass gewisse Konzepte und Theorien, die von verschiedensten Vorgängern in das Modell übernommen worden waren, nach und nach an Bedeutung verloren. Konzeptuelle Modelle gleichen allen anderen Systemen: Wenn man ein Element verändert, so beeinflusst dies alle übrigen Elemente und die Beziehung zwischen den Elementen auf irgendeine Weise. Dieses Buch handelt von jenen Veränderungen.

Einleitung

Ökosystemische Epistemologie

Jedes klinische Modell, das lehrbar ist, und jede kohärente Theorie, sei es im Bereich der Familientherapie oder im Bereich der Physik, muss eine epistemologische Grundlage haben. Und es ist nur natürlich, dass Erkennen, Denken und Entscheiden im Bereich der Familientherapie die Gedanken Gregory Batesons (1978, 1982) widerspiegeln sollten. Seit seiner frühen Arbeit in diesem Bereich, die er zusammen mit Ruesch publizierte (Ruesch a. Bateson 1951), und seiner späteren Publikation über die *Doublebind-Theorie* (Bateson, Jackson, Haley a. Weakland 1956) haben Batesons Gedanken zu dieser Thematik eine nachhaltige Wirkung auf die Familientherapie ausgeübt. So wie auch in diesem Buch, ist Batesons Einfluss sowohl impliziter als auch expliziter Natur.

Weil der Kontext, in dem sich diese Theorie und dieses Modell entwickelten, die »Familientherapie« ist und weil man die Familie allgemein als »ein System« bezeichnet, muss die Epistemologie in diesem Fall systemisch sein. Wildon und andere haben darauf hingewiesen, dass in »von Bertalanffys Konzeption die ›Umgebung‹ ihrem Wesen nach eine Art von passivem ›Grund‹ ist, in welchem sich der ›Organismus‹ (die Figur) bewegt« (Wildon 1972, p. 39). Da dies die vorherrschende Auffassung in der Entstehungszeit vieler systemischer Modelle der Familientherapie war, wurde diese Beschreibung in die familientherapeutischen Modelle und Theorien übernommen.

Aufgrund dieser Voraussetzung erliegt man leicht dem Irrtum, eine Grenze zwischen dem Familiensystem und dem Therapeuten zu ziehen, während das Verhalten, das zwischen der Familie und dem Therapeuten stattfindet, tatsächlich ganz und gar interaktiv und kommunikativ ist. Der Therapeut ist, aus dieser Sicht betrachtet, generell ebenso abgetrennt vom Familiensystem, wie der Chemiker in seinem Labor von den Chemikalien getrennt ist, mit denen er arbeitet. Viele Modelle *systemischer Familientherapie* entsprechen deshalb jener verbreiteten Epistemologie, die ...

> ... »im Sinne Batesons eine Epistemologie linearer Verursachung, ›Kraft‹ oder ›Macht‹ ist. Für den allgemeinen Systemtheoretiker beinhaltet dies, dass jene Aspekte der Wirklichkeit, die offene Systeme sind, verstanden werden, als seien sie geschlossene Systeme; dabei wird die Beziehung zwischen Energie und Information geleugnet, indem Ganzheiten (Ökosysteme) in angeblich unabhängige ›Dinge‹ aufgespalten werden« (Wildon 1972, p. 210).

Dieser Irrtum einer Reifikation der Unterschiede zwischen den einzelnen Bestandteilen eines Ganzen zu »imaginären Gegensätzen« *(imaginary oppositions)* (ebd. 1980, p. 219) kann zu Versuchen führen, die traditionellen wissenschaftlichen Untersuchungsmethoden (eine Ursache, eine Wirkung) auf ein System anzuwenden, das auf zirkulären oder sogar noch komplexeren Determinationsketten beruht.

Natürlich wird eine gewisse Regelmäßigkeit der Beziehung zwischen Ursache und Wirkung vorausgesetzt. Ohne diese Annahme könnte niemand bei einer komplexen Verursachungskette die Unterschiede zwischen Ursache und Wirkung herausfinden.

> »Dies – die Tatsache des Unterschiedes zwischen Wirkung und Ursache, wenn beide in einem hinreichend flexiblen System verkörpert sind – ist die primäre Prämisse dessen, was wir *Transformation* oder *Codierung* nennen« (Bateson 1982, S. 138; Hervorh. im Orig.).

Doch die traditionelle wissenschaftliche Methode, eine Ursache für eine Wirkung zu isolieren, ist für einen komplexen ökosystemischen Zusammenhang zu simpel.

> »Weil das System [oder Ökosystem] zirkulär ist, können Wirkungen von Ereignissen an jedem Punkt des Kreislaufs ganz herumgetragen werden, um Veränderungen an diesem Ausgangspunkt hervorzurufen« (ebd., S. 130).

Der gleiche Irrtum einer Grenzziehung bestand eindeutig in jenen Modellen systemischer Familientherapie, in denen ein oder mehrere Beobachter hinter einem Einwegspiegel in das therapeutische Geschehen einbezogen wurden. Generell wurde die Gruppe der Beobachter nicht als Teil des »Therapiesystems« verstanden, nicht einmal von denjenigen, die versuchten, den Therapeuten zusammen mit der Familie in der gleichen systemischen Beschreibung zu erfassen. Wenn man eine andere, ökosystemische Interpunktion zugrunde legt, die das Therapiesystem als offenes System versteht, muss der Therapeut in die Beschreibung des Familiensystems einbezogen werden. Außerdem kann man sowohl den Therapeuten als auch die Beobachter als Bestandteile der Umgebung des Familiensystems verstehen, was (metaphorisch für den Bereich der Familientherapie) das ist, worüber Wheeler spricht, wenn er beschreibt, wie Physiker mit ihren Werkzeugen die gläserne Schutzscheibe durchbrechen, die sie vom Versuchsraum trennt, und sie so vom Beobachter zum Teilnehmer werden: Heisenbergs Gedanke, dass ein Beobachter nichts beobachten kann, ohne auf das Beobachtete einzuwirken (es also zu verändern). Wenn die Beschreibung der Therapie das Therapeutensystem (unter Einbeziehung der Beobachtergruppe hinter dem Einwegspiegel) und das Familiensystem umfasst, muss man in Erwägung ziehen, ob auf diese Weise ein neues Suprasystem entsteht. Diese Art zu *denken*, zu *erkennen* und zu *entscheiden* wird als *ökosystemische Epistemologie* (Keeney 1979; Wildon 1972) bezeichnet.

Diese Epistemologie hat ihre eigenen methodologischen Grenzen, nämlich diejenigen, die um die Subsysteme der Familie und der Therapeuten verlaufen, welche als Bestandteile eines neuen Suprasystems beschrieben werden. Jedes Subsystem ist während der Therapie Teil der Umgebung oder des Kontexts des anderen Subsystems. Da die beiden Subsysteme miteinander kommunizieren – eine Eigenschaft, die für ein offenes System charakteristisch ist –, wird ihre Interaktion zirkulär oder noch komplexer.

> »Sie agieren sowohl sequenziell als auch simultan. Menschen sprechen sequenziell, koordinieren Sprechen und Blick (simultan) und tun Dinge unter einem vorherrschenden System von Stimmungen, Plänen, Kleidung, Emblemen, Dekors und Situationen. Und heutzutage würden wir wohl kaum vertreten, dass die Beteiligten einfach einander dazu veranlassen, zu sprechen und zu handeln. Wir würden sagen, dass die Aktivitäten auch durch die größeren Lebenszusammenhänge der Betreffenden verursacht werden, durch ihre bestehenden Beziehungen, durch Absichten, die sie bei der Begegnung verfolgen, und außerdem durch größere Systeme von Zusammenhängen ... »Kommunikation« umfasst alle Dinge, die Menschen gemeinsam tun, sagen und denken« (Scheflen 1978, p. 131).

Das Durcheinander der Homöostasetheorie

Da die Zielsetzung der Familientherapie Veränderung ist, muss eine ökosystemische Epistemologie die Grundlage für eine Theorie der Veränderung[2] enthalten. Das Modell des Familiensystems basierte auf dem Konzept der »Homöostase«, welches homöostatische Mechanismen einbezog, von denen gesagt wurde, sie würden darauf zielen, den Status quo des Systems wiederherzustellen und auf diese Weise die Krankheit des Patienten zu erhalten (Jackson a. Weakland 1961). Diese Interpretation des Konzepts der Homöostase beruht weniger auf einer systemischen als auf einer mechanischen Vorstellung: einer geschlossenen Schleife

> »wie Ashbys Maschine mit der etwas unglücklich gewählten Bezeichnung ›Homöostat‹. Die Tätigkeit dieser Maschine beschränkt sich auf eine ausschließlich vom Zufall gesteuerte Suche nach Stabilität, denn die Maschine hat kein Gedächtnis und ist nicht lernfähig. Dies ist ein geschlossenes System, weil es für Information geschlossen und nur für Energie offen ist« (Wildon 1972, p. 375).

Deshalb ist es seine eigene Umgebung und strebt einen mechanischen Gleichgewichtszustand an. Insofern entspricht dieses Konzept der Homöostase, das auf dem Homöostaten basiert, dem mehr oder weniger geschlossenen Systemkonzept der frühen, auf von Bertalanffy basierenden Vorstellung des Familiensystems als eines geschlossenen Systems.

Als sich das Konzept der Homöostase (einschließlich der homöostatischen Mechanismen) in breiteren Kreisen durchsetzte, wurde Homöostase mit »Nichtveränderung« *(non-change)* gleichgesetzt und wurde zu einer jener »Ideen, die Therapeuten behindern«, auch wenn sie nicht zur Gruppe derjenigen gehört, die Haley (1978b) aufgeführt hat. Auf diese Weise entstand ein ziemliches Durcheinander.

Speer (1970) fragte: »Genügt Homöostase?«, und antwortete selbst: »Nein.« Eine Theorie der Stabilität – oder darüber, wie Dinge sich *nicht* verändern – ist keine gute Basis für eine Theorie der Veränderung. Deshalb ist es eine tiefe Ironie, dass die Theorien der Familientherapie auf dem Prinzip der Homöostase aufgebaut waren. Speer schlug vor, einer Theorie der Familiensysteme das Konzept der

2 Die vollständige Beschreibung einer Epistemologie für die Familientherapie geht über die Zielsetzung dieses Buchs, das hauptsächlich klinisch orientiert ist, hinaus.

»Morphogenese« (der Veränderung der Struktur) hinzuzufügen. Dieses Konzept hatte Maruyama in die *Kybernetik* eingeführt. Maruyama beschreibt die Morphogenese wie folgt:

> »Sobald ein System mit einem ausreichenden Anfangsstoß *[initial push]* in eine gewünschte Richtung gestoßen worden ist, übernehmen die wechselseitigen positiven Feedbacks der Abweichung und Verstärkung die Steuerung des Prozesses, und die weitere Entwicklung wird verglichen mit dem Anfangsstoß disproportional groß ausfallen« (Maruyama 1963, p. 166).

Die Notwendigkeit eines Konzepts der Morphogenese hat Buckley beschrieben:

> »Wenn es um das soziokulturelle System geht [...], springen wir auf eine neue Systemebene und benötigen einen neuen Begriff, um nicht nur die strukturerhaltende Charakteristik, sondern auch die strukturentwickelnde und -verändernde des wesensmäßig instabilen Systems zu beschreiben, das heißt, wir benötigen ein Konzept der Morphogenese« (Buckley 1967, p. 15).

Hoffman (1971) beschreibt wie Buckley »das Familiensystem« als ein System mit homöostatischen oder morphostatischen Eigenschaften oder Ebenen und morphogenetischen Eigenschaften.

Doch Jahre später ist die Frage immer noch nicht geklärt, und Dell (1981) wiederholt: »Reicht Homöostase aus?« Dell kritisiert den derzeitigen Gebrauch und Missbrauch des Begriffs »Homöostase« und kommt zu dem Schluss, dass der Begriff wertlos geworden ist und Verwirrung stiftet.

Was Dell und andere Therapeuten, die das Konzept der Homöostase infrage gestellt haben, nicht erkannten, ist, dass »Stabilität« und »Veränderung« Begriffe *verschiedener logischer Typen* sind. Die Klasse der Dinge, Ereignisse, Muster oder Systeme, die man als »stabil« bezeichnen kann, *schließt* die Klasse der Dinge, Muster oder Systeme, die man als »sich verändernd« bezeichnen kann, *aus*. Deshalb besteht die richtige Antwort auf Speers Frage aus zwei Teilen: (1) »Ja«, Homöostase reicht aus auf der Ebene, die man benutzt, um systemische Stabilität zu beschreiben; und (2) »nein«, Homöostase reicht nicht aus auf der Ebene, die man benutzt, um systemische Veränderung zu beschreiben; das organisierende Konzept auf dieser letzteren Ebene ist »Morphogenese«.

Die frühen Theoretiker in diesem Bereich kämpften darum, eine Möglichkeit zu finden, ihre Wahrnehmungen der »Familie als System« zu organisieren. Was sie ungeheuer beeindruckt zu haben scheint, ist die von ihnen wahrgenommene Unzugänglichkeit gestörter Familien. Einige Ideen aus dem Bereich der Kybernetik passten auf das, was sie beobachteten: Familien, die handeln, »als ob« sie kybernetische Systeme wären. Deshalb entliehen sie das Konzept der »Homöostase«, um ihre Beobachtungen der *Stabilität dieser Familien* zu organisieren. (Natürlich passt dieses Konzept zum therapeutischen Konzept des »Widerstands«, das Teil der Kultur war, in der sich die Vorstellung von der Familie als einem System entwickelte.)

Zweifellos hatten die Familien, die sie untersuchten, es geschafft, ihre von ihnen als störend empfundenen Verhaltensweisen über lange Zeit aufrechtzuerhalten, und das Konzept der Homöostase gab den Theoretikern ein heuristisches Werkzeug dafür an die Hand, diese Phänomene zu definieren und zu studieren. Deshalb konnte Bateson et al. (1962) die Familie als ein durch Fehler aktiviertes, sich selbst korrigierendes homöostatisches System beschreiben.

Die frühen Theoretiker und die Therapeuten neuerer Zeit erkannten nicht, dass »das Studium der Familie« und »das Studium der Familientherapie« verschiedenen logischen Typen zuzuordnen sind: Ersteres ist ein Studium der Stabilität, Letzteres ein Studium der Veränderung. Das bedeutet, dass Homöostase ein wertvolles Konzept ist, wenn »die Familie als System« im Mittelpunkt der Untersuchung steht. In dieser Situation verläuft die methodologische Grenze um das untersuchte System herum – in diesem Fall um »die Familie«. Wird das untersuchte System hingegen als »das offene System der Therapiesituation« definiert, so verläuft die Grenze um den Therapeuten und die Familie, die beide Subsysteme des therapeutischen Suprasystems sind. In diesem Fall muss das organisierende Konzept ein anderes sein, weil der Schwerpunkt der Betrachtung auf der *Veränderung* liegt: auf der Morphogenese. Andernfalls entsteht das Paradox, dass die Beschreibung einer Theorie der Veränderung auf einem Konzept der Stabilität beruht: ein epistemologischer Irrtum, der konzeptuelle Gymnastik erforderlich macht, wenn man erklären will, was in der Situation der Familientherapie vor sich geht.

Es scheint also, als sei die methodologische Grenze, die für das Studium der Familie als System notwendig ist, auf die nächsthöhere, komplexere Ebene verlagert worden, wo diese Grenze zur Barriere wurde. Das heißt, indem man Therapie und Veränderung aus der Perspektive der Homöostase betrachtete, kreierte man einen künstlichen Gegensatz zwischen dem Therapeuten (der für die Veränderung eintrat) und der Familie (die homöostatisch orientiert und deshalb gegen Veränderung war). Dazu kam es aufgrund der Beschreibung eines relativ geschlossenen Systems (der Familie als eines homöostatischen Systems), die dazu diente, einen Teil oder eine Komponente des offeneren therapeutischen Suprasystems darzustellen. Auf diese Weise entstand durch Verwechslung logischer Typen das »Durcheinander oder Paradox der Homöostasetheorie«.

Eine Theorie der therapeutischen Veränderung erfordert eine Beschreibung auf jener komplexeren Ebene (der des Suprasystems), und eine morphogenetische oder ökosystemische Epistemologie ist einer solchen Theorie angemessen. Die Auflösung des Durcheinanders der Homöostasetheorie bereitet einer Theorie der Veränderung den Weg, die sich des Konzepts der Morphogenese bedient, einer Theorie der Veränderung, bei der es keiner konzeptuellen Gymnastik dafür bedarf, innerhalb einer Theorie sich verändernder Systeme Stabilität zu garantieren. Stabilität ist nicht der geeignete Fokus für eine Epistemologie, die der Familientherapie angemessen ist, und deshalb ist Stabilität für eine Theorie der Veränderung nicht von Belang.

Veränderung

Einer der wichtigsten Bestandteile von Batesons Epistemologie (Bateson 1978, 1982) ist der Unterschied, der einen Unterschied macht (»the difference that makes a difference«) oder eine »Idee«, die die Nachricht von einem Unterschied (»news of a difference«) ist.

> »Im geistigen Prozess müssen die Auswirkungen von Unterschieden als Umwandlungen *[transforms]* (d. h. codierte Versionen) von vorausgegangenen Ereignissen aufgefasst werden« (Bateson 1982, S. 137).

Und beide Begriffe, »Umwandlungen« *(transforms)* und »Unterschied« *(difference)* sind Wörter, die mit den Begriffen »Wandel« und »Veränderung« assoziiert werden. Information ist primär eine Botschaft (Nachricht) über einen Unterschied. Wenn Bateson sagt, Information sei

>»›der Unterschied, der den Unterschied macht‹, bezieht er sich auf jenen Gebrauch der Unterscheidungsfähigkeit innerhalb einer vorgegebenen Gruppe von Variablen, welcher die weitere und fortgesetzte Umwandlung von Unterschieden ermöglicht« (Wildon 1972, p. 222).

Bateson sagt, eine der Quellen für eine Idee sei, dass sie sich aus zwei unterschiedlichen Beschreibungen des gleichen Prozesses oder der gleichen Sequenz entwickelt, die unterschiedlich kodiert oder unterschiedlich kompiliert worden sind. Das heißt, die Beziehung zwischen den beiden Beschreibungen ist ein »Bonus« (eine Zusatzinformation, Anm. d. Übers.) oder die »Nachricht von einem Unterschied«.

>»Der erste Schritt besteht darin zu erkennen, dass die Überlebenseinheit *[unit of survival]* die zirkulierende Botschaft *[message-in-circuit]* im Ökosystem ist, ganz gleich, ob das betreffende Ökosystem auf der biologischen, soziokulturellen, psychologischen oder einer anderen Ebene methodologisch definiert ist. Anders als Energie kann Information (Botschaften) sowohl kreiert als auch zerstört werden, hauptsächlich weil die Möglichkeit der Information selbst von einem Code abhängt, den Sender und Empfänger miteinander teilen. (Mit ›Sender‹ und ›Empfänger‹ meine ich das heuristische Werkzeug, das es uns ermöglicht, über die zirkulierende Botschaft zu sprechen.) Der Code ist, wie Bateson sagt, die Beziehung. Ohne Reziprozität des Codes (beidseitiges Einvernehmen über den Code) wird die Botschaft als »Geräusch« *[noise]* empfangen. Und wenn die Möglichkeit der Information durch den Zusammenbruch der Beziehung zwischen Sender und Empfänger zerstört wird, geht das Ökosystem zugrunde« (Wildon 1972, p. 218).

Somit muss der »Sender« der therapeutischen Botschaft (das Therapeutensubsystem) mit dem »Empfänger« der Botschaft (dem Familiensubsystem) einen Code teilen oder eine Beziehung unterhalten, da andernfalls die Botschaft nicht vom einen Bestandteil des Ökosystems zum anderen gelangt, was dazu führt, dass das therapeutische Ökosystem aufhört zu existieren. Doch jene Botschaft innerhalb des »Codes« muss Information enthalten, die sich auf einen Unterschied bezieht, der den Unterschied macht, weil andernfalls keine Veränderung eintreten kann. Und Veränderung ist schließlich das, worum es in der Therapie geht.

Wenn, wie Wildon behauptet, alle epistemologischen Irrtümer in der Wissenschaft und in der Philosophie Interpunktionsirrtümer sind, dann sind wahrscheinlich viele epistemologische Irrtümer, die man im vorliegenden Buch finden wird, Irrtümer von genau der gleichen Art, wie sie im Text kritisiert werden. In Anbetracht der Dominanz der »alten«, vorherrschenden Epistemologie sollte uns dies nicht überraschen.

1 Eine binokulare Theorie der Veränderung[3]

Isomorphie

Sobald die Therapeuten des Teams hinter dem Spiegel diese Barriere durchbrochen und sich von Beobachtern zu Teilnehmern verwandelt hatten, wurde offensichtlich, dass eine ökosystemische Epistemologie (Keeney 1979; Wildon 1972) notwendig war (siehe Einleitung). So kam es, dass man anfing, die Grundelemente der Therapiesituation als Muster zu sehen, welche die Familien ebenso wie die Therapeuten (oder, genauer gesagt, das Therapieteam) und die Interaktion oder den Informationsaustausch zwischen diesen beiden Komponenten des therapeutischen Systems umfassten. Man könnte sagen, dass die beiden Subsysteme (das der Familie und das des Therapeutenteams) durch ihre Interaktion ein neues (oder mehrere neue) Muster und damit ein Suprasystem erzeugen.

> »Diese Sicht der miteinander verflochtenen Beziehungsfelder *[relational fields]* des Therapeuten und des Patienten könnte man mit Moiré-Mustern vergleichen, bei denen zwei unabhängige Muster durch Interaktion ein neues Muster erzeugen« (Keeney 1979, p. 126).

Diese grundlegende Veränderung unserer Beschreibungen und unserer Beobachtungsmethoden impliziert eine Modifikation der allgemeinen Struktur der therapeutischen Bemühungen und der ihnen zugrunde liegenden Theorie, was eine neue Theorie oder ein neues Modell der Veränderung notwendig macht, welches der »Unmöglichkeit, den wissenschaftlichen Beobachter von den beobachteten Phänomenen zu trennen« (Capra 1983, S. 276), Rechnung trägt.

Da die beiden Subsets von Mustern (das der Familie und das des Therapeutenteams) miteinander verflochten werden, muss die Theorie der Veränderung, die den Therapeuten bei der Planung seiner Interventionen leitet, auf dem neuen Muster basieren, dessen Entwicklung beobachtet wird. Die Theorie muss die Beschreibung des auftauchenden Musters lenken, und dieses Muster muss im Hin-

3 Ich möchte an dieser Stelle Bradford Keeney dafür danken, dass er eine frühere Version dieses Materials gelesen und den Namen für diese Theorie vorgeschlagen hat.

blick auf die Interaktion der beiden Subsysteme beschrieben werden. Weiterhin muss die Beschreibung zunächst das Beschwerdenmuster *(complaint pattern)* der Familie einbeziehen, außerdem das Interventionsmuster, den Bericht der Familie über ihre Reaktion auf die Intervention, dann auf die nächste Intervention und so weiter. Es ist notwendig, diese Beschreibung der Muster, die sich im Laufe der Therapie entwickeln, einzubeziehen, damit das Therapeutenteam zumindest in einem gewissen Maße feststellen kann, ob seine Interventionen von Nutzen gewesen sind.

Dieser konzeptuelle Entwurf suggeriert, dass irgendetwas am Interventionsmuster und am Beschwerdenmuster der Familie sowie an der Interaktion zwischen diesen beiden Mustern Veränderung zuwege bringen kann. Zwei primäre Konzepte, die gleichberechtigt nebeneinanderstehenden *(concurrent)* Konzepte des »Isomorphismus«[4] und des »Kooperierens«, haben sich entwickelt, seit die Mitglieder des Therapeutenteams zu Teilnehmern wurden, die definieren können, was jenes »Etwas« an der Interaktion zwischen den Subsystemen zu sein scheint und wie es den Veränderungsprozess einleiten kann.

Eine Idee Batesons deutet darauf hin, wie jenes »Etwas« der entstehenden Muster beschrieben werden muss.

> »Wenn Sie mit Muster A herumlaufen und auf Muster B treffen, so ist das Einzige, was dabei herauskommt, dass Sie Ihr Muster A sehen und eine Hybridform von A und B. Sie sehen niemals B« (Keeney 1979, p. 126).

Deshalb wird die Familie, wenn die therapeutische Intervention als »Muster B« beschrieben werden kann und das Beschwerdenmuster der Familie als »Muster A«, bestenfalls eine Mischung aus beiden empfangen: aus A und B. Ebenso kann das Therapeutenteam, dessen Sicht von Muster B bestimmt ist, wenn es auf das Muster A der Familie trifft, niemals A sehen. Das Team wird bestenfalls eine Mischung aus B und A empfangen. Der Unterschied zwischen der »Mischung aus B und A« und der »Mischung aus A und B« ist von entscheidender Bedeutung für die binokulare Theorie der Veränderung. Wenn dies eine zutreffende Beschreibung dessen ist, was geschieht, wird die Familie, die die therapeutische Intervention empfängt, die Botschaft *niemals*

4 »Isomorphie« ist die konkrete, einzelne Strukturgleichheit, »Isomorphismus« ist die kontinuierliche Erzeugung solcher Gleichheiten.

empfangen, es sei denn als Bestandteil einer Mischform. Wenn bei diesen entstehenden Mustern Veränderung eine Rolle spielen soll, muss Muster B in einer engen Beziehung zu Muster A stehen, damit die Intervention den Zweck erfüllen kann, Muster A umzudeuten *(to reframe)* oder umzudefinieren. Die konkreten Fakten der Situation bleiben bestehen, doch der Zusammenhang, in dem sie gesehen werden, könnte sich ändern. Dies ist für die Familie relativ akzeptabel, da die Intervention sich auf bekanntes Gebiet (Territorium) bezieht.

Das Konzept des Isomorphismus kann ebenfalls dazu beitragen, die Definition dessen zu verfeinern, was jenes »Etwas« der Muster und der Beschreibungen der Muster umfassen muss.

> »Das Wort ›Isomorphie‹ ist anwendbar, wenn zwei komplexe Strukturen aufeinander abgebildet werden können, und zwar so, dass es für jeden Teil der einen Struktur einen entsprechenden Teil der anderen Struktur gibt, wobei ›entsprechend‹ bedeutet, dass die beiden Teile in ihren jeweiligen Strukturen eine ähnliche Rolle spielen. Dieser Gebrauch des Wortes ›Isomorphie‹ ist von einem präziseren mathematischen Begriff abgeleitet« (Hofstadter 1985, S. 54).

Hofstadter tritt vehement dafür ein, »dass es derartige Entdeckungen von Isomorphien sind, die im menschlichen Gehirn *Bedeutungen* schaffen« (Hofstadter 1985, S. 54; Hervorh. im Orig.) Und in der Therapiesituation kann die Bedeutung als »Veränderung« beschrieben werden. Verallgemeinernd kann man sagen, dass der Prozess der Veränderung mit einer »Idee« oder der Nachricht von einem Unterschied beginnt, welche ein »Ergebnis« der Umdeutung *(reframing)* oder Veränderung der kontextuellen Bedeutungen einer Reihe konkreter »Tatsachen« ist (Watzlawick, Weakland u. Fisch 1974). Doch ist die Umdeutung keine Handlung, sondern ein Prozess (de Shazer 1979a), der die Wahrnehmung der Familie von ihrer Situation verändert und neue Verhaltensweisen ermöglicht (was die Veränderung der Wahrnehmung anzeigt), die wiederum neue subjektive Erfahrungen möglich machen. Das Konzept des Isomorphismus beinhaltet: Wenn die Beschreibung des Therapeutenteams von Muster B einem Muster A ähnlich ist (einer umgedeuteten Version des Musters A), nimmt die Familie Sinn in der Hybridform von A und A wahr, wodurch es wahrscheinlich zu einer Veränderung kommt.

Eine Metapher, die näheren Aufschluss über jenes »Etwas« an der Beschreibung des Teams und des Interventionsprozesses gibt, ist der

»Bonus«[5] der Tiefenwahrnehmung, die entsteht, wenn wir mit zwei Augen die gleichen Dinge *aus unterschiedlichen Blickwinkeln* sehen. Die Perspektive des rechten Auges lässt sich im Sinne des *Isomorphismus* auf der Perspektive des linken Auges abbilden, wodurch der »Bonus der Tiefenwahrnehmung« entsteht. Das Gehirn empfängt also zwei Botschaften: (1) die beiden Perspektiven der beiden Augen von der gleichen Sache – Isomorphismus – und (2) die »Nachricht vom Unterschied« zwischen den Perspektiven der beiden Augen – eine Beziehung, durch welche die Tiefenwahrnehmung entsteht. Diese »Nachricht vom Unterschied« ist ein wichtiger Teil der Epistemologie hinter der binokularen Theorie der Veränderung und ein wichtiger Bestandteil davon, wie wir erkennen und verstehen.

Das Konzept des Isomorphismus lässt sich somit, bezogen auf die Therapie, anwenden als die Fähigkeit des Teams, die familiären Muster (A) so zu beschreiben, dass die umgedeutete Beschreibung dieser Muster (A_1) als Anleitung *(guide)* zur Entwicklung einer Intervention dienen kann, die sich auf dem Muster abbilden lässt, das die Familie beschrieben *(described)* und gezeigt *(shown)*[6] hat (A). Die Elemente der Beschreibung des Teams müssen den Elementen der Beschreibung der Familie sowie den Mustern entsprechen, die die Familie dem Team in der Therapiesitzung (oder in *den* Therapiesitzungen) gezeigt hat. Außerdem muss die Beschreibung des Teams (A_1) aus einem anderen Blickwinkel als dem der Familie erfolgen, sodass die Familie (zumindest potenziell) die »Nachricht von einem Unterschied« empfangen kann. Das bedeutet, dass es zu einer Veränderung der Wahrnehmung kommt, was wiederum zu einer Veränderung der familiären Muster führt. Die so zustande kommende Verhaltensänderung führt ihrerseits zu einer Veränderung des subjektiven Erlebens. Diese isomorphe Beschreibung ermöglicht es dem Therapeutenteam, isomorphe Interventionen zu entwickeln, insbesondere das als »Kompliment und Hinweis« *(clue)* bestehende »Kompliment-Subset« des Interventionsteils der Therapiesitzung.

Wird das Konzept des Isomorphismus als Bestandteil der binokularen Theorie der Veränderung verwendet, ohne dass Batesons Ideen über die »Nachricht vom Unterschied« einbezogen werden, so besteht die Gefahr, dass der therapeutische Fehler des »in das Fami-

5 d. h. die Zusatzinformation (Anm. d. Übers.).
6 Die Termini »beschreiben« *(to describe)* und »zeigen« *(to show)* spielen im gesamten weiteren Verlauf des Buches eine wichtige Rolle (Anm. d. Übers.).

liensystem Sich-aufsaugen-Lassen« gemacht wird. Dieser Vorgang könnte auch als »zufälliger Isomorphismus« beschrieben werden, und er ist weder für die Familie noch für die Therapie von Nutzen, weil dann jener veränderte Blickwinkel nicht zustande kommt, der die gewünschte Tiefenwahrnehmung oder jenen »Bonus« ermöglicht, der zur Veränderung führt.

Kooperieren

Im Laufe der Entwicklung der binokularen Theorie der Veränderung gesellte sich zum Konzept des Isomorphismus das Konzept des »Kooperierens«. *Jede Familie (ebenso wie jedes Individuum und jedes Paar) versucht auf einzigartige Weise zu kooperieren. Die Arbeit des Therapeuten besteht darin, jene spezielle Art des Kooperierens, die die Familie zeigt, aus seiner eigenen Sicht zu beschreiben und dann damit zu kooperieren, um Veränderung zuwege zu bringen.* Das heißt, dass die Art einiger Familien zu kooperieren dem Team so präsentiert wird, dass sie das Ausführen von Aufgaben umfasst, die die Veränderung fördern. Die Art der Familie, solche Aufgaben zu nutzen, wurde früher aus der Perspektive des Widerstandes beschrieben: Einige Familien führten die Aufgaben unumwunden aus, einige »drückten sich« um die Ausführung, andere modifizierten die Aufgaben, und wieder andere taten das genaue Gegenteil von dem, was die gestellte Aufgabe beinhaltete. Vermeiden, Modifizieren oder »das Gegenteil tun« wurden als Widerstand beschrieben. Auf die Nutzung von Aufgaben sowie auf die allgemeinen Kategorien des Kooperierens geht Kapitel 4 ein. Beim Begriff »Kooperieren« wurde bewusst die Tätigkeitsform des Worts gewählt in der Absicht, den Therapeuten ständig daran zu erinnern, dass zwischen den beiden Subsystemen ein Prozess kontinuierlicher Interaktion stattfindet. Das Konzept des Kooperierens scheint nützlicher zu sein und einer ökosystemischen Epistemologie besser zu entsprechen als das Konzept des Widerstandes, an dessen Stelle es getreten ist. Während sich der Begriff des Isomorphismus *hauptsächlich* auf die Bedeutungen und Zusammenhänge oder auf die konzeptuellen oder emotionalen Hintergründe *(settings)* bezieht, in bzw. vor denen die betreffende Situation erlebt wird, bezieht sich das Konzept des Kooperierens *hauptsächlich* auf die konkreten Verhaltensweisen, die in einer Situation eine Rolle spielen. Es sei noch einmal ausdrücklich darauf hingewiesen, dass beide Konzepte gleichberechtigt nebeneinanderstehen. Das bedeutet, dass sie nicht getrennt (d. h. *entweder* Isomorphismus *oder* Kooperieren), sondern stets zusammen benutzt werden (d. h. *sowohl* Isomorphismus *als auch* Kooperieren). Therapeutische Veränderung umfasst sowohl Veränderungen der Wahrnehmung als auch solche des Verhaltens.

Ursprünglich war das Konzept des Widerstands Bestandteil verschiedener Therapiemodelle und Teil einer anderen Epistemologie und damit auch anderer Theorien der Veränderung. Das Konzept wurde dafür benutzt, gewisse Verhaltensweisen des Klienten zu erklären, der als »äußeres« Studienobjekt gesehen wurde. Das Verhalten eines Klienten wurde als Ergebnis einer inneren Dynamik erklärt, und den Begriff »Widerstand« verwendete man, um das Widerstreben des Klienten zu beschreiben, gewisse angsterzeugende Erfahrungen dem Bewusstsein wieder zugänglich zu machen. Nach diesem Ansatz bestand die Aufgabe des Therapeuten darin, dieses verdrängte Material wieder bearbeitbar zu machen. Doch wenn der Therapeut mit diesem verdrängten Bereich im Leben des Klienten in Berührung kam, wurde nach dieser Sichtweise Widerstand gegen die therapeutischen Bemühungen geweckt. Dieses lineare Konzept wurde später auf Therapiemodelle übertragen, die als stärker um Interaktion bemüht beschrieben wurden, und im Zusammenhang damit wurde auch der Begriff »Widerstand« übernommen, obgleich die Definition des betreffenden Sachverhalts schon in diesem Stadium der Entwicklung anfing, sich zu verändern.

Einer der großen Innovatoren im Bereich therapeutischer Arbeit ist Milton H. Erickson. Sein Werk lieferte »Nachricht von einem Unterschied«, die die Entwicklung der Familientherapie und der Kurztherapie erheblich beeinflusst hat (siehe Kapitel 2). Von seinem hypnotischen Ansatz aus entwickelte Erickson eine Definition, die den Begriff »Widerstand« erweiterte, sodass sie einen Teil des Verhaltens des Therapeuten in der betreffenden Situation umfasste.

> »Sie [als Therapeut] suggerieren, dass sie [die Patienten] etwas verschweigen werden, und sie tun es. Und Sie suggerieren auch, dass sie erzählen werden, und sie tun es. Sie verschweigen und erzählen aber auf Ihr Geheiß. Solange sie etwas verschweigen, sollten Sie die Klienten zum Verschweigen ermuntern ...« (Haley 1978a, S. 101).

Da Verschweigen *(withholding)* als eine Art von Widerstand beschrieben werden kann, wurde dieses Konzept verallgemeinert zu dem, was man als »Ericksons erstes Gesetz« bezeichnen könnte: *Solange sie Widerstand üben, sollten Sie sie dazu ermutigen, Widerstand zu üben.* (Dieses Gesetz war zumindest implizit über viele Jahre ein bestimmendes Element für Ericksons Arbeit.)

Die Arbeit der Kurzzeittherapeuten am Mental Research Institute (MRI) basiert sehr stark auf Weiterentwicklungen von Ericksons Methoden. Man verfeinerte seine Konzepte, indem man die Reaktionen des Therapeuten auf den Widerstand gegen die Veränderung in die Betrachtung mit einbezog:

> »Diese Art von Problemlösung kommt in mehr als einer Hinsicht der Philosophie und der Technik des Judo nahe, in der ja auch der Stoß des Gegners nicht mit einem Gegenstoß mindestens gleicher Stärke beantwortet wird, sondern wo die Reaktion im Nachgeben und Verstärken des Angriffs liegt. Und eben auf dieses Mitgehen ist der Gegner nicht gefasst, er spielt das Spiel von Gewalt gegen Gewalt, von mehr desselben, und nach den Regeln dieses Spiels erwartet er einen Gegenstoß und nicht ein Spiel mit völlig anderen Regeln« (Watzlawick, Weakland u. Fisch 1974, S. 129).

Der Widerstand wird hier also immer noch im Klienten »lokalisiert« und als etwas beschrieben, das der Klient *tut,* also nicht als ein *Produkt* der Interaktion zwischen Klient und Therapeut. Diese Definition des Konzepts des Widerstandes ergibt sich aus der Spaltung des Ökosystems, welche durch Ziehen einer Grenze zwischen Therapeut und Klient entsteht, wodurch »imaginäre Gegensätze« (Wildon 1972) zwischen den beiden Bestandteilen des Ökosystems geschaffen werden. Das Konzept des Kooperierens hingegen definiert diese Verhaltensweisen als Bestandteil des Musters der Interaktionen zwischen den Subsystemen der Familie und des Therapeuten bzw. des Therapeutenteams.

Obwohl die Gruppe hinter dem Spiegel im BFTC (Brief Family Therapy Center) immer noch Ericksons Definition benutzte, versuchte sie herauszufinden, wie man »den Widerstand ermutigen und utilisieren könnte«, um darauf hinzuarbeiten, dass sowohl die Familie als auch der Therapeut zu dem von der jeweiligen Partei gewünschten Ergebnis kämen. Der Widerstand der Familie wurde als natürlicher Bestandteil ihres Systems (oder Subsystems) und als Bestandteil des normalen »homöostatischen Mechanismus« verstanden.

Um diese homöostatischen Mechanismen in umfassenderer Weise zu beschreiben, entwickelte der Autor ein Modell, das auf der Theorie des Gleichgewichts *(balance theory)* (de Shazer 1978, 1979b) beruht. Dieses Modell beschrieb das Problem so, als basierte es auf dem Gleichgewichtszustand der Beziehungen zwischen den Familienmitgliedern, ungeachtet ihres Wunschs, sich zu verändern. Die homöostatischen Mechanismen wurden als Gleichgewichtszustand der Beziehungen verstanden. Weiterhin ermöglicht dieses Modell, die Interaktion der Familie (die homöostatischen Mechanismen) mit einer gewissen Genauigkeit zu beschreiben, und man kann es benutzen, um den derzeitigen Zustand des (Sub-)Systems der Familie so zu beschreiben, wie der Therapeut es wahrnimmt. Außerdem umfasst dieses Modell Leitlinien, die dem Therapeuten helfen sollen, in der Familie Veränderungen zu initiieren, die sie von einer Art der Organisation (einem bestimmten Zustand des Gleichgewichts) zu einer anderen Art der Organisation (einem anderen Zustand des Gleichgewichts) führen; es beschreibt Ungleichgewichtszustände in dem Sinne, dass sie die Tendenz haben, sich auf einen Gleichgewichtszustand hinzubewegen. Das heißt, das Modell der Theorie des Gleichgewichts umfasst ein Konzept der Veränderung, das sich von den meisten Modellen unterscheidet, die auf homöostatischen Konzepten basieren. Sobald die Beziehung zwischen Menschen sich verändert, versucht das System, einen stabilen Zustand (irgendeinen stabilen Zustand) zu erreichen, der sich vom vorherigen Gleichgewichtszustand unterscheidet.

> »Der auf diese Weise entstehende stabile Zustand ist das, was Bateson als ›Selbstheilungstautologie‹ *(selfhealing tautology)* bezeichnet. Das bedeutet, dass jedes von seiner Organisation her geschlossene System insofern tautologischen Charakter hat, als jeder Aspekt des Systems den Rest des Systems impliziert. Deshalb kann man an jedem Punkt in einem System intervenieren: Wenn irgendein Aspekt des Systems verändert wird, verändert sich dadurch die gesamte Organisation des Systems« (Dell 1980).

Obgleich die Beziehung zwischen dem Therapeuten und der Familie im Modell der Gleichgewichtstheorie kurz erwähnt wird, wird der Therapeut immer noch so beschrieben, als sähe er die Klienten »irgendwo da draußen«, ähnlich wie es Erickson und die Therapeuten des MRI getan hatten. Das Modell der Gleichgewichtstheorie ist im Prinzip das Modell eines geschlossenen Systems, das eine Grenze zwischen Komponenten eines Ökosystems zieht. Außerdem besteht die Gefahr, dass die Gleichgewichtszustände der Beziehungen mit Nichtveränderung oder mit Widerstand gegen Veränderung gleichgesetzt werden, weshalb sich dieses Konzept für die Familientherapie nicht sonderlich eignet.

Als das Team anfing, sich auf Familien als »das Therapieteam« einzulassen, wurde das Konzept des Widerstands durch das Konzept des Kooperierens ersetzt. Sobald die Beratungspause *(consulting break)* als fester Bestandteil der Therapieprozedur eingeführt wurde, bemerkte das Team, dass der Begriff »Widerstand« ebenso wie der Ausdruck »Utilisieren (Nutzen) und Ermutigen des Widerstandes« aus dem Vokabular verschwand. Das Team nahm nun voll am Geschehen teil und machte es sich zur Gewohnheit, nach der Beratungspause wichtige Umdeutungsbotschaften (unter Einbeziehung von »Hausaufgaben«) zu übermitteln. Meist wurden diese Botschaften so formuliert, dass darin zum Ausdruck kam, dass sie vom Team als Ganzem stammten: »Wir sind alle sehr beeindruckt ...« Oder: »Wir alle meinen ...« Das Team war nun in die Therapiesituation einbezogen, und die Familie wurde nicht mehr als »draußen « wahrgenommen. In diesem Modell wird der Therapeut *nicht* als in einem Kampf zwischen Veränderung und Nichtveränderung befindlich beschrieben, weil das Team das Familien-(Sub-)System nicht mehr als Widerstand leistend, als im »Beton« homöostatischer Mechanismen festsitzend oder als sich aufgrund des Gleichgewichtszustandes der Beziehungen nicht verändernd darstellt. Aufbauend auf dem Konzept des Ökosystems als einem offenen System, konzentrierten sich die Gespräche des Teams allmählich darauf vorauszusagen, wie die Familie auf die Intervention, die eine Veränderung bewirken sollte, reagieren und mit dieser Veränderung kooperieren würde. Die entscheidende Frage lautete nun: Was zeigt die Familie dem Team hinsichtlich der Frage, wie es ihr helfen könnte, eine Botschaft anzunehmen, die wiederum dem Team helfen würde, die Familie aus ihrem ursprünglichen Bezugsrahmen herauszubefördern, sodass es zu einer Veränderung kommen könnte?

An dieser Stelle sollte noch einmal klar gesagt werden, dass Widerstand nur eine Metapher ist, die dazu dient, gewisse Regelmäßigkeiten von Phänomenen zu beschreiben, und dass man statt ihrer auch andere Metaphern benutzen kann. Widerstand ist nichts Greifbares, sondern nichts weiter als ein Begriff (oder Konzept), der (oder das) als Erklärungshilfe dient. Widerstand ist nur eine unter vielen

Möglichkeiten (zu denen auch »Kooperieren« gehört), zu beschreiben, was der Beobachter beobachtet. Man kann allerdings nur jeweils ein bestimmtes deskriptives Werkzeug wählen und muss dann die Konsequenzen in Kauf nehmen, die sich aus dieser Wahl ergeben.

> »Und Konsequenzen hat eine solche Entscheidung. Die Entscheidung des Therapeuten darüber, was das System ›ist‹, kann sehr wohl das Ergebnis der Therapie beeinflussen. Auch hier jedoch muss wieder daran erinnert werden, dass wir, wenn die betreffende Interpunktion oder Beschreibung des Systems ›funktioniert‹ (d. h., wenn sie eine erfolgreiche Intervention ermöglicht), lediglich sagen können, dass sie eben ›funktioniert‹ hat, dass sie von Nutzen war. Die Tatsache, dass sie ihren Zweck erfüllt hat, bedeutet jedoch nicht, dass sie ›richtig‹ oder ›wahr‹ ist, sondern eben nur, dass sie ›funktioniert‹« (Dell 1980).

Das Konzept des Kooperierens ist nützlicher für eine Therapie, die auf einer ökosystemischen Epistemologie und auf der binokularen Theorie der Veränderung basiert, als es das Konzept des Widerstandes wäre. Die speziellen Verhaltensweisen, die früher als Widerstand definiert wurden, werden nun als Kooperieren definiert. Diese Verhaltensweisen werden jetzt als ein Ergebnis der interaktiven Situation beschrieben, nicht als Eigenschaft des Familiensubsystems.

Die Beziehung zwischen dem Konzept des Widerstandes und dem Konzept des Kooperierens könnte man als zwei Seiten der gleichen Münze betrachten. Doch ist dies eine einschränkende Sichtweise, die imaginäre Gegensätze schafft. Wenn ein Therapeut sich dafür entscheidet, den Widerstand des Familiensystems zu sehen, ist er nicht mehr in der Lage zu erkennen, dass das System zu kooperieren versucht, da diese beiden Sichtweisen einander ausschließen. Wenn ein Therapeut nach dem Aspekt des Kooperierens Ausschau hält, vermag er den Widerstand nicht mehr zu sehen. Das heißt, beide Sichtweisen – beide Arten von Werkzeugen der Beschreibung – versuchen zunächst, verschiedene Aspekte der gleichen Verhaltensweisen zu beschreiben. Das Konzept des Kooperierens, das auf der binokularen Theorie der Veränderung basiert, kodiert die Information anders als das Konzept des Widerstandes. Deshalb beeinflusst die Benutzung des Konzepts des Kooperierens gemäß dem systemischen Prinzip der Ganzheit *(wholism)* auch den Rest des konzeptuellen Gefüges (eines Systems), weil es im Laufe der Zeit auf die Prozesse der Therapie abgestimmt wird.

> »Jeder Teil eines Systems ist mit den anderen Teilen so verbunden, dass eine Änderung in einem Teil eine Änderung in allen Teilen und damit dem ganzen System verursacht. Das heißt, ein System verhält sich nicht wie eine einfache Zusammensetzung voneinander unabhängiger Elemente, sondern als ein zusammenhängendes, untrennbares Ganzes« (Watzlawick, Beavin u. Jackson 1969, S. 119).

Die binokulare Theorie der Veränderung mit ihren gleichberechtigt nebeneinander bestehenden Konzepten des Isomorphismus und des Kooperierens tritt für ein Modell der Therapie ein, das *nicht* vom Gedanken des Wettstreits (des Kampfes) geprägt ist, da diese Theorie das Konzept des Widerstands ausschließt.

Exkurs: Widerstand, Wettstreit, Kampf

Seit ihrer Frühzeit ist die Psychotherapie des 20. Jahrhunderts immer wieder als Wettstreit oder Kampf beschrieben worden, und zwar im Allgemeinen als Kampf zwischen den »Kräften« der Veränderung und den »Kräften«, die sich der Veränderung widersetzen. Der Kampf bestand darin, dass der Therapeut (der Repräsentant der Veränderung) den Widerstand des Klienten (eine Kraft, die sich der Veränderung widersetzte) zu »brechen« versuchte. Sobald der Therapeut diese Schlacht »gewonnen« hatte, galt der Widerstand des Klienten als »besiegt«, und es war nun von »Heilung« die Rede; das Problem galt damit als nun lösbar.

Es erscheint mir als ein unglücklicher Umstand, dass ein so großer Teil der Psychotherapie und der Kurzzeittherapie (basierend auf dem Konzept des Widerstandes) häufig mithilfe von Begriffen aus dem militärischen Bereich und/oder dem Bereich des Wettkampfs beschrieben wird (Haley 1978, 1976; Rabkin 1977; Watzlawick, Weakland u. Fisch 1974). Aus dieser Sicht plant der Therapeut eine »Strategie« und versucht, mithilfe von »Taktiken« den Widerstand der Familie gegen Veränderung zu »brechen« und auf diese Weise eine Veränderung zu bewirken. Größtenteils ist diese Art des Sprachgebrauchs auf das Konzept des Widerstands selbst zurückzuführen, teilweise beruht sie aber auch auf dem Einfluss von Haleys (1978c) Hervorhebung des Problems der Kontrolle in der Therapie.

Haleys Modell (1978c, 1981) basiert weitgehend auf der alten Epistemologie, die Konzepte der Macht und Kontrolle umfasste. Sein Modell hat sich logisch aus jener Grundlage heraus entwickelt sowie aus seiner frühen Arbeit mit Familien, in denen ein Mitglied als »schizophren« diagnostiziert worden war. Einem Menschen zu helfen, sich zu verändern, ist besonders schwierig, wenn er so verwirrt ist, wie Schizophrene es sind. In diesem Licht betrachtet, handelte es sich um einen Wettstreit, der wegen der vagen Weltsicht des Schizophrenen und seiner Familie vonseiten des Therapeuten Macht und Kontrolle erforderte. Für *diese Situation* ist es von zentraler Bedeutung, *wer* die Kontrolle über *was* erlangt. Von dieser speziellen Situation ausgehend, verallgemeinerte Haley die Notwendigkeit von Macht und Kontrolle auf alle Therapiesituationen (Haley 1976, 1981). Auch hier wieder kann man sagen, dass diese Sicht der Therapie auf dem epistemologischen Irrtum der Aufspaltung des Ökosystems basiert, wodurch imaginäre Gegensätze entstehen. Natürlich erfordert das Familiensystem des Schizophrenen und seiner Familie, wenn man es im Sinne eines geschlossenen, homöostatischen Systems beschreibt, machtvolle Techniken, will man Veränderung induzieren. (An dieser Stelle sei angemerkt, dass Haleys Techniken, wenn man die Konzepte Macht und Kontrolle ausklammert, im Sinne des ökosystemischen Ansatzes der Herbeiführung von Veränderung nützlich sein können.)

Obgleich die Kurzzeittherapeuten des MRI das Konzept der Macht oder das Konzept der Kontrolle nicht auf die gleiche Weise benutzen, wie Haley es tut, sind ihre »Judotechniken« (Watzlawick, Weakland u. Fisch 1974) ebenfalls eine Metapher für einen Wettkampf. Ebenso wie Haley verstehen sie Therapie als Kampf zwischen Veränderung und Widerstand gegen Veränderung. (Auch die MRI-Techniken lassen sich so formulieren, dass sie dem ökosystemischen Ansatz gerecht werden.) Sowohl Haleys Arbeit als auch die des MRI sind Bestandteile der historischen und kontextuellen Grundlagen für das Familien-Kurzzeittherapie-Modell des Autors, welches der Ansicht Ausdruck gibt, dass Therapie nicht als Kampf verstanden zu werden braucht. Die ökosystemische Sichtweise – welche das Konzept des Kooperierens umfasst – macht es überflüssig, Begriffe zu verwenden, die aus dem Bereich des Kampfes und des Wettstreits stammen.

Zusammen können diese beiden Konzepte das Therapeutenteam bei der Beschreibung der ökosystemischen Muster geleiten und ihm helfen, anschließend aufgrund dieser Beschreibung Interventionen zu entwickeln. Wenn das Team das Konzept des Isomorphismus benutzt, kann es Umdeutungsbotschaften *(reframing messages)* aus einer anderen Perspektive entwickeln, die möglicherweise jene zusätzliche »Tiefenwahrnehmung« erzeugt, die zur Veränderung führen kann. Mithilfe des Konzepts des Kooperierens kann das Team Aufgaben entwickeln, welche zu einer Verhaltensveränderung führen, die isomorph im Hinblick auf die Muster des Subsystems ist, jedoch aus einem anderen Blickwinkel betrachtet – was zusätzlich zum Bonus der größeren Tiefe beiträgt. Das bedeutet, dass die Umdeutung *(reframing)* direkt zu den Bedeutungen oder zu den kognitiven Aspekten des Familiensystems vorstößt, was einer Verhaltensänderung den Weg bahnt (da Bedeutung und Verhalten dem gleichen System angehören). Die Aufgaben oder Verschreibungen gelangen direkt zum Verhaltensanteil des Systems, was einer Veränderung der kognitiven Aspekte des Systems den Weg bahnt. (Die Aufgabe muss außerdem isomorph sein, jedoch aus einem anderen Blickwinkel gesehen.) Das bedeutet, dass *Kompliment und Hinweis* (d. h. die Umdeutung und die Aufgabe) isomorph sein müssen, was der Intervention wegen der Beziehung zwischen den beiden Konzepten, wenn sie angewandt werden, mehr »Tiefe« gibt.

Durch Nutzung der gleichberechtigt nebeneinander bestehenden Konzepte des Kooperierens und des Isomorphismus ist der Therapeut in der Lage, Interventionen zu entwickeln, die die Situation der Familie vollständig akzeptieren (wenn auch aus einem anderen Blickwinkel), weil wir von Erickson gelernt haben, dass man *jede* Art von Reaktion auf jede Aufgabe, über die die Familie berichtet, als einen einzigartigen Versuch der Familie zu kooperieren verstehen kann. Der Bericht über die Ausführung der Aufgabe ist ein Teil davon, wie die Familie dem Therapeuten diese spezielle Art zu kooperieren zeigt. Positive wie negative Reaktionen und sogar das völlige Fehlen jeglicher Reaktion werden allesamt als Reaktionsverhalten definiert.

> »Jede dieser Möglichkeiten ist Reaktionsverhalten. Auf diese Weise wird eine Situation kreiert, in welcher der Klient seinen Widerstand auf eine konstruktive, kooperative Weise zum Ausdruck bringen kann; Manifestationen von Widerstand vonseiten eines Klienten lassen sich am besten nutzen, indem man eine Situation entwickelt, in der Widerstand einem Zweck dient« (Haley 1967, p. 20).

Obgleich Erickson den Begriff »Widerstand« benutzt, kann man an seine Stelle den Begriff »Kooperieren« setzen, und die verschiedenen möglichen Verhaltensweisen kann man als »Manifestationen des Kooperierens« verstehen. Zu Beginn jeder Sitzung – von der zweiten an – entlockt der Leiter der Sitzung (das Mitglied des Teams, das sich bei der Familie im Behandlungsraum befindet) der Familie ihre Reaktion auf die in der vorangegangen Sitzung gestellten Aufgaben und Hinweise *(clues)*. Dadurch wird die Definition der spezifischen Art der Familie zu kooperieren, so wie sie dem Team gezeigt wird, durch die mit jeder Sitzung neu hinzukommenden Informationen weiter verfeinert. Diese Art zu kooperieren kann dem Team außerdem helfen, seine Beschreibungen zu präzisieren oder neu zu formulieren, sodass die Umdeutung und die Aufgaben in immer stärkerem Maß isomorph werden können.

Paradox

Soper und L'Abate (1977) und Dell (1981) haben die Ansicht geäußert, ein Teil der Schwierigkeiten, die Therapeuten beim Versuch, die paradoxe Intervention zu verstehen, haben, beruhe auf dem Fehlen einer umfassenden Theorie. Die binokulare Theorie der Veränderung (mit den gleichberechtigt nebeneinanderstehenden Konzepten des Isomorphismus und des Kooperierens) ermöglicht es, paradoxe Interventionen als Teil einer größeren, umfassenderen Theorie zu begreifen, als sie vorher zur Verfügung stand. Zentral für diese neue Sichtweise ist, dass man paradoxe Interventionen statt als eigenständige Klasse auch als »Mitglieder« einer Klasse »isomorpher Interventionen« verstehen kann. Diese Deutung der paradoxen Intervention lenkt den Blick wieder verstärkt auf den Gegendoppelbindungs-Charakter dieser Technik und verhilft den paradoxen Interventionen zu einer ökosystemischen Basis mit einem theoretischen Rahmen. Diese Konstruktion ermöglicht es einem Therapeuten, aufgrund suprasystemischer Information zu entscheiden, wann sich eine paradoxe Intervention empfiehlt.

Der bewusste Einsatz von »paradoxen Interventionen« oder Symptomverschreibungen scheint auf Dunlaps »negative Übung« (Dunlap 1928) zurückzugehen, obgleich Dunlap selbst diese Methode nicht als paradox bezeichnet hat. Frankl (1957, 1960) scheint als Erster die Bezeichnung »paradox« verwendet zu haben. Haley (1963a) beschrieb den Gebrauch paradoxer Techniken bei Tranceinduktionen, und Jackson (1963) schrieb über die Arbeit mit Paradoxen bei paranoiden Patienten. In der Folgezeit haben auch viele andere Therapeuten den Gebrauch paradoxer Interventionen beschrieben, und zwar hauptsächlich auf einem Modell aufbauend, das vom MRI stammt (Watzlawick, Beavin u. Jackson 1969; Watzlawick, Weakland u. Fisch 1974). Als paradox bezeichnete Interventionen haben sich schnell und in großer Vielfalt entwickelt. Diese Entwicklung ist in der Literatur beschrieben worden, und man hat verschiedene Arten von paradoxen Interventionen klassifiziert (Soper a. L'Abate 1977; Weeks a. L'Abate 1979), weshalb wir hier nicht näher darauf eingehen werden.

Das MRI-Modell basiert auf Russells Theorie der (logischen) Typen: »[W]as immer die Gesamtheit einer Klasse (Menge) betrifft, (darf) nicht selbst Teil dieser Klasse sein« (Watzlawick, Beavin u. Jackson 1969, S. 176). Dieses Modell setzt eine intensive Beziehung von der Art voraus, wie sie in Familien bestehen.

> »In diesem Kontext wird eine Mitteilung [Botschaft] gegeben, die (a) etwas aussagt, (b) etwas über ihre eigene Aussage aussagt und (c) so zusammengesetzt ist, dass diese beiden Aussagen einander negieren bzw. unvereinbar sind. Wenn also die Mitteilung eine Handlungsaufforderung ist, so wird sie durch Befolgung missachtet und durch Missachtung befolgt; handelt es sich um eine Ich- oder Du-Definition, so ist die damit definierte Person es nur, wenn sie es nicht ist, und ist es nicht, wenn sie es ist. Die Bedeutung der Mitteilung ist also unentscheidbar [...]« (Watzlawick, Beavin u. Jackson 1969, S. 196).

Außerdem kann der »Empfänger« nicht auf effektive Weise zu der Botschaft Stellung nehmen oder sich aus der Beziehung zurückziehen.

Die Theorie der Typen hat bei der Entwicklung der Familientherapie und der Kurztherapie eine zentrale Rolle gespielt, seit die Theorie der Doppelbindung erstmals in *Toward a theory of schizophrenia* (Bateson, Jackson, Haley a. Weakland 1956) vorgestellt wurde.[7] Diese

7 Die Theorie der Typen war ein Versuch, Logik und Mathematik von selbstreferenziellen Paradoxen zu befreien. Spencer-Brown (1979) löste dieses Problem und präsentierte Russel »den Beweis dafür, dass diese Theorie sich erübrigt. Zu meiner Erleichterung war er begeistert. Diese Theorie, so sagte er, sei das Willkürlichste gewesen, was er und Whitehead jemals zustande gebracht hätten, eigentlich gar keine richtige Theorie, sondern eher ein Notbehelf, und er freue sich, dass er lange genug gelebt habe, um noch zu erleben, dass das Problem gelöst worden sei« (ebd., p. XIV). Trotzdem bleibt die Theorie der logischen Typen als deskriptives Werkzeug weiterhin brauchbar.

Veröffentlichung (ebenso wie ihr folgende Veröffentlichungen von anderen Mitgliedern der Gruppe) hat nicht nur die Art beeinflusst, wie Therapeuten Familien *sehen* und *beschreiben*, sondern auch, wie sie Familien *behandeln. Toward a theory* unterbreitet »eine neue Art, alte Probleme zu verstehen und zu beobachten«, doch handelte es sich dabei

> »nicht so sehr um eine spezifische Theorie als um eine *Sprache* – die wie jede Sprache dazu dient, sowohl dem Denken als auch dem Beobachten eine Orientierung zu geben. (Weakland 1974, p. 275 f.; Hervorh. im Orig.).

Diese Sprache kann dazu benutzt werden, die Familiensituation zu beschreiben, in der Kommunikation

> »immer unverständlicher und geheimnisvoller (wird). Man lernt schließlich sogar, offenkundige logische Widersprüche, Antinomien, die zu deutlich hervortreten würden, zu vermeiden, wobei man sich einer spezifisch menschlichen Möglichkeit bedient: der Möglichkeit, gleichzeitig auf verschiedenen Ebenen, auf verbaler und nonverbaler Ebene, zu kommunizieren und ungeniert von einer logischen Klasse auf ein Element der Klasse überzuspringen, indem man so tut, als ob sich diese auf derselben logischen Ebene verstehen ließen. Auf diese Weise wird man gleichsam zu einem Tänzer auf dem Seil des russellschen Paradoxons« (Selvini Palazzoli, Boscolo, Cecchin u. Prata 1977, S. 31).

Die Sprache kann nicht nur dazu dienen, die Interaktion der Familie zu beschreiben, sondern sie kann auch dafür benutzt werden, Interventionen zu beschreiben. Im Allgemeinen werden paradoxe Interventionen als »heilende Faktoren« angesehen. »[S]ymptomatische Doppelbindungen (können) kaum durch etwas anderes als Gegendoppelbindungen gebrochen werden« (Watzlawick, Beavin u. Jackson 1969, S. 224). Deshalb hat sich die Anschauung entwickelt, dass die Behandlung »pathogener« Doppelbindungen nur mithilfe von Gegendoppelbindungen oder paradoxen Interventionen möglich ist. Strukturell betrachtet, ist eine therapeutische Doppelbindung das Spiegelbild einer pathogenen Doppelbindung. Erstens setzt die Gegendoppelbindung eine intensive Beziehung voraus, die vom Klienten als sehr wichtig eingeschätzt wird. Zweitens:

> »In dieser Situation wird eine Verhaltensaufforderung gegeben, die so zusammengesetzt ist, dass sie (a) das Verhalten verstärkt, das der Patient

> ändern möchte, (b) diese Verstärkung als Mittel der Änderung hinstellt und (c) eine Paradoxie hervorruft, weil der Patient dadurch aufgefordert wird, sich durch Nichtändern zu ändern« (ebd., S. 225).

Drittens wird die therapeutische Situation so beschrieben, dass der Patient daran gehindert wird, sich zurückzuziehen und/oder auf effektive Weise zu dem Paradox Stellung zu nehmen.

Die Idee, die hinter dieser Vorgehensweise steht, ist, die Macht der symptomatischen Doppelbindung mithilfe einer Gegendoppelbindung zu *brechen*. Diese Vorstellung befindet sich in Übereinstimmung mit Russells Theorie der Typen: nämlich dass selbstreferenzielle (selbstrückbezügliche) Aussagen aus der Logik eliminiert werden müssen. Unter anderen haben Hofstadter (1985) und Spencer-Brown (1997) den willkürlichen und unnotwendigen Charakter der Theorie der Typen beschrieben. Außerdem scheint die Anwendung dieser Theorie im Bereich der Familientherapie unser Denken eingeschränkt und die Entwicklung ökosystemischer Beschreibungen der beobachteten Phänomene verhindert zu haben. Als Beispiel hierfür möchte ich anführen, dass die Faszination durch Paradox (und durch Gegenparadox) im Bereich der Familientherapie und der Familientherapieforschung manchmal beträchtliche Verwirrung hervorgerufen hat, eine Folge des häufigen »Missverstehens der Doppelbindungstheorie«, das Watzlawick untersucht (1968).

Mittels der binokularen Theorie der Veränderung kann man paradoxe Interventionen als *eine* Form isomorpher Intervention verstehen, die ein Therapeut entwerfen und auf eine Familie anwenden kann. Man muss sich darüber im Klaren sein, dass die paradoxe Intervention eine *Gegen*doppelbindung ist, ein Spiegelbild, das der Struktur der *pathogenen* Doppelbindung der Familie angemessen ist. Wenn die Beschreibung der familienspezifischen Muster durch den Therapeuten *keine* Doppelbindung enthält, muss seine Intervention den familienspezifischen Mustern auf eine andere isomorphe Weise folgen. Die Intervention muss zu den beobachteten Mustern im Sinne der Isomorphie *passen*, was bei der Gegendoppelbindung der Fall ist, wenn sie die pathogene Doppelbindung der Familie spiegelt.

In jedem Fall, ob mit oder ohne Paradox, muss die Intervention im Hinblick auf die familienspezifischen Muster isomorph sein, und die Intervention muss aus einem anderen Blickwinkel präsentiert werden, damit die Familie in den Genuss des gewünschten Bonus kommt.

Außerdem ist zu sagen, dass die Faszinationskraft des »Paradoxons« und der »paradoxen Intervention« auch darauf beruht, dass der Therapeut die sogenannte Umkehrpsychologie *(reverse psychology)* benutzt. Damit ist gemeint, dass der Therapeut den Klienten auffordert, etwas Bestimmtes absichtlich zu tun, um den Klienten auf diese Weise davon abzubringen, das Geforderte zu tun. Diese Vorgehensweise wird häufig (fälschlich) als paradoxes Verfahren *(paradoxing)* bezeichnet:

> »Doch kann ein Ereignis paradox sein, wenn man es erwartet? Diese Frage ist zentral für das gesamte Konzept des Paradoxons in der Therapie. Man bedenke: Wenn man von in sich konsistenten, aber ungültigen Voraussetzungen ausgeht, so ist ein unerwartetes und paradoxes Ergebnis zu erwarten« (Dell 1981, p. 41).

Wenn der Therapeut einer ökosystemischen oder interaktionsorientierten Sichtweise folgt, erwartet er, dass die Prozedur der »Umkehrpsychologie« das Symptom beseitigt. Hingegen mag dieses Ergebnis dem Klienten oder dem uneingeweihten Beobachter als überraschend erscheinen. Doch könnte man der Ansicht sein, dass er dieses Ergebnis aus einer anderen Perspektive sieht als auf den Voraussetzungen der aristotelischen Logik basierend und dass er deshalb, aufgrund dieses Bezugsrahmens, überrascht ist, weil diese Voraussetzungen aus systemischer Sicht ungültig sind (Dell 1981). Das Ergebnis erscheint absurd oder sogar magisch. Die Schlussfolgerung klingt absurd, und die Umkehrpsychologie ist das einzige Argument, das sie stützt; deshalb kann man sagen, dass diese Art der Intervention fälschlich als paradox bezeichnet wird.

Die binokulare Theorie der Veränderung kann helfen, einige Missverständnisse im Zusammenhang mit paradoxen Interventionen aufzuklären, damit einige begriffliche Verwirrungen vermieden werden. Man hat eine Menge Untersuchungsstrategien entwickelt, um die Auswirkungen von Paradoxen und paradoxen Interventionen zu überprüfen. Doch ist es gewöhnlich nicht gelungen, auf diese Weise zu schlüssigen Ergebnissen zu kommen. Meist scheinen die Forscher die Doppelbindung oder das Paradox zu verdinglichen. Das heißt, sie scheinen ein Element eines systemischen oder interaktionsbezogenen Konzepts auf lineare Weise zu benutzen und so das Paradox oder die paradoxe Intervention aus ihrem Zusammenhang zu entfernen. Aufgrund des Fehlens einer klaren, umfassenden Theorie scheinen sie nicht erkannt zu haben, dass paradoxe Interventionen Teil eines *Musters* des isomorphen Abstimmens *(matching)* der (paradoxen) Intervention auf das (paradoxe) Muster der Familie sind. Diese Forscher und Therapeuten benutzten das verdinglichte Paradox auf eine lineare, auf Ursache-Wirkungs-Beziehungen beruhende Weise, um so das Phänomen der Veränderung zu erforschen und um Veränderungen herbeizuführen. Sie scheinen das Ding »Paradox« als treibende Kraft der Veränderung zu sehen, und deshalb »paradoxen« sie ihre Klienten, statt das *Zusammenpassen* des Interventionsmuster und des Musters der Familie als Schlüssel zur Herbeiführung von Veränderungen zu verstehen. Diese letztgenannte Sichtweise ist seit *Toward a Theory* (Bateson, Jackson, Haley a. Weakland 1956) implizit vorhanden, danach mehr (Bateson, Jackson, Haley a. Weakland 1963) und mehr explizit (Selvini Palazzoli, Boscolo, Cecchin u. Prata 1977) geworden und hat schließlich zur Entwicklung der binokularen Theorie geführt, welche paradoxe Interventionen als Gegenparadoxe in die umfassendere Klasse der isomorphen Interventionen einbezieht.

Die Erwägungen, auf die wir uns (aufgrund der Theorie der Typen und aufgrund des Verständnisses der paradoxen Interventionen als Klasse) beschränkt haben, hat unsere Wahrnehmung hinsichtlich einer nützlichen therapeutischen Vorgehensweise eingeschränkt. Die binokulare Theorie der Veränderung legt nahe, dass isomorphe Umdeutungsbotschaften *(reframing messages)* ungeachtet des »Typs« der beobachteten und kodierten Familienmuster nützlich sein können. Da paradoxe Interventionen als eine Form isomorpher Intervention verstanden werden können, kann der Therapeut diese spezielle Art von Intervention auf eine ihnen gemäße Weise benutzen, wenn die Muster, die er beobachtet, als paradox beschrieben werden. Werden diese Muster hingegen *nicht* als paradox beschrieben, so folgt die isomorphe Intervention einer anderen Landkarte (Beschreibung), da das beschriebene Gebiet ein anderes ist. Dieser Denkansatz könnte zu größerer Freizügigkeit bei der Entwicklung neuer Konzepte im Bereich der Familientherapie führen und außerdem die Entwicklung nützlicherer ökosystemischer Konzepte fördern, die es ermöglichen, einige methodische und konzeptuelle Probleme der Forschung zu lösen.

2 Der klinische Zusammenhang

Es besteht eine komplexe Beziehung zwischen theoretischen Entwicklungen, klinischer Praxis, klinischer Forschung und der Kultur oder dem Kontext, in dem diese Bemühungen stattfinden. Die binokulare Theorie der Veränderung und das Modell der Familienkurztherapie sind in dieser Hinsicht keine Ausnahmen. Die Grundlagen und Wurzeln ihres Wachsens und ihrer Entwicklung sind im Werk anderer Therapeuten zu finden.

Eine Weltsicht

Es gibt viele verschiedene Möglichkeiten, die Praxis der Familienkurztherapie, »Hausaufgaben« *(tasks)* zu formulieren, zu verstehen. Jede dieser Möglichkeiten ist eine ungenaue oder gar lediglich metaphorische Beschreibung der Weltsicht des Therapeuten. Diese Weltsicht ermöglicht es ihm, seine Erfahrungen mit Klienten auf eine Weise zu strukturieren, die ihm Weltsicht und Erfahrungen der Familie zumindest teilweise verständlich macht. Andernfalls könnten die Probleme und Rätsel anderer Menschen als jenseits der Verständnismöglichkeit liegend scheinen. Auf den ersten Blick kann jedes »problematische Verhalten« sehr merkwürdig erscheinen. Vernünftig wäre es, wenn ein Mensch, der durch ein bestimmtes Verhalten in Schwierigkeiten geraten ist, damit einfach aufhören würde. Doch wie wir alle wissen, ist es nicht leicht, eine Gewohnheit abzulegen, besonders wenn wir meinen, wir müssten sie beibehalten, oder wenn andere darauf beharren, dass wir dies müssten.

Zur Veranschaulichung möchte ich ein Beispiel Milton Ericksons anführen. Erickson beschreibt einen jungen Mann, der nur durch ein 20–25 cm langes Eisenrohr urinieren konnte, dessen eines Ende er an seinen Penis hielt. So unverständlich und merkwürdig uns dieses Verhalten auch erscheinen mag, dem jungen Mann erschien es sinnvoll. Erickson hatte Verständnis dafür. Deshalb brachte er dem jungen Mann bei, durch ein 30 cm langes Bambusrohr zu urinieren. Erickson war der Ansicht, wenn es ihm zunächst gelänge, den Klienten dazu zu bringen, ein längeres Rohr aus einem anderen Material zu benutzen, würde es ihm später als natürliche Folgerung auch gelingen, den Klienten zur Benutzung eines kürzeren Rohrs zu bewegen. Erickson war klar, dass er jenen Klienten nicht durch Zureden dazu bringen würde, fortan kein Rohr mehr zum Urinieren zu benutzen. Zweifellos hatte jener bereits selbst versucht, sich dies auszureden, und Erickson schloss sich dieser erfolglosen Bemühung nicht an. Der junge Mann wusste, dass er sich merkwürdig verhielt und dass es merkwürdig war, zum Urinieren ein Rohr zu benutzen, doch dieses Wissen hatte ihn nicht davon abbringen können, das Rohr weiterhin zu benutzen. Auf Ericksons Anregung hin gelang es dem Klienten im Laufe der folgenden drei Monate, das Rohr allmählich so weit zu verkürzen, dass schließlich das verbleibende »Rohr«, das er mit seinen Fingern hielt, sein Penis war.

Zu der Zeit, als diese Therapie durchgeführt wurde, hätten die meisten anderen Therapeuten Ericksons Methode als unvernünftig und merkwürdig bezeichnet – als ebenso unvernünftig und merkwürdig wie das Verhalten des jungen Mannes selbst. Nach der damals unter Therapeuten gängigen Anschauung hätte Erickson nach den unbewussten Gründen für das merkwürdige Verhalten forschen müssen, danach, »warum« jener junge Mann glaubte, er brauche das Rohr zum Urinieren. Und nachdem der junge Mann das »Warum« verstanden hätte, hätte er mit seinem problematischen Verhalten aufhören müssen. Diese Vorgehensweise, die man als diejenige der »Standardpsychotherapie« bezeichnen könnte, hätte ebenso wirksam sein können wie Ericksons Methode, obgleich die Behandlung dann wahrscheinlich wesentlich länger als drei Monate gedauert hätte. Offenbar basierte Ericksons Therapie auf einer anderen Art von Voraussetzungen.

Nach Ericksons Weltsicht basiert Therapie »auf der Annahme, dass die Persönlichkeit eine starke Tendenz hat, sich anzupassen, wenn man ihr die Gelegenheit dazu bietet« (Haley 1967, p. 417). Die oben beschriebene Vorgehensweise sollte dem jungen Mann genau diese Möglichkeit bieten. Außerdem zeichnete sich Ericksons Methode durch ihre schnelle Wirkung aus. Während der junge Mann sich in tiefer Trance befand, wurden ihm die Suggestionen für die nächsten drei Monate gegeben. Dadurch konnte der Klient die Sichtweise aufrechterhalten, er habe das Problem völlig selbstständig gelöst. Als er Erickson das nächste Mal aufsuchte, existierte das Problem nicht mehr.

Aus der Perspektive der 1980er-Jahre erscheint diese Behandlung Ericksons (über die erstmals im Jahre 1954 publiziert worden ist) nicht mehr so merkwürdig und unvernünftig, wie es zur Zeit des Geschehens der Fall gewesen war. Das bedeutet jedoch nicht, dass diese Vorgehensweise (und die ihr zugrunde liegende Epistemologie) als Prototyp der heutigen Standardpsychotherapie gelten kann. Allerdings ist die Methode heute auch nicht mehr so einzigartig, dass sie als exzentrisch erscheint: als das Werk eines Genies, eines Magiers oder Zauberers. Zwar orientiert sich nur eine Minderheit der Psychotherapeuten in ihrer Arbeitsweise an diesem Prototyp therapeutischen Vorgehens, doch ist dies das Produkt einer Weltsicht, die in der Welt der Psychotherapie in zunehmendem Maße akzeptiert wird.

Einen erheblichen Anteil an dieser wachsenden Akzeptanz hat die Arbeit einiger Therapeuten, die versucht haben, Ericksons Weltsicht und seine Methoden ihren Kollegen zu erläutern und zu vermitteln. Haley (1967, 1978a, 1978c) hat versucht, Ericksons Methoden zu erklären und die darin enthaltenen Prinzipien zu einem umfassenden Modell »strategischer Therapie« zu erweitern. Im Laufe der Jahre hat sich die Arbeit der Mitglieder der MRI-Gruppe (Jackson, Weakland, Watzlawick, Fisch und, in den Anfangsjahren, Haley) an den Entwicklungen orientiert, die aus ihrem Verständnis der Arbeit Ericksons (Watzlawick, Beavin u. Jackson 1969; Watzlawick, Weakland u. Fisch 1974; Weakland, Fisch, Watzlawick a. Bodin 1974) hervorgegangen sind. Von dieser Basis aus haben sie zuerst zur Entwicklung der Familientherapie und später der Kurztherapie beigetragen. Während Haley und die MRI-Gruppe sich auf die zentralen, grundlegenden Prinzipien konzentrierten, entwickelten Bandler und Grinder (1981, 1982, 1996) Leitlinien für die Anwendung einiger Techniken Ericksons.

Natürlich ist es weder einem einzelnen dieser Autoren noch ihnen allen zusammen gelungen, alle Schätze Ericksons vollständig zu bergen. Sie alle – sowie auch andere, einschließlich de Shazer (1975a, 1978, 1979a, 1980a) – haben versucht, Ericksons wirksame Methoden der Veränderung zu beschreiben. De Shazer (1979a) entwickelte ein Modell der Veränderung, das auf Ericksons Arbeit basiert, so wie man sie unter Anwendung von Heiders Gleichgewichtstheorie (Heider 1946) verstehen kann. Von diesem Grundmodell ausgehend (siehe Kap. 6), lassen sich unterschiedliche Therapiesituationen auf zielorientierte Weise abbilden und beschreiben. In den Jahren, in denen Versuche unternommen wurden, Probleme auf Ericksons Weise zu lösen, sind bestimmte Werkzeuge entstanden, die helfen, Probleme zu verstehen und abzubilden (darzustellen), die Menschen für so »unlösbar« gehalten hatten, dass sie ihretwegen zur Therapie kamen. Einfach ausgedrückt, muss die Weltsicht, die der Therapeut hat, ihm helfen, über die Weltsicht des Klienten hinauszuschauen. Der Therapeut muss das Problem des Klienten aus einem anderen Blickwinkel sehen.

> »Ein japanisches Küstendorf wurde einmal von einer Flutwelle bedroht, was ein allein auf den Reisfeldern am Hang über dem Dorf arbeitender Bauer frühzeitig bemerkte. Sofort zündete er die Felder an, und als die Dorfbewohner herbeieilten, um ihre Ernte zu retten, wurden sie eben dadurch vor der Flut gerettet« (Watts 1981, S. 71).

Dieser Bauer musste blitzschnell eine Möglichkeit finden, die Dorfbewohner vor der Flut zu retten. Wahrscheinlich war er zu weit vom Dorf entfernt, um sie durch Rufe warnen zu können, und ihm war klar, dass ihm nicht die Zeit blieb, hinunter ins Dorf zu laufen und alle Bewohner zu warnen. Das Problem schien unlösbar. In der Lösung, die der Bauer schließlich fand, ist eine Weltsicht zu erkennen, die derjenigen Ericksons ähnelt. Der einsame Bauer auf den Reisfeldern (der das Problem aus einem anderen Blickwinkel sah) täuschte den Dorfbewohnern vor, sie müssten ein Feuerproblem lösen, wodurch sie, als sie sich daranmachten, dies zu tun, nebenbei auch das Problem ihrer Bedrohung durch die Flutwelle lösten. Dem Bauern war klar, dass er durch das Feuer die Aufmerksamkeit der Dorfbewohner wecken würde. Und genau dadurch ermöglichte er es ihnen, sich »spontan« vor der Flut zu retten. Obgleich die Dorfbewohner dem Bauern wahrscheinlich dankbar dafür waren, dass er sie vor der Flut gerettet hatte, waren sie sicherlich auch wütend darüber, dass er die Reisernte verbrannt hatte. Pflanzungen wachsen nach, Menschen als spezifische Individuen hingegen nicht.

Die Reaktion jener Dorfbewohner ähnelte wahrscheinlich der eines früheren Patienten Ericksons, der es nach Ericksons Bericht …

> … »nie versäumt, mir zu Weihnachten eine Karte zu schicken, auf der er jedes Mal schreibt: ›Ich hasse Ihren Schneid, und ich werde weitermachen.‹ Trotzdem schickt er Weihnachtsgeschenke für meine Kinder, doch für mich hat er immer einen gemeinen Seitenhieb auf Lager. Wenn wir uns treffen, lachen wir viel, reden miteinander und tauschen

> Geschichten aus [...]. ›Mir scheint es‹, so hat er mir gesagt, ›als hätte ich einen lebenslangen Hass auf irgendwas – aber ich weiß nicht, was es ist. Sie bieten sich irgendwie an, und Sie sind einfach jemand, den man gut hassen kann.‹
>
> Ich sagte zu ihm: ›So ist es, und das hat ihr hartnäckiges Problem gelöst‹« (Erickson 1977, p. 33).

Ein Rätsel zu lösen, das aus einem anderen Blickwinkel beschrieben wird, um auf diese Weise das ursprüngliche Problem zu lösen, ist für Ericksons Arbeit ebenso typisch wie für die Arbeitsweise verschiedener anderer Vertreter der Kurztherapie. Ebenso wenig wie für die japanischen Dorfbewohner ist es auch für Familien wahrscheinlich nicht wichtig, ob sie wissen, dass sie, indem sie ein Problem lösen, gleichzeitig zufällig und spontan ein anderes Problem lösen. Es ist anzunehmen, dass die Dorfbewohner, nachdem sie gesehen hatten, dass ihr Dorf überschwemmt worden war, den Grund für die Täuschung verstanden. Ebenso werden sich auch manche Familien dessen bewusst, dass die Veränderungen, die sie zuwege gebracht haben, ihnen geholfen haben, die Ziele zu erreichen, die sie durch die Therapie erreichen wollten. Andere sind sich dessen nicht bewusst. Sie sehen zwar, dass sie ihr Ziel erreicht haben, doch sie bringen dies nicht mit den Veränderungen in Verbindung, die durch die Therapie eingetreten sind.

Für Therapeuten ist es sehr wichtig, dass sie nicht versuchen, die Rätsel der Familie zu lösen, indem sie das tun, was die Familie ohnehin schon tut. Zumindest der Therapeut muss das Rätsel aus einem anderen Blickwinkel sehen. Wenn Erickson versucht hätte, dem jungen Mann auszureden, zum Urinieren ein Rohr zu benutzen, wäre das Problem möglicherweise eskaliert, und der junge Mann würde das Rohr vielleicht immer noch benutzen.

Natürlich ähneln nicht alle Probleme dem des jungen Mannes oder dem der japanischen Dorfbewohner. In unterschiedlichen Zusammenhängen entstehen unterschiedliche Probleme, was dann auch jeweils eine andere Form von Therapie notwendig macht. Ganz gleich, um welches Problemmuster es sich handelt, und ganz gleich, welche therapeutische Vorgehensweise angewandt wird, jede Therapiesituation muss ein »spezifisches Ziel« enthalten. Für den einsamen Bauern war das Ziel, die Dorfbewohner vor der Flutwelle zu retten. Für den jungen Mann war das Ziel, auf normale Weise urinieren zu können. In beiden Situationen ermöglichte die *Umdeutung* (das

Sehen des Rätsels aus einem anderen Blickwinkel), dass das Ziel erreicht wurde. Der ursprüngliche (Bezugs-)Rahmen (oder Blickwinkel) hatte die Lösung des Problems verhindert.

Rahmen

Es fällt leicht, Dorothy Sayers' Lord Peter Wimsey beizupflichten, der sagt, das Leben sei einfach »ein verdammtes Ding nach dem anderen«. Was die Menschen jedoch mit diesen verdammten Dingen anstellen, scheint sehr unterschiedlich zu sein. Einiges von dem, was Menschen tun, scheint gut zu funktionieren, sodass das Leben bei ihnen in einem Auf und Ab gemäßigter Hochs und Tiefs verläuft. Als Therapeuten hören wir nicht viel darüber, was im Leben von Menschen gut funktioniert, hingegen viel darüber, was in einer bestimmten Familie in einem bestimmten Zusammenhang *nicht* funktioniert. Wir finden dies heraus, wenn eine Familie ihre vergeblichen Versuche beschreibt, die Schwierigkeiten zu lösen, derentwegen sie schließlich zur Therapie gekommen ist.

Wenn man in der Lage ist, Lord Peters Definition zu akzeptieren, kann das Leben mit seinen kleinen Wellenbewegungen dahinplätschern und seinen Lauf nehmen. Lord Peter denkt und handelt im Sinne dieser Definition, was ihm hilft, Situationen in seinem Leben zu definieren. Natürlich sind diese Definitionen nur ein Teil eines Regelwerks, das wir erkennen, wenn wir Dorothy Sayers' Bücher lesen. Diese abgeleiteten Regeln dienen dazu, Situationen zu »rahmen« (dazu, zu definieren, was da gerade vor sich geht). Ebenso ist auch Ericksons Bemerkung, wenn man Menschen die Möglichkeit gebe, sich an eine Situation anzupassen, so würden sie dies auch tun, Bestandteil des Regelsystems, das er benutzte, um zu definieren, was in der Therapiesituation vor sich geht.

Bateson (1981) definiert ebenso wie Goffman (1977) »Rahmen« auf eine Weise, die nützlich dafür ist, die Probleme zu verstehen, mit denen Menschen in die Therapie kommen. Goffman schreibt (1977, S. 19):

> »Ich gehe davon aus, dass wir gemäß gewissen Organisationsprinzipien für Ereignisse – zumindest für soziale – und für unsere persönliche Anteilnahme an ihnen Definitionen einer Situation aufstellen ...«

Einen Rahmen kann man vergleichen mit den Regeln eines Spiels oder mit einem »Code« »als [einem] Informations- und Strukturierungsmittel [...] für alle Ereignisse in seinem Anwendungsbereich« (ebd, S. 16). Kurz gesagt, wirken Rahmen, als wären sie Regeln, die Situationen definieren.

Die Familie denkt und handelt, als ob sie Regeln oder einander überschneidenden Regeln der einzelnen Mitglieder sowie solchen der Gesamtgruppe *(unit rules)* folgen würde, die dazu dienen, ihre Situation zu definieren. Beispielsweise könnten diese Definitionen umfassen, »was ernst ist im Gegensatz zu dem, was unernst ist«, »was gut ist im Gegensatz zu dem, was nicht gut ist« und »wie man Liebe zeigt im Gegensatz dazu, wie man keine Liebe zeigt«. Dies sind nur Beispiele für die Arten von impliziten Definitionen, die man in eine Beschreibung des Familienrahmens einbeziehen kann. Natürlich sind noch wesentlich mehr (vom Beobachter abgeleitete) Regeln notwendig, damit eine vollständige Beschreibung der familieneigenen Rahmen entsteht.

Es ist nicht schwer zu erkennen, wie zwei Individuen, die aus zwei unterschiedlichen Familien stammen, schnell in einen Konflikt geraten können. Wenn beispielsweise einer der beiden einer deutschstämmigen Familie entstammt, so wird er der Ansicht sein, dass für »die richtige Art, sich zu ernähren«, bestimmte Würste und Fleischsorten unverzichtbar sind. Für einen anderen Menschen, dessen Wurzeln in Japan liegen und der aus einem stark buddhistisch geprägten Milieu stammt, besteht »die richtige Art, sich zu ernähren« darin, *kein* Fleisch zu essen. Wenn diese beiden Menschen trotz ihrer unterschiedlichen Auffassungen genügend Übereinstimmungen in ihrer Sicht der Welt finden, kann es sein, dass sie Freunde werden oder sogar heiraten und eine Familie gründen. Doch was geschieht dann mit ihren einander widersprechenden Regeln darüber, wie man sich richtig ernährt? Verschiedene Möglichkeiten bieten sich den beiden an, unter anderem auch die, dass sie sich unterschiedlich ernähren. Höchstwahrscheinlich wird es jedoch zu einem Konflikt kommen, und entweder die Regel des einen oder die des anderen[8] wird sich ändern – oder die Regeln von beiden. Die richtige Art zu essen wird dann auf neue Weise definiert. Gewöhnlich geht es bei den unter-

8 Man bedenke, dass dies bedeutet, dass die Betreffenden sich verhalten, »als ob« es Regeln gäbe. Die Zuschreibung von Regeln ist ein Teil der Bemühungen des Beobachters zu definieren, was vor sich geht.

schiedlichen Rahmen der beiden Partner um subtilere Fragen als um »Fleisch gegen kein Fleisch«. Natürlich braucht sich keiner der beiden Partner dessen bewusst zu sein, dass diese Unterschiede hinsichtlich der Regeln, Definitionen und Rahmen existieren, da die Begriffe »Regeln«, »Definitionen« und »Rahmen« nur deskriptive Werkzeuge eines Beobachters sind. Doch Rahmen definieren Situationen und die subjektive Rolle, die Menschen in ihnen spielen. Beispielsweise könnten die nicht ausdrücklich verbal formulierten Rahmen eines Paars unterschiedliche Regeln darüber enthalten, »wie man Liebe zeigen sollte, im Gegensatz dazu, wie man Liebe nicht zeigen sollte«.

Diese Unterschiede hinsichtlich der Rahmen der einzelnen Beteiligten scheinen vielen der Probleme zugrunde zu liegen, die Familien dem Therapeuten vortragen. Die Betroffenen sprechen natürlich nicht über Rahmen, sondern sie beschreiben unakzeptable Verhaltensweisen, die ihr jeweiliger Partner für durchaus akzeptabel, vernünftig und »normal« hält. Beispielsweise kann das Verhaltensspektrum, das als den »Arten, wie man Liebe zeigt« zugehörig akzeptiert wird, sehr eng sein, was zur Folge hat, dass das Spektrum der Verhaltensweisen, das als den »Arten, wie man Liebe *nicht* zeigt« zugehörig gilt, entsprechend groß ist. Gewöhnlich sehen Menschen das Verhalten anderer nicht als Bestandteil ihres »Innerhalb«-Rahmens *(»in« frame)*, sondern als Bestandteil ihres »Außerhalb«-Rahmens *(»out« frame)*.

Diese »Innerhalb-gegen-außerhalb«- oder »An-gegen-aus«-Charakteristik der Definitionen und Rahmen ähnelt ein wenig der Art, wie ein Thermostat funktioniert, abgesehen davon, dass bei menschlichen Systemen kein Außenstehender über die Einstellung des »Thermostats« entscheidet. Wenn wir ein Thermostat auf 20 Grad Celsius einstellen, springt der Brenner der Heizung gewöhnlich an der unteren Grenze eines bestimmten Temperaturbereichs an und schaltet sich wieder aus, wenn die Obergrenze erreicht ist. Im Prinzip sollte die Temperatur ständig annähernd 20 Grad sein, ohne dass zu starke Schwankungen auftreten. Ist jedoch der als akzeptabel geltende Temperaturbereich zu eng, so schaltet sich der Brenner nach einem undurchschaubaren, wirren Muster ständig ein und aus. Wenn der akzeptable Bereich zu klein ist, ist der Thermostat nicht in der Lage festzustellen, welche Situation besteht.

Jackson (1957) beobachtete redundante oder wiederkehrende Verhaltensmuster in Familien und vertrat die Ansicht, man könne diese Muster so verstehen, als würden sie bestimmten Gesetzmäßigkeiten folgen. Anfangs schien Jackson die Auffassung zu vertreten, dass die Gesetzmäßigkeiten oder Regeln der Grund für die Redundanz der beobachteten Muster sei. Diese Regeln wurden allgemein als »homöostatische Mechanismen« verstanden, die regeln, was zwischen den Mitgliedern der Familie vor sich geht (Jackson 1957). Später verdeutlichte Jackson dies und beschrieb die Regeln als eine Als-ob-Beschreibung vonseiten des Beobachters, deren Zweck es sei, eine Vorstellung davon zu entwickeln, was da vor sich geht.

Da man Familien so betrachten kann, als würden sie sich bestimmten Regeln entsprechend verhalten (Watzlawick, Beavin u. Jackson 1969) und als würden diese Regeln definieren, wie sie eine Situation wahrnehmen, gibt es Möglichkeiten für Verwirrung und Konflikte in Hülle und Fülle. Jenes »Eine verdammte Sache nach der anderen« ist verantwortlich für die alltäglichen Schwierigkeiten (Watzlawick, Weakland u. Fisch 1974), mit denen sich Menschen unentwegt auseinandersetzen müssen. Wenn sie jenen Teil von Lord Peters Rahmen akzeptieren, können die Ereignisse in unregelmäßigen Mustern ihren Lauf nehmen; doch ist diese Regel häufig nicht Bestandteil der Rahmen von Menschen. Die meisten Menschen tendieren dazu, Schwierigkeiten als etwas anzusehen, das »korrigiert werden muss«, und das »Problem« (ebd.) entsteht, wenn der Lösungsversuch fehlschlägt.

Beispielsweise urinieren Kinder manchmal ins Bett, und Männer ejakulieren manchmal vorzeitig, und Frauen haben manchmal keinen Orgasmus. Jedes dieser Phänomene kann man als »eines von diesen verdammten Dingen« bezeichnen. Doch wenn Menschen versuchen, diese »Dinge« zu »lösen«, als ob es sich dabei um Probleme handeln würde, so kann es sein, dass der Lösungsversuch nicht zum Ziel führt (meist ist das so), woraufhin man einen neuen Lösungsversuch unternimmt. Jetzt gibt es *zwei* Probleme: das Ereignis selbst und den fehlgeschlagenen Lösungsversuch. Das Problem ist größer geworden, weil der Lösungsversuch als die einzig logische Möglichkeit einer Lösung erschien. Da er fehlgeschlagen ist, ruft die westliche Logik nach einem weiteren Lösungsversuch, der umfassender angelegt und besser sein muss. Doch das führt gewöhnlich ebenfalls nicht zum Ziel. Der Betroffene ist in die Falle gegangen, »mehr vom gleichen« (ebd.) tun zu wollen – also von etwas, das nicht zum angestrebten Ziel geführt hat.

Umdeutung (Reframing)

Es bestehen gewisse Ähnlichkeiten zwischen den Rahmen von Menschen und den Regeln eines Spiels, die den Zweck erfüllen, die Art des Spiels zu definieren, bestimmte Verhaltensweisen vorzuschreiben und andere auszuschließen. Wenn beispielsweise zwei Canasta-Spieler zum ersten Mal zusammenspielen, nehmen beide wahrscheinlich zunächst an, der Spielpartner kenne die Regeln. Das Spiel nimmt also seinen Lauf. Der eine verliert, der andere gewinnt, was beides zum normalen Verlauf des Spiels gehört. Es gibt jedoch bei den Canasta-Regeln Varianten, die sich in bestimmten Gegenden gebildet haben, ohne dass dies irgendwo offiziell erfasst worden wäre. Wenn sich irgendwann im Verlauf des Spiels einer der Spieler einer solchen lokalen Regel entsprechend verhält und dadurch die allgemein akzeptierten Regeln des Spiels verletzt, können die beiden Spieler das Spiel unterbrechen, über diese Regelverletzung diskutieren, entscheiden, nach welcher Regel sie sich in Zukunft richten wollen, und das Spiel anschließend fortsetzen.

In Beziehungen hingegen hält jeder der Beteiligten den Rahmen, den *er* benutzt (die lokal übliche Sichtweise), für die allgemeingültige Regel des Spiels. Wenn ein anderer dann jenen Rahmen oder jenen Teil des Rahmens verletzt, so kann es passieren, dass der Betreffende als unbedarft oder verrückt angesehen wird oder dass sich die Meinung durchsetzt, dass er ganz einfach unrecht hat. Natürlich glaubt der »Regelverletzer«, mit seinem Verhalten den formellen Regeln des Spiels zu folgen, und außerdem ist er der Ansicht, dass der andere oder die anderen (bestenfalls) im Unrecht sind. Da es jedoch für das »Beziehungsspiel« keine allgemeingültigen Regeln gibt, ist die Voraussetzung dafür gegeben, dass aus einer Schwierigkeit ein Problem entsteht.

Nach Bateson handelt der Patient »nach erfolgreicher Therapie [...] mithilfe einer anderen Menge solcher Regeln« (1981, S. 258), die seinen Rahmen ausmachen. Das Gleiche lässt sich auch über eine erfolgreiche Therapie mit einer Familie sagen: Die Familie verhält sich im Sinne einer anderen Regelmenge oder anderer Regelmengen, aus denen nun ihr Rahmen besteht.

»Familienkurztherapie« lässt sich beschreiben als ein Versuch, Menschen zu helfen, die Rahmen zu verändern, die ihnen Schwierigkeiten bereiten und die ihnen Grund zu klagen geben. Generell ist das

Ziel der Therapie, die Definitionen zu verändern, aus denen sich der Rahmen einer Familie zusammensetzt, und dies auf eine allmähliche Weise zu tun. Dieser Prozess des Veränderns der Rahmen wird als »Umdeutung« *(reframing)* bezeichnet, was bedeutet,

> »den begrifflichen und gefühlsmäßigen Rahmen, in dem eine Sachlage erlebt und beurteilt wird, durch einen anderen zu ersetzen, der den ›Tatsachen‹ der Situation ebenso gut oder sogar besser gerecht wird, und dadurch ihre Gesamtbedeutung (zu verändern)« (Watzlawick, Weakland u. Fisch 1974, S. 118).

Obgleich die »Tatsachen« der Situation nicht verändert werden, beschreibt der Therapeut den Kontext, in dem sie sich befinden, aus einem anderen Blickwinkel, was bedeutet, dass die Intervention (oder die Umdeutung) im positiven Sinne, nicht im negativen, von der Familie benutzt werden kann. Die Auswirkungen der Umdeutung werden durch das Auftauchen einer neuen Gruppe von Überzeugungen (Glaubenssätzen) oder Wahrnehmungen *und* Verhaltensänderungen bestätigt, die man als logische Folge der Veränderung des Blickwinkels beschreiben kann. In den meisten Fällen sind die neuen Rahmen der Familie Kombinationen aus den alten Rahmen und den vom Therapeuten angebotenen neuen Rahmen. Dies führt dazu, dass die Familie die Dinge aus einem anderen Blickwinkel zu sehen vermag. Und sobald die Familienmitglieder »die Dinge anders sehen« können, können sie sich auch anders verhalten.

Im Zentrum der binokularen Theorie der Veränderung steht der Unterschied, der durch die Umdeutung entsteht. Der ursprüngliche Rahmen (A) leitet zusammen mit dem neuen Rahmen (A_1) den Veränderungsprozess ein, weil beide zusammen die Sicht der Familie auf die Situation verändern. Auf diese Weise können sich neue Verhaltensweisen entwickeln, was wiederum die Entstehung neuer subjektiver Erfahrungen ermöglicht.

Die meisten Familien scheinen zu akzeptieren, dass sich ihre Rahmen verändern, wenn die Veränderung allmählich und ohne Schocks vonstattengeht. Es ist so, als könnten sie die Veränderung einer Definition nur akzeptieren, wenn sich jeweils nur ein Wort verändert. Nach einer erfolgreich abgeschlossenen Therapie kann man sagen, dass die Familie neue Regeln und Definitionen akzeptiert hat – neue Rahmen. Das Spektrum akzeptablen Verhaltens kann, falls notwendig, erweitert oder verengt worden sein. Dadurch wird es möglich, mehr Ereignisse als »eines von diesen verdammten Dingen« zu sehen, aus denen das Leben besteht. Die Familie ist in umfassenderem Maße in der Lage, Lord Peters Definition zu akzeptieren.

Man könnte sagen, dass sowohl der Therapeut als auch die Klienten Rahmen benutzen, um mit ihrer Hilfe Situationen zu definieren. Zwei neue Verhaltensweisen halfen dem BFTC, die Therapiesituation »neu zu rahmen« *(to reframe)* oder neu zu definieren: die »Beratungspause« und das »Kompliment«. Beides trug dazu bei, die Wahrnehmung der Therapiesituation so zu verändern, dass es zu einer Veränderung des Therapierahmens kam. Da Rahmen Teil konzeptueller Systeme sind, hatten diese Verhaltensänderungen tiefgreifende Auswirkungen auf das gesamte Modell, das sich aus der Arbeitsweise Milton Ericksons und des MRI entwickelt hatte.

Milton H. Erickson

> »Milton H. Erickson, M. D., wird allgemein als der weltweit führende Praktiker der medizinischen Hypnose anerkannt. Seine Schriften über Hypnose enthalten die maßgebenden Anschauungen über Techniken der Tranceinduktion, der experimentellen Erforschung der Möglichkeiten und Grenzen des Induzierens von Trancezuständen und der Erforschung der Beziehung zwischen Hypnotiseur und Hypnotisiertem« (Haley 1967, p. 1).

Die Familienkurztherapie verdankt Milton Ericksons Therapiemethoden und der Weltsicht, die sie enthalten, sehr viel. Seine Vorgehensweisen beinhalten einen

> »Prozess des Evozierens und Utilisierens des geistigen Prozesses des Patienten auf Arten, die außerhalb des Bereichs seiner gewöhnlichen intentionalen und willentlichen Kontrolle liegen« (Erickson, Rossi u. Rossi 1978).

Erickson bedient sich der Erkenntnisse, über die seine Klienten bereits verfügen, und hilft ihnen, diese Erkenntnisse auf andere Weise anzuwenden. Das heißt, dass Erickson die Weltsicht des Klienten und die Muster, in denen er sich bewegt, akzeptiert und ihm dann hilft, diese Muster auf neuartige Weise zu nutzen. Erickson hütet sich zu Recht davor,

»dem Patienten irgendetwas Neues einzuverleiben. Ihm geht es vielmehr darum, die Fähigkeiten des Patienten kreativ zu nutzen und das, was er bereits hat, zu entwickeln« (ebd.).

Aufgrund dieser Denkweise konnte Erickson eine Vielzahl von Methoden entwickeln, um an der Lösung menschlicher Probleme zu arbeiten, da seine jeweilige Vorgehensweise auf der einzigartigen Weltsicht und den einzigartigen Mustern des betreffenden Patienten aufbaute.

Im einen Extremfall konnte es sein, dass Erickson sehr grob auf einen Mann einredete, der hilflos in einem Rollstuhl saß, und dass er ihn als typischen »gottverdammten Nazi!« bezeichnete, in der Hoffnung, den Betreffenden durch seine Wut oder seinen Stolz zu motivieren. Im anderen Extremfall konnte er überaus sanft und geduldig sein, so wie er es beispielsweise bei Joe war, einem alten Gärtner, wobei er eine Metapher über Tomatenpflanzen benutzte, um Joe auf subtile Weise zu helfen, mit den Schmerzen seiner unheilbaren Krebserkrankung fertigzuwerden (Haley 1978a).

»Der Therapeut, der dem Patienten helfen will, sollte niemals irgend einen Teil des Verhaltens des Patienten gering schätzen, verurteilen oder zurückweisen, nur weil er hinderlich, unvernünftig oder gar irrational ist [...]. Der Therapeut sollte sich nicht darauf beschränken, das, was gut und vernünftig ist, als denkbare Grundlage seines therapeutischen Vorgehens anzusehen. Manchmal – und zwar wesentlich häufiger, als angenommen wird – lässt sich Therapie nur auf fundierter Grundlage aufbauen, indem man dumme, absurde, irrationale und widersprüchliche Manifestationen benutzt« (Haley 1967).

Da Erickson ein riesiges Spektrum menschlicher Muster kannte und akzeptierte, war er in der Lage, seine therapeutischen Konstrukte auf viele unterschiedliche Weisen anzuwenden. Seine Weisheit und Kreativität ließen diese Methoden als exzentrisch und »schrullig« erscheinen. Ericksons Bücher (Erickson u. Rossi 1981; Erickson, Rossi u. Rossi 1978) und seine vielen Schriften (Haley 1967, 1978a) geben detaillierten Aufschluss über die Vielfalt seiner Methoden, ohne dass er eine umfassende Theorie oder ein Therapiemodell entwickelt hätte.

Ericksons Methoden sind so einzigartig und bewegen sich so sehr außerhalb der üblichen psychotherapeutischen und hypnotherapeutischen Praxis, dass jede von ihnen einem Geniestreich ähnelt, der schon für sich genommen weit über die Fähigkeiten der meisten anderen Therapeuten hinausgeht. Haley (1967) schreibt:

> »Diese große Vielfalt macht es schwierig, seine [Ericksons] therapeutische Methode in einer allgemeinen Theorie der Therapie zu erfassen. Natürlich orientierte er sich an bestimmten Grundprinzipien: Man kann eine ericksonsche therapeutische Vorgehensweise ebenso leicht erkennen wie ein Gemälde von Picasso« (Haley 1967).

Erickson selbst hat gesagt: »Ich weiß, was ich tue, aber zu erklären, wie ich es mache, ist viel zu schwer für mich« (Bandler a. Grinder 1996). Die Zahl der bereits existierenden Erklärungen scheint der großen Vielfalt von Ericksons Methoden zu entsprechen, und vielleicht sind sie alle zutreffend, wenn man sie als Ganzes sieht.

Die folgenden Prinzipien hat man schon vor Jahren in Ericksons Arbeit nachgewiesen:

> »1. Begegne dem Patienten da, wo er sich befindet, und stelle Rapport zu ihm her.
> 2. Modifiziere die Produktionen des Patienten, und übernimm die Kontrolle.
> 3. Benutze die Kontrolle, sobald du sie hast, um die Situation so zu strukturieren, dass Veränderung, wenn sie eintritt, auf eine wünschenswerte Weise eintritt und auf eine Weise, die den Wünschen und inneren Antrieben des Patienten entspricht« (Beahrs 1977, p. 59).

Beispielsweise kam einmal ein Mann zur Hypnosebehandlung zu Erickson. Der Klient ging unruhig im Raum umher, anscheinend nicht willens und nicht in der Lage, sich hinzusetzen. Erickson fragte ihn:

> »›Sind Sie bereit, mit mir zusammenzuarbeiten, indem Sie weiterhin durch das Zimmer gehen, genauso wie Sie es jetzt im Augenblick tun?‹ Die verblüffte Antwort lautete: ›Bereit? Guter Gott, Mann! Ich *muss* es tun, wenn ich hier in der Praxis bleiben will‹« (Haley 1967; Hervorh. im Orig.).

Erickson begegnete dem Patienten da, wo er war, und stellte auf diese Weise Rapport zu ihm her. So gelang es ihm, die Basis für die Therapie zu schaffen, indem er das ruhelose Gehen des Patienten zumindest teilweise benutzte, da das Umhergehen nun antwortenden *(responsive)* Charakter hatte, statt wie zuvor hemmend *(obstructive)* zu sein. Das Muster des Mannes umfasste (in jenem Augenblick) das Umhergehen, und Erickson kooperierte mit der Verhaltensweise des Mannes, indem er ihn aufforderte, weiter umherzugehen. Als der Mann darauf reagierte, indem er weiter umherging, war Erickson in der Lage, das Verhalten des Klienten zu modifizieren, indem er ihm sagte, wo in seinem Büro er umhergehen sollte; damit erlangte er die Kontrolle über jenes Verhalten. Diese Utilisationstechnik

> »wird den vom Patienten vorgetragenen Bedürfnissen gerecht, und sie benutzt genau das Verhalten, das den Patienten dominiert, als signifikanten Bestandteil der Induktionsprozedur« (ebd.).

Das Modell der Familienkurztherapie hat sich zum Ziel gesetzt, die Prinzipien hinter Ericksons Methoden so deutlich zu machen, dass auch andere Therapeuten, die nicht mit seiner außergewöhnlicher Begabung gesegnet sind, sich ihrer bedienen können. Das Modell erweitert diese Prinzipien so, dass sie sich vom Bereich der Hypnotherapie auf den Bereich der Familientherapie übertragen lassen. Das Modell ist so prägnant, dass andere Therapeuten es auf effektive Weise benutzen können. Deshalb stimmen wir Mara Selvini Palazzoli zu, wenn sie schreibt, dass es unbegründet ist,

> »gewisse Erfolge [...] bestimmten charismatischen Gaben eines bestimmten Therapeuten zuzuschreiben [...]. Wenn die therapeutischen Interventionen in Ordnung sind, benötigt man keine besonderen Charismen« (Selvini Palazzoli, Boscolo, Cecchin u. Prata 1977, S. 21).

Obgleich Ericksons charismatische Größe im Hintergrund steht, sind seine Methoden auch ohne jenes Charisma wirksam. Durch die Bemühungen des BFTC, Ericksons Methoden und Vorgehensweisen anzuwenden, hat sich unsere Methode entwickelt, und die binokulare Theorie der Veränderung hat jenem Bemühen sehr viel zu verdanken.

Das Mental Research Institute

Die Gruppe für Kurztherapie am MRI (Watzlawick, Weakland u. Fisch 1974; Weakland, Fisch, Watzlawick a. Bodin 1974) verdankt ebenfalls einen Teil ihrer Wurzeln Milton Erickson. Diese Gruppe hat eine therapeutische Vorgehensweise entwickelt, die die Probleme des Klienten als Aspekte der laufenden Interaktion ansieht. Das von dieser Gruppe erarbeitete Modell basiert auf ihrer früheren Arbeitsweise (Bateson, Jackson, Haley a. Weakland 1956; Watzlawick, Beavin u. Jackson 1969), bei welcher die Familie und die Therapie aus der Perspektive des russellschen Paradoxons betrachtet wurden. Sie beschreiben

> »gestörte, abweichende und problematische Verhaltensweisen bei einem Individuum (sowie Verhalten im Allgemeinen) als essenziell gesellschaftliches Phänomen, das als Aspekt eines Systems auftritt, eine Dysfunktion innerhalb jenes Systems spiegelt und am besten mittels einer adäquaten Modifikation jenes Systems behandelt wird« (Weakland, Fisch, Watzlawick a. Bodin 1974, p. 145).

Die Sichtweise dieser Gruppe ist ausgesprochen »pragmatisch«, und sie konzentriert sich auf das praktische Vorgehen bei der Lösung menschlicher Probleme, das so ökonomisch und einfach wie möglich sein soll.

Dieser Perspektive entsprechend, ist die Gruppe sehr zielorientiert, und sie schätzt Werkzeuge und Techniken aufgrund ihrer Nützlichkeit beim Erreichen von Zielen. Viele dieser Techniken sowie auch die ihnen zugrunde liegenden Prinzipien entstammen der Arbeit Milton Ericksons, obgleich ihr

> »Verständnis von Problemen und ihre Behandlung zumindest allgemeiner und deutlicher zu sein scheinen als die Ericksons, und wahrscheinlich unterscheiden sie sich auch in verschiedenen spezifischen Aspekten von den seinen« (Weakland, Fisch, Watzlawick a. Bodin 1974, p. 146).

Das hervorstechende Charakteristikum der Arbeit dieser Gruppe ist ihre Hervorhebung der Problementstehung *(problem formation)* und der Problemlösung. Verallgemeinernd ausgedrückt, beschreibt die Sichtweise dieser Gruppe Probleme als Ergebnis falschen Umgangs mit alltäglichen Ereignissen, das dann gerade durch die Bemühungen der Betroffenen, die problematische Situation zu lösen, perpetuiert wird.

> »Betrachten wir beispielsweise ein verbreitetes Muster zwischen einem depressiven Patienten und seiner Familie. Je intensiver die übrigen Familienmitglieder versuchen, den Depressiven aufzuheitern und ihn

> dazu zu bringen, die positiven Seiten des Lebens zu sehen, umso ausgeprägter wird wahrscheinlich sein depressiver Zustand: ›Sie können mich nicht einmal verstehen.‹ Die Aktivität, die eigentlich das Verhalten der anderen Partei mildern sollte, verstärkt dieses; die ›Heilung‹ ist schlimmer als die ursprüngliche Krankheit (ebd., p. 149).

Kurztherapie zielt somit darauf, dieses Muster zu durchbrechen, es durch ein neues Verhaltensmuster zu ersetzen. Beispielsweise kann es sein, dass die MRI-Gruppe der Familie des Depressiven hilft, die Situation weiter zu verschlimmern, indem sie seine Familie dazu bringt, ihn nicht mehr »aufzuheitern« (Spencer-Brown 1997). Dieses »Unterbinden der Heilung« wiederum kann dem Depressiven helfen, weniger deprimiert zu sein oder die Depression sogar völlig aufzulösen.

> »Wir vertreten generell die Auffassung, dass Veränderung am leichtesten bewirkt werden kann, wenn das Ziel der Veränderung klein genug und klar genug formuliert ist. Sobald der Patient eine kleine, aber eindeutige Veränderung im Bereich des scheinbar monolithischen Problems erlebt hat, das für ihn so real ist, wird diese Erfahrung weitere, selbst induzierte Veränderungen in diesem und häufig auch in anderen Bereichen seines Lebens nach sich ziehen« (Weakland, Fisch, Watzlawick a. Bodin 1974, p. 150).

Die besondere Stärke des MRI-Modells, sein pragmatischer und zielorientierter Charakter, ist gleichzeitig seine Hauptschwäche. Nirgendwo (Coyne a. Segel 1980; Watzlawick, Weakland u. Fisch 1974; Watzlawick a. Coyne 1980; Weakland, Fisch, Watzlawick a. Bodin 1974) beschäftigt sich diese Gruppe ausdrücklich mit der Anwendung der Kurztherapie bei Menschen, die einander ausschließende Ziele haben, oder mit solchen, die vage Ziele haben, die sie nicht artikulieren können. Aufgrund dieser Begrenzung im Anwendungsbereich des Kurztherapiemodells der MRI-Gruppe versuchte de Shazer, das Modell so zu erweitern, dass auch einander ausschließende Ziele einbezogen wurden (de Shazer 1975a). Obgleich diese Erweiterung des Anwendungsbereichs des MRI-Modells ursprünglich nichts weiter als das leisten sollte, wird in den nachfolgenden Kapiteln das neue Familienkurztherapiemodell erläutert, das sich aus dieser anfänglichen Bemühung entwickelte.

Die Mailänder Gruppe

Aus den gleichen Wurzeln (Bateson, Jackson, Haley a. Weakland 1956; Watzlawick, Beavin u. Jackson 1969) entwickelte sich in Mailand ein anderes Modell der Kurztherapie (Selvini Palazzoli 1989; Selvini-Palazzoli, Boscolo, Cecchin u. Prata 1977). Obgleich es von den Kurztherapeuten vom MRI beeinflusst war (insbesondere durch die alljährlichen Besuche Watzlawicks), basiert die Arbeit dieser Gruppe hauptsächlich auf Watzlawicks früherer Arbeit (Watzlawick, Beavin u. Jackson 1969) und auf Haleys Modell der schizophrenen Familie (Haley 1959).

> »Der wichtigste Aspekt dieses Werks besteht für uns darin, dass es die adäquaten Instrumente zur Analyse der Kommunikation anbietet: die Auffassung des Kontextes als Matrix der Bedeutungen; die Koexistenz zweier menschlicher Ausdrucksweisen, der analogen und der digitalen; den Begriff der Interpunktion innerhalb der Interaktion; die Auffassung von der Notwendigkeit der Definition einer Beziehung auf den verschiedenen verbalen und nonverbalen Ebenen, in denen diese Definition Anwendung finden kann; den Begriff der symmetrischen und der komplementären Position innerhalb einer Beziehung; die fundamentalen Begriffe des symptomatischen und des therapeutischen Paradoxons« (Selvini Palazzoli, Boscolo, Cecchin u. Prata 1977, S. 17).

Ein wichtiger Beitrag dieser Gruppe ist der Begriff der »positiven Konnotation« (Selvini Palazzoli, Boscolo, Cecchin u. Prata 1977), der sich aus dem Bedürfnis des Therapeuten heraus entwickelte, es zu vermeiden, sich selbst zu widersprechen, falls er sich später in der Sitzung dafür entscheiden sollte, ein Gegenparadox zu benutzen und ein Symptom zu verschreiben. Doch ist das positive Konnotieren (Miteinbeziehen) des Symptoms des Patienten nicht systemisch, und die Mailänder Gruppe bemüht sich sehr darum, konsequent systemisch zu sein. Deshalb konnotiert die Gruppe nicht nur das Symptom positiv, sondern auch die Muster, die jenes Symptom umgeben.

> »Mit anderen Worten: Wenn wir die ›symptomatischen‹ Verhaltensweisen als ›positiv‹, d. h. als gut bezeichnen, insofern sie durch die homöostatische Tendenz motiviert sind, *ist das, was wir positiv bewerten, ja eben die homöostatische Tendenz des Systems* und nicht die der einzelnen Personen« (ebd., S. 62; Hervorh. im Orig.).

Die Mailänder Gruppe ist sich auch sehr der Schwierigkeit bewusst, systemisch oder zirkulär zu denken, was darauf beruht, dass die westlichen Sprachen linearen Charakter haben.

> »Da der Gedanke sich durch die Sprache formt, erleben wir die Realität entsprechend dem sprachlichen Modell, das auf diese Weise für uns mit der Realität zusammenfällt« (ebd., S. 56).

Dem Therapeuten, der sich aus dieser Falle befreien will, empfiehlt die Gruppe, an die Stelle des Verbs »sein« das Verb »scheinen« zu setzen. Weiterhin empfiehlt sie, an die Stelle des Verbs »scheinen« das Verb »zeigen« zu setzen. Nach Ansicht der Mailänder Gruppe lässt diese Modifikation der Beschreibung die spielähnlichen Ereignisse klar hervortreten. Deshalb beschreibt sie die Therapie als einem Schachspiel ähnlich, bei dem wenig oder gar nichts über die gegnerischen Spieler bekannt ist, außer, *wie* sie spielen. Dies geht klar aus dem Titel eines Buches der Mailänder Gruppe hervor: *Paradoxon und Gegenparadoxon* (1977). Dieser Titel zeigt, dass der Gruppe klar ist, dass eine Gegendoppelbindung nur nützlich ist in einer Situation (oder in einem Spiel), in der (oder in dem) eine Doppelbindung existiert.

Da die Theorie der Veränderung der Mailänder Gruppe auf dem Konzept der Homöostase basiert, kreiert sie epistemologisch falsche »imaginäre Gegensätze«, was dazu führt, dass die Therapie als Wettbewerb oder als »Spiel« verstanden wird. Das heißt, die Situation wird als »Gegenparadoxon kontra Paradoxon« gesehen. Dies ist äußerst merkwürdig, da die Mailänder ebenso wie die Gruppe am BFTC innerhalb der Sitzung eine Pause vorsehen, die das Therapeutenteam dazu benutzt, Interventionen zu entwickeln. Ihre Interventionen werden generell als von der gesamten Gruppe kommend formuliert, um die Macht des Therapeuten im Spiel gegen die Macht des homöostatischen Widerstands des Familiensystems gegen Veränderung zu stärken. Obgleich die Mailänder Gruppe sich so verhält, als habe sie die Barriere des Einwegspiegels durchbrochen, sieht sie die Familie doch weiterhin als »da draußen« und als Untersuchungsgegenstand für separate Beobachter.

3 Verfahrensweisen

> »Ich könnte das nie tun. Die Methode scheint zwar zu funktionieren, aber irgendwie erinnert das Ganze an Magie. Selbst wenn ich mir die Intervention ausdenken könnte, könnte ich meine Klienten niemals dazu bringen, die Aufgaben auszuführen.«

Bemerkungen wie diese hört jeder Kurztherapeut, strategische Therapeut oder Familienkurztherapeut, wenn er seine Methode Kollegen erklärt und demonstriert, die selbst mit traditionelleren Methoden arbeiten. Die am BFTC benutzten Verfahrensweisen wurden zumindest teilweise als eine Lehrmethode entwickelt, die als Reaktion auf Bemerkungen wie die oben zitierten entstand. Solange der Therapeut das Konzept des Widerstands und die Voraussetzungen der aristotelischen Logik benutzt, ist es schwierig, die Entwicklung von Interventionen zu erklären. Ökosystemische Voraussetzungen und die binokulare Theorie der Veränderung erleichtern es, Interventionen zu entwickeln und die hierzu notwendigen Fertigkeiten zu lehren.

Ein weiterer wichtiger Aspekt der Verfahrensweisen ist, dass das BFTC sehr stark an der Übereinstimmung von Theorie und Praxis interessiert ist. Deshalb werden die Interventionen sehr sorgfältig geplant, und ihre Auswirkungen auf das Familiensystem von Sitzung zu Sitzung werden von dem Teil des Teams, der hinter dem Einwegspiegel sitzt, registriert und untersucht. Das Team versucht, die Reaktion der Familie auf eine Intervention von einer Sitzung zur nächsten vorauszusagen.

Die Beschreibung und Nutzung der familienspezifischen Art zu kooperieren sind weitere Aspekte unserer fortlaufenden Studien und der experimentellen Herangehensweise des BFTC. Wenn der Leiter der Sitzung der Familie nach der Beratungspause das Kompliment überbringt (und bevor er der Familie einen »Hinweis« *[clue]* gibt, wie sie ihr Rätsel lösen könnte), registriert das Team genau, welche Reaktionen die Familie auf die Aussagen des Teams zeigt. Diese Reaktionen zeigen dem Team an, wie erfolgreich es in seinem Bemühen war, die Muster der Familie auf isomorphe Weise zu beschreiben. Außerdem kann das Team anhand der Reaktionen der Familie auf das Kompliment voraussagen, wie die Familie auf den Hinweis *(clue)* reagieren wird, der gewöhnlich in Form einer Aufgabe erfolgt. Aus der Reaktion der Familie auf beide Elemente der therapeutischen Botschaft sagt das Team die Art der Reaktion auf den Hinweis voraus, über die die Familie in der folgenden Sitzung berichten wird.

Am BFTC wird die Therapiesitzung in sechs Abschnitte unterteilt, dies sind: (1) Planung vor der Sitzung, (2) Präludium, (3) Sammeln von Informationen, (4) Beratungspause – die Intervention wird entwickelt –, (5) Überbringen der Botschaft – Intervenieren –, und (6) Auswertung der gewonnenen Informationen *(study effort)*. Die Sitzung dauert ungefähr eine Stunde, wobei die Beratungspause nach 40 Minuten beginnt. Die gleiche Einteilung wird in allen Sitzungen wiederholt, sie kann aber auch bei Bedarf in späteren Sitzungen modifiziert werden. Die Aktivitäten werden im weiteren Verlauf dieses Buchs sowohl aus der Sicht des Leiters der Sitzung als auch aus der des restlichen Teams hinter dem Einwegspiegel beschrieben. Die Beschreibung der Vorgänge hinter dem Spiegel ist grau hinterlegt.

Die Methoden, die das Team hinter dem Spiegel benutzt, dienen dazu, die gleichberechtigt nebeneinanderstehenden Konzepte des Isomorphismus und des Kooperierens zu operationalisieren. Aufgabe des Teams ist nicht, eine lineare Beschreibung des Familiensystems oder der therapeutischen Interaktion zu entwickeln, sondern die Muster zu beschreiben, die die Familie beschreibt und zeigt. Aufgrund der Begrenztheit der englischen (wie der deutschen) Sprache müssen die Beschreibungen zirkulärer Informationen und die Methoden, die dazu dienen, diese Informationen zu sammeln, in sequenzieller Form dargestellt werden. Die Ergebnisse hingegen sind eher zirkulär, auch wenn sie aufgrund der Art der Abbildung linear erscheinen mögen. Natürlich »ist die Landkarte nicht das abgebildete Gebiet«, weshalb alle Beschreibungen nur Annäherungen sein können.

Die Planung vor der Sitzung

Vor der ersten Sitzung vergleicht das Team Aufzeichnungen über andere Fälle, mit denen es sich zuvor beschäftigt hat, die einige ähnliche Elemente enthalten wie die Situation, die das Familienmitglied, das den Termin vereinbart hat, beschrieben hat. Wenn es beispielsweise in der Familie einen Bettnässer gibt, spricht das Team vor der ersten Sitzung über früher aufgezeichnete Interaktionsmuster, die mit dieser Beschwerde in Zusammenhang stehen, sowie auch über früher aufgezeichnete Interventionsmuster, die sich zumindest in einigen ähnlichen Situationen als wirksam erwiesen haben. Das Team entwickelt einen vorläufigen Leitfaden für den Leiter der Sitzung, der ihm gewisse Informationen liefert, die sich bei anderen Familien, in denen es einen Bettnässer gab, als zweckdienlich erwiesen haben. Dies geschieht auf skizzenhafte Weise, denn die Bemühungen des Leiters, bedeutsame Informationen von der speziellen Familie zu sammeln, sollen nicht negativ beeinflusst werden.

(Im Allgemeinen gehören dem Team Therapeuten mit unterschiedlich großer Erfahrung an. Es können erfahrene Familienkurztherapeuten dazugehören, erfahrene Familientherapeuten, Therapeuten, die nach anderen Modellen ausgebildet sind, fortgeschrittene Trainees und Studenten mit einem akademischen Grad. Die manchmal recht große Zahl der Teammitglieder und ihre unterschiedlichen Voraussetzungen tragen dazu bei, dass das Team es nicht zulässt, dass der Leiter der Sitzung sich darauf versteift, aus einem zu rigide festgelegten Blickwinkel Informationen zu sammeln. Das heißt, dass die unterschiedlichen Voraussetzungen der Teammitglieder dazu beitragen, dass das Team nicht durch einen temporären Leitfaden blockiert wird, der sich möglicherweise als nicht nützlich erweist. Bei Anwesenheit von mehr als einem systemisch oder ökosystemisch orientierten Teammitglied hinter dem Spiegel erhält das Team häufig unterschiedliche Kartierungen – Beschreibungen – des Familiensystems und des Therapiesystems. Dadurch wird die Fähigkeit des Teams, eine isomorphe Karte zu erstellen, erweitert.)

Das Präludium

(Ein Präludium ist im musikalischen Sinne der einleitende Teil einer Komposition, der als Einführung dient. Es handelt sich dabei um einen Abschnitt oder Satz, in dem die Themen der Komposition vorgestellt werden und der ein integraler Bestandteil der Komposition ist.)

Während dieser Phase der Sitzung, die gewöhnlich ungefähr zehn Minuten dauert, vermeidet der Leiter (wenn möglich) jede Diskussion über die Beschwerden, derentwegen die Familie zur Therapie erschienen ist. Stattdessen konzentriert er sich auf den sozialen Kontext der

Familie. Seine Fragen kreisen darum, wo die Familie lebt, wie das soziale Klima am Wohnort ist, welche Religion die Familie praktiziert, welcher Art von Arbeit die einzelnen Familienmitglieder nachgehen und welche Schulen die Kinder besuchen. Alle Lebensbereiche werden skizzenhaft erforscht, sofern sie nicht mit den Beschwerden in Zusammenhang zu stehen scheinen. Generell sammelt der Leiter die Informationen auf eine beiläufige Weise und kreiert eine gesellige Atmosphäre beiläufigen Plauderns. Er versucht, eine nicht bedrohliche, von Hilfsbereitschaft geprägte Beziehung zur gesamten Familie aufzubauen und etwas darüber herauszufinden, wie die Familie die Welt sieht.

Hinter dem Spiegel beobachtet das Team die Muster, die die Familie zeigt. Werden die Familienmitglieder dem Plan des Leiters folgen und über die nicht problematischen Bereiche reden, oder werden sie sofort zur Sache kommen und über ihre Beschwerden reden? Das Team registriert beispielsweise, wer am meisten spricht und mit wem, ob eine Person für eine andere das Wort ergreift, wer in der Familie am schweigsamsten ist sowie die Lieblingsausdrücke, die die einzelnen Familienmitglieder benutzen, um etwas zu beschreiben, das kein Problem ist. Es ist wichtig, dass das Team sprachliche Eigenheiten (Vokabular) und den beruflichen Hintergrund der einzelnen Familienmitglieder registriert, da diese teilweise darauf hinweisen können, wie die Familie die Welt sieht, was es dem Team ermöglicht, Beschreibungen zu entwickeln, die in stärkerem Maße isomorph sind. (Es ist eine Sache, einen Bettnässer in der Familie zu haben, wenn der Vater als Schichtarbeiter in einer Fabrik arbeitet, eine andere, wenn der Vater Minister ist, und noch eine andere, wenn es in der Familie keinen Vater gibt.)

In geringerem Maß notiert das Team die Prädikate, die die einzelnen Familienmitglieder benutzen: (1) visuell, auditiv, kinästhetisch und (2) kognitiv. Dies scheint weniger wichtig zu sein als die speziellen Ausdrucksweisen, die sie benutzen, doch es kann nützliche Informationen liefern, wenn das Team merkt, dass der Leiter der Sitzung Schwierigkeiten hat, mit einem bestimmten Familienmitglied zu sprechen. Das Sammeln spezieller Ausdrucksweisen und der Lieblingswörter der einzelnen Familienmitglieder erweitert die Fähigkeit des Teams, mit einer Familie zu kommunizieren, und hilft ihm, isomorphe Interventionen zu entwickeln. Doch scheint beides nur eine sekundäre Rolle bei den Bemühungen des Teams zu spielen, seine Ausdrucksweise auf die Weltsicht der Familie und ihre Muster abzustimmen.

Manche Familien und manche Einzelklienten bedienen sich anderer Lieblingsausdrücke und Prädikate, wenn sie über ein Problem sprechen (d. h., sie benutzen andere Wörter, um andere Aspekte ihrer Gesamtsituation zu beschreiben). Wenn dies der Fall ist, nimmt das Team dies zur Kenntnis und benutzt die Nicht-Problem-Wörter (die während des Präludiums registriert wurden) für die Entwicklung und Überbringung der therapeutischen Botschaft. Dies geschieht zu dem Zweck, der Familie zu helfen, die »Nachricht von einem Unterschied« zu empfangen und so die Veränderung zu fördern.

Sammeln von Informationen

Nach ungefähr zehn Minuten geht der Leiter der Sitzung vom Präludium zum Hauptteil der Sitzung über (der etwa 30 bis 35 Minuten dauert), indem er die Familie fragt: »Nun, bei welchem Problem können *wir* Ihnen denn helfen?« Diese Art von Fragen wird gewöhnlich der gesamten Familie gestellt, nicht einzelnen Mitgliedern. Die *Antwort* ist manchmal ein Indikator dafür, wem in der Familie das Problem die meisten Sorgen macht. Manchmal gibt die Diskussion darüber, *wer* antworten soll, dem Team Aufschluss darüber, wie in der betreffenden Familie Entscheidungen getroffen werden und wie die Beziehungen zwischen den einzelnen Familienmitgliedern beschaffen sind.

Sobald irgendjemand auf die Frage geantwortet hat, versucht der Leiter der Sitzung, die Ansichten der übrigen Familienmitglieder zu diesem Thema zu ergründen. Da jeder die Situation anders wahrnimmt, sammelt der Leiter diese Informationen, um dem Team bei der Planung der Intervention zu helfen.

Während der gesamten Sitzung ist die Haltung des Leiters so wenig kritisch wie möglich, was allerdings nicht bedeutet, dass er inaktiv sein muss. Alles, was die Familie sagt und tut, wird von ihm *in Anbetracht der Situation* als völlig normal und natürlich akzeptiert.

Generell versucht der Leiter, durch seine Kommentare die Beschreibungen der einzelnen Mitglieder möglichst klar zu formulieren. Er ist bemüht, der Familie dabei zu helfen, ihre Situation so genau wie möglich zu beschreiben.

Besondere Sorgfalt verwendet er darauf herauszufinden, was die Familie unternommen hat, um das Rätsel zu lösen, dessentwegen sie zur Therapie gekommen ist. (Haben die Versuche der Familie, mit dem Problem fertigzuwerden, zu einer Verschlimmerung geführt?) Beispielsweise könnte eine Familie mit einem Bettnässer diesen die gesamte schulmedizinische Behandlung für solche Fälle durchlaufen lassen, ohne auf die Idee zu kommen, dass ihr Kind ein »Problemkind« ist. Oder die Familie empfindet Bettnässen als »unartig« und bestraft das Kind. Manche Familien gehen mit dem Kind zur Kirche und beten für es; andere betrachten »Bettnässen« als völlig normal, doch der Arzt, der Pastor oder die Lehrer in der Schule machen sich wegen der Situation Sorgen. Es ist wichtig, diese verschiedenen Variationen über das Thema Bettnässen voneinander zu unterscheiden. Jede dieser Situationen in verschiedenen Familien weist wahrscheinlich sehr unterschiedliche Muster auf, und auch die Art der Familie zu kooperieren wird in all diesen Fällen unterschiedlich sein.

Indem der Leiter die Bemühungen der Familie, mit dem Problem zurechtzukommen, würdigt, festigt er natürlich seine Beziehung zu ihr. Außerdem findet er auf diese Weise heraus, wie die Familienmitglieder mit anderen Menschen und untereinander kooperieren. Indem er sich jeglicher Kritik enthält, lässt er dem Team außerdem alle Optionen offen, der Familie hinsichtlich ihrer Bemühungen Komplimente zu machen.

Die Familienmitglieder dazu zu bringen, miteinander und übereinander zu sprechen, unterstützt die Bemühungen des Teams, Informationen über existierende Muster zu sammeln. Ein indirektes Vorgehen ist wesentlich wirksamer als die direkte Aufforderung an die Familienmitglieder, »miteinander über die Sache zu reden«. Wenn es beispielsweise darum geht, wann das Mädchen sich dessen bewusst ist, dass es am Daumen lutscht, und was die Mutter unternimmt, um dieses Verhalten zu unterbinden, kann der Leiter eine dritte Person bitten, ihre Beobachtungen dessen zu schildern, was im Umkreis dieser Interaktion zwischen Mutter und Tochter vor sich geht. Beispielsweise könnte der Vater gebeten werden zu schildern, was geschieht, wenn die Mutter die Tochter beim Daumenlutschen erwischt. Dann kann die Mutter gefragt werden, was geschieht, wenn der Vater das Mädchen erwischt, und das Mädchen kann gefragt werden, was dann zwischen Mutter und Vater geschieht. Es scheint Menschen generell wesentlich leichter zu fallen, Interaktionen zwischen zwei anderen Menschen zu beschreiben als Interaktionen, in denen sie selbst eine aktive Rolle spielen. Wenn noch eine vierte Person zugegen ist, beispielsweise ein Bruder, können noch mehr Beobachtungsinformationen gesammelt werden, wenn dieser beschreibt, was zwischen den drei übrigen Familienmitgliedern vor sich geht. Manchmal stimmen die verschiedenen Sichtweisen überein, in anderen Fällen nicht. In jedem Fall liefern diese Beschreibungen dem Team Informationen darüber, wie die Familienmitglieder einander wahrnehmen. Da Menschen einander gerne zu korrigieren scheinen, löst diese »interaktionsbezogene Interviewmethode« häufig eine lebhafte Diskussion zwischen den Familienmitgliedern aus, die für die Aufgabenstellung relevant ist. Das heißt, in Reaktion auf die oben beschriebenen Fragen gibt die Familie dem Team Informationen über ihre »Rahmen« und über Verhaltenssequenzen.

In manchen Situationen beschreiben die Familienmitglieder einen ganzen Komplex von Problemen, die in einer Beziehung zueinander zu stehen scheinen; in anderen Fällen beschreiben sie Probleme, die scheinbar nichts miteinander zu tun haben. Aufgabe des Leiters ist es, ihnen zu helfen, sich auf ein bestimmtes Problem zu konzentrieren, an dem sie zuerst arbeiten wollen. Doch ist es nicht in allen Fällen möglich, einen solchen Zustand der Konzentration zu erreichen. Häufig liegt den unterschiedlichen Beschwerden das gleiche Muster (oder Metamuster) zugrunde, weshalb die Wahl des Fokus keine Rolle spielt, da die Intervention auf dieser Metaebene geplant werden kann.

Der Leiter wird versuchen, der Familie zu helfen, ein Ziel (oder mehrere Ziele) für die Therapie zu setzen. Indem ein Bezug zwischen *einem* Ziel und *einem* Problem hergestellt wird, wird es möglich, Aufgaben speziell für diesen Zusammenhang zu formulieren.[9] Gewöhnlich stellt der Leiter der Sitzung der Familie (nicht ihren einzelnen Mitgliedern) eine Frage der folgenden Art: »Was wollen Sie

9 Man muss bedenken, dass Familien im Allgemeinen sehr stark der aristotelischen Logik verhaftet sind. Deshalb beschäftigt sich der Leiter der Sitzung mit Sequenzen, erweckt aber der Familie gegenüber den Anschein, »als ob« einfache Ursache-Wirkungs-Regeln gültig wären. Familien sind nicht an den Feinheiten des zirkulären Denkens interessiert, ganz gleich, wie epistemologisch korrekt dieses sein mag.

durch unsere Arbeit hier mit uns erreichen?« Auch hierbei wird er wahrscheinlich wieder betonen, dass unterschiedliche Meinungen zu diesem Thema unvermeidlich sind, doch wird er auch versuchen, der Familie zu helfen, sich möglichst intensiv auf das Ziel zu konzentrieren. Er hilft der Familie, sich auf das Ziel zu fokussieren, indem er die Antworten möglichst klar nachformuliert und indem er sich bemüht, das Ziel so genau und verhaltensorientiert wie möglich zu beschreiben. Er wird diesen Versuch jedoch nicht allzu hartnäckig verfolgen, wenn es der Familie nicht gelingt, sich zu fokussieren, und er wird auch seine nicht kritisierende Haltung nicht aufgeben.

Das Fokussieren ist sehr wichtig, denn solange die Ziele der Familie entweder zu umfassend sind oder zu weit in der Zukunft liegen, haben weder die Familie noch das Team eine effektive Möglichkeit festzustellen, ob die Therapie ihren Zweck erfüllt. Deshalb fragt der Leiter die Familie im Zusammenhang mit dem Fokussierungsprozess: »Was würde Sie davon überzeugen, dass ein signifikanter Fortschritt in Richtung des Zieles gemacht worden ist?« Oder: »Was müsste mindestens passieren, damit Sie sicher sein könnten, dass die Lösung des Problems näher rückt?«

Die interaktionsbezogene Interviewmethode kann auch nützlich sein bei dem Versuch, Zeichen für Fortschritt zu definieren oder Ziele zu setzen. Beispielsweise kann der Leiter der Sitzung jedem Familienmitglied Fragen der folgenden Art stellen: »Frau H., was glauben Sie, wodurch sich Herr H. davon überzeugen ließe, dass die Lösung des Problems näher rückt?« Anschließend kann er Herrn H. die gleiche Frage im Hinblick auf Frau H. stellen. Die Antworten auf solche Fragen liefern dem Team Informationen darüber, wie die einzelnen Familienmitglieder einander wahrnehmen. Informationen dieser Art sind eine wichtige Voraussetzung für die Umdeutung, die das Team vorzunehmen gedenkt.

Gewöhnlich versucht der Leiter sehr aktiv, der Familie zu helfen, dieses »Zeichen« für Fortschritt in konkreter Form zu definieren. Nehmen wir beispielsweise an, die Familie möchte, dass ihre Tochter mit dem Daumenlutschen aufhört. Auf den ersten Blick wirkt dies wie ein vernünftiges, konkretes Ziel. Doch ist niemals mit Sicherheit festzustellen, ob dieses Ziel tatsächlich erreicht wurde. Deshalb sind sowohl für die Familie als auch für das Team Zeichen für einen Fortschritt notwendig, denn nur durch sie lässt sich feststellen, ob die beiderseitigen Bemühungen ihren Zweck erfüllt haben. Es ist leichter zu messen, wann etwas beginnt, als mit Sicherheit festzustellen, ob etwas aufgehört hat, weil das betreffende Verhalten – selbst nach einer lange Pause – erneut einsetzen kann. Oft entscheiden sich Familien dafür, Nichtauftreten des problematischen Verhaltens über eine bestimmte Zeitspanne als Zeichen dafür anzusehen, dass die Lösung des Problems näher rückt – also: soundso viele Tage ohne Daumenlutschen.

Die Ziele der Klienten lassen sich grob entlang einem Kontinuum darstellen, das von vage bis spezifisch reicht. Der Leiter der Sitzung hilft der Familie, sich über die Art des Ziels klar zu werden. Dadurch erhält das Team die Möglichkeit, das Ziel als den Beginn von etwas zu formulieren, auch wenn die Familie selbst hierzu nicht in der Lage ist. Doch gelingt es nicht immer, extrem vagen und verwirrten Familien zu helfen, sich spezifischer auszudrücken. Bei sehr vagen und stark verwirrten Familien versucht der Leiter, definitive Anzeichen für Fortschritt zu formulieren, die auch dann nützlich sein können, wenn kein Ziel definiert wird.

Wenn die Beschwerden der Familie sehr unbestimmt sind, sind die Ziele vermutlich ähnlich vage, und auch jedes Anzeichen für Fortschritt, das die Familie benennen kann, ist dann vermutlich ebenso vage. Manchmal bleibt dem Leiter der Sitzung nichts anderes übrig, als einfach zu akzeptieren, dass diese Unbestimmtheit ein Bestandteil der Bemühungen der Familie zu kooperieren ist. Der Leiter kann seine Versuche, ein Ziel zu definieren, in späteren Sitzungen wiederholen, da die Familie das Bedürfnis hat zu erfahren, ob die Therapie von Nutzen war. Natürlich ist diese Unbestimmtheit für das Team ebenso nützlich wie jede andere Art von Information, denn sie gibt ihm Aufschluss darüber, wie es am besten isomorph im Hinblick auf die Muster der Familien agieren kann.

Anzeichen geben häufig Aufschluss über die Bewegung der Familie heraus aus dem Rahmen, den sie erkennen lässt, hin zum Ziel der Beseitigung des Musters, das der Beschwerde zugrunde liegt. Auch das Erreichen der Anzeichen (oder von Unterzielen – *sub-goals*) liefert dem Team Hinweise, ob es Zeit ist, den Abstand zwischen den einzelnen Sitzungen zu vergrößern, weil der Rahmen durchbrochen ist und spontane Veränderungen folgen können, sobald die Reorganisation des Systems einsetzt – ein Prozess, der Zeit erfordert. Das heißt, Anzeichen sind häufig neue, akzeptable Verhaltensweisen, die signalisieren, dass neue Regeln oder Definitionen in Kraft treten.

Die nichtkritisierende Haltung des Leiters steht in Beziehung zu Selvini Palazzolis Konzept der »positiven Konnotation«, welches beinhaltet,

> »der Art des interpersonellen Verhaltens, das gewöhnlich als destruktiv oder schädlich bezeichnet wird, konstruktive Intentionen zuzuschreiben« (Selvini Palazzoli 1989, S. 228).

Doch wird die nichtkritisierende Haltung auf die gesamte Situation angewandt, die die Familie beschreibt, sowie auch auf ihre Weltsicht; sie ist nicht auf die »Problemsituation« begrenzt. Diese Haltung des Akzeptierens trägt zur Entstehung jenes suprasystemischen Kooperierens bei, das für einen erfolgreichen Verlauf der Therapie notwendig ist. Der Leiter akzeptiert zunächst die Muster der Familie und die spezifischen Rahmen, die sie benutzt, um zu definieren, was vor sich geht. Nur wenn er dies getan hat, gestattet die Familie dem Team, mit ihr im Hinblick auf die gewünschte Veränderung zu kooperieren: ein Prinzip, das von Erickson stammt.

Sowohl während des Präludiums als auch während der Phase des Sammelns der Informationen erschöpft sich die Tätigkeit des Teams hinter dem Einwegspiegel keineswegs darin, den Therapeuten dabei zu beobachten, wie er mit einer Familie arbeitet. Seit das Team seine Fixierung auf den Beobachtungsraum hinter der Einwegscheibe überwunden hatte, beschränkte sich seine Rolle nicht mehr darauf, dem Therapeuten zu helfen, wenn er Hilfe benötigte, sondern es wurde stärker in die Therapie einbezogen. Es verstand sich nun als vollwertiger Teilnehmer der Therapiesitzung und als Teil des gleichen Suprasystems, zu dem auch das Familiensystem und der Therapeut im Behandlungsraum gehörten. Dem Team wurde klar, dass es seine Rollen und Aufgaben so definieren musste, dass die Familie von dieser kollektiven Erfahrung profitieren konnte.

Eine der wichtigsten Aufgaben, die das Team für seine Tätigkeit hinter dem Einwegspiegel definierte, war, das Familiensystem so zu beschreiben, dass durch die Art der Beschreibung die Entwicklung isomorpher Interventionen sowie auch die Kooperation zwischen Team und Familie gefördert wurde. Da diese Konzepte gleich berechtigt nebeneinanderstehen und da sie die Interaktion der Familie aus unterschiedlichen Blickwinkeln definieren, ist ein Beschreibungswerkzeug *(descriptive tool)* vorzuziehen, das beide Arten von Informationen auf eine Weise einbezieht, die für das Team nützlich ist.

Während der gesamten Sitzung beobachtet das Team die Muster, die die Familie in Reaktion auf die Aktionen bzw. Reaktionen des Leiters zeigt. Außerdem achtet das Team darauf, ob die Familienmitglieder irgendwelche Muster beschreiben, die regelmäßig auftreten. Dabei interessiert es sich natürlich besonders für Muster, die im Umfeld des Vorstellungsgrundes auftreten. Das Team interessiert sich sowohl für die Verhaltenssequenzen, in denen diese Muster auftreten, als auch für die Rahmen, Bedeutungen und Überzeugungen, die die Familienmitglieder den Verhaltensweisen zuschreiben, die Teil jener Verhaltenssequenzen sind. (Die oben beschriebene interaktionsbezogene Interviewtechnik unterstützt die Bemühungen des Teams, diese Arten von Informationen zu sammeln, weil sie Aufschluss über die Sequenzen und über die Rahmen geben können.)

Infolge der mangelhaften Möglichkeiten westlicher Sprachen, derartige Zusammenhänge darzustellen, ist es jedoch unumgänglich, diese Muster sequenziell zu beschreiben, auch wenn die Verhaltensweisen simultan auftreten mögen und obgleich verschiedene Familienmitglieder die Sequenz als in einer anderen Reihenfolge auftretend beschreiben mögen. Natürlich spricht der Leiter der Sitzung mit der Familie im zwanglosen Gespräch über diese Muster so, »als ob« sie einfachen Ursache-Wirkungs-Beziehungen unterlägen und in einer einfachen Sequenz auftreten würden. Diese Art der Beschreibung ist ausreichend, wenn das Team darüber nicht vergisst, dass die Muster tatsächlich zirkulär und multikausal sind.

Die Abbildungstechnik *(mapping technique)* wurde entwickelt zu dem Zweck, es zu erleichtern, diese Muster einschließlich der Sequenz und der Rahmen zu beschreiben, zumindest in einer skizzenhaften Weise, die nützlich ist für die Entwicklung der Interventionen. Das klassische »Nörgel-Rückzugs«-Muster (*»nag-withdraw«*) soll die Anwendung dieser Technik veranschaulichen. Wenn beispielsweise der Ehemann die Frau bittet, ihm zu sagen, dass sie ihn liebt, sie dies aber nicht tut, und wenn das Paar diese

Verhaltensweisen als sich wiederholend beschreibt, kann man ein Diagramm von dieser Sequenz anfertigen, wie es in Abbildung 3.1 zu sehen ist.

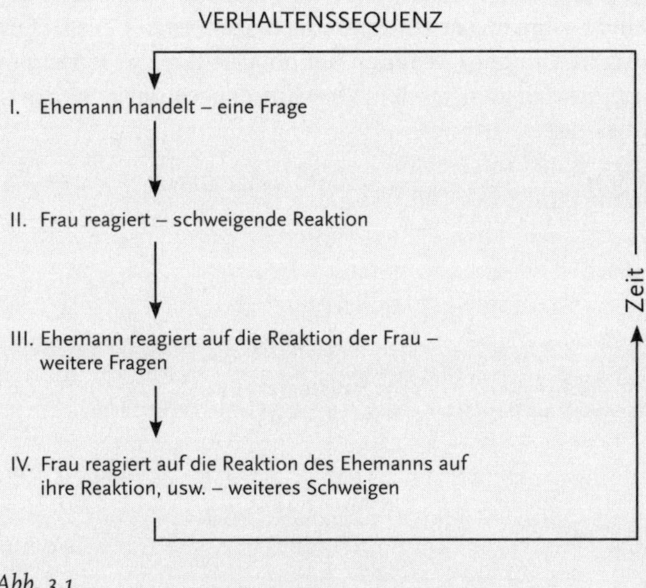

Abb. 3.1

Man bedenke, dass die auf der Karte dargestellte Interpunktion willkürlich ist und dass die Karte ebensogut mit »I. Frau schweigt« beginnen könnte, was die Interpunktion des Ehemanns wäre. Das heißt, wenn der Ehemann diese Sequenz beschreibt, wird er sagen, dass er seine Frau deshalb immer wieder fragt, ob sie ihn liebe, »weil sie schweigt und mir dies nicht aus eigenem Antrieb sagt«. Beschreibt hingegen die Frau diese Sequenz, so wird sie erklären, dass sie seine unentwegten Fragen deshalb nicht beantworte, weil »er nichts anderes tut, als ständig an mir herumzunörgeln«. Kurz gesagt, *er* beschreibt die Sequenz in der Form von »Ich nörgele, weil sie sich zurückzieht«. Hingegen beschreibt *sie* die Sequenz in Form von »Ich ziehe mich zurück, weil er nörgelt«. Das Paar könnte noch weitere Erklärungen anbieten. Beispielsweise könnte der Ehemann sagen, er müsse ihr immer wieder die Frage stellen, ob sie ihn liebe, weil er sich unsicher fühle, wenn sie ihm dies nicht von Zeit zu Zeit bestätige. Sie hingegen könnte sagen, dass sie auf seine ständigen Fragen nicht reagiere, weil es sie wütend mache, da seine Fragen in ihren Augen Zeichen mangelnden Vertrauens seien. Abgesehen davon könnte sie noch sagen: »Taten sprechen eine deutlichere Sprache als Worte«, und dass sie ihm *zeige*, dass sie ihn liebe. Einige dieser Informationen kann man dem Diagramm hinzufügen, um dem Team zu helfen, den Kontext (oder die Rahmen) zu beschreiben, in dem (bzw. in denen) diese Sequenz auftritt (Abb. 3.2).

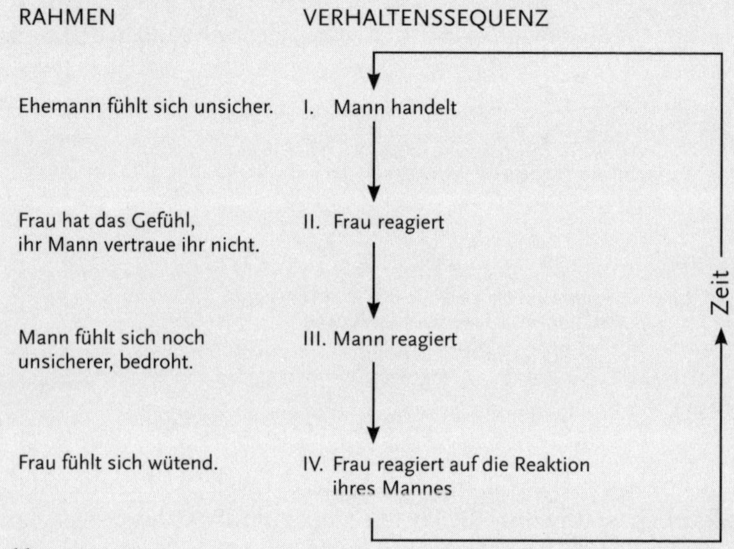

Abb. 3.2

Nachdem die Spalte mit dem Titel »Rahmen« oder »zugeschriebene Bedeutungen« oder »Namen des Kontexts« dem Diagramm der Verhaltenssequenz hinzugefügt worden ist, kann das Team dem Diagramm[10] noch eine dritte Spalte hinzufügen, die ihm Hin-

[10] Einer der Gründe dafür, dass sich hinter dem Einwegspiegel ein Team befindet, ist, dass Informationen für ein dreispaltiges Diagramm erfasst und aufgezeichnet werden müssen. Für eine Person (für einen Therapeuten ohne ein solches Team) ist es schwierig, den Überblick über (1) die Sequenz, (2) die Rahmen *(frames)* und (3) die möglichen Umdeutungen (Um-Rahmungen oder Neu-Rahmungen – *reframes*) zu behalten. Deshalb werden diese drei Aufgaben aus Gründen der Ausbildung separat gehalten. Ein Trainee erhält zunächst den Auftrag, sich Notizen darüber zu machen, was vor sich geht, und die Notizen ausschließlich positiv zu formulieren; die so aufbereiteten Informationen kann der Leiter der Sitzung zur Umdeutung *(reframing)* benutzen. Die nächste Aufgabe des Trainees ist, die beschriebene Verhaltenssequenz

weise darüber liefert, wie sich die Situation umdeuten *(reframe)* ließe – also darüber, welche unterschiedlichen Bedeutungen die gleiche Verhaltenssequenz haben könnte. Diese potenziell neuen Bedeutungen werden positiv formuliert, damit ein anderer Blickwinkel entsteht. Beispielsweise könnte man das Schweigen der Frau auch als dem Schutz des Ehemanns dienend deuten, weil sie glaubt, dass er nicht damit fertigwürde, wenn sie tatsächlich die Tiefe ihrer Gefühle für ihn zum Ausdruck brächte. Seine Frage könnte auch als Schutz für seine Frau beschrieben werden, damit sie nicht an seinen Gefühlen für sie zweifele, weil er so häufig nicht zu Hause ist. (Diese Bedeutungen sind lediglich Möglichkeiten. Welche Umdeutung das Team tatsächlich vornimmt, hängt vom

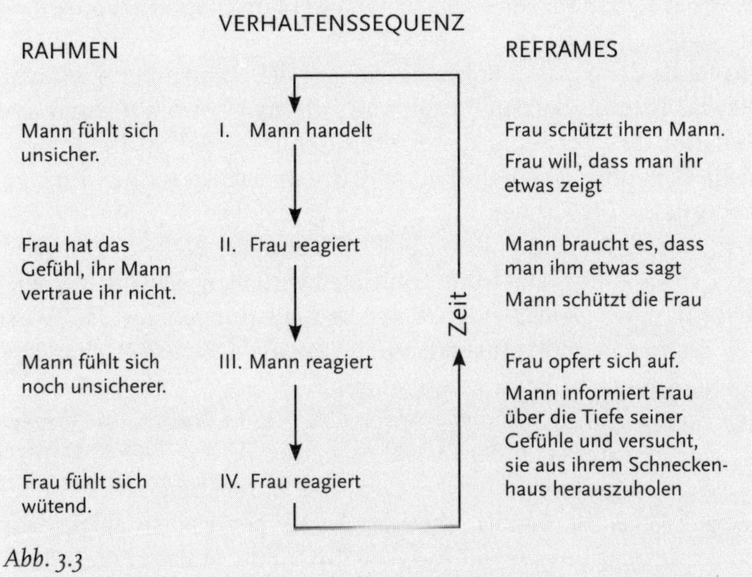

Abb. 3.3

zu protokollieren. Im Allgemeinen beschäftigt sich der Leiter der Sitzung mit den Rahmen der Familie sehr gründlich, weshalb diese Information auf Videoband aufgenommen wird. Da die Intervention der ersten Sitzung gewöhnlich ziemlich umfassend und allgemein gehalten ist, ist das Reframing-Material von besonderer Wichtigkeit. Die anderen beiden Spalten des Diagramms lassen sich aus der Videoaufzeichnung herauslesen. Natürlich ist es das Ziel des Trainings, Familien-Kurzzeittherapeuten auszubilden, die auch dann effektiv arbeiten können, wenn sie nicht mit einem Team zusammenarbeiten. Sobald der Therapeut genügend Erfahrung gesammelt hat, kann er diese Darstellungsmethode auch benutzen, wenn er nicht mit einem Team zusammenarbeitet.

jeweiligen Zusammenhang ab, und der ist gewöhnlich nicht von einer Familie auf eine andere übertragbar.) Das Team kann auch das vom Betreffenden (in der speziellen Situation) bevorzugte Repräsentationssystem in das Diagramm einbeziehen. Aus dieser Beschreibung lässt sich schließen, dass der Ehemann das auditive System bevorzugt – er möchte die Worte von ihr *hören* –, wohingegen die Frau dem visuellen System den Vorzug gibt – sie möchte, dass man ihr etwas *zeigt* (Abb. 3.3).

Diese Art der Darstellung einer Interaktionssequenz kann einem Therapeuten oder einem Team sehr bei der Planung von Interventionen oder Umdeutungsbotschaften helfen. Die Elemente des Diagramms (I., II. usw.) repräsentieren die konkreten Tatsachen der Situation. Die Pfeile haben zwei Funktionen: (1) *Sie stehen für »führt zu«, und (2) sie stehen für den »Kontext« der Verhaltenssequenz.* In der Spalte »Rahmen« stehen die Namen der Kontexte, die die Familie beschreibt oder auf die das Team aufgrund der Situationsbeschreibung der Familie schließt. Die Spalte »potenzielle Bedeutungen« liefert dem Team alternative Namen für den Kontext, die für Umdeutungszwecke benutzt werden können. Bei der Planung der Umdeutungsbotschaft sind die Pfeile Gegenstand der Umwandlung. Die Isomorphie bleibt erhalten, weil die Elemente (I., II. usw.) gleichbleiben, doch die Bedeutungen, die das Team den Elementen gibt, präsentieren die therapeutische Botschaft aus einem »anderen Blickwinkel«, wodurch die Familie in den Genuss des Bonus kommen kann – jener »Nachricht von einem Unterschied«, die zur Veränderung führen kann.

Außerdem beschreibt diese Art der Darstellung die Sequenz selbst. Wenn die Familie ihre Art zu kooperieren so zeigt, dass sie die Durchführung von Aufgaben umfasst, so liefert diese Darstellung auch Informationen über die Sequenz, die das Team benutzen kann, um Aufgaben zu entwickeln. (Eine Anleitung zur Entwicklung solcher Aufgaben wird in Kap. 4 gegeben.)

Diese Darstellungstechnik ist nicht auf die Paartherapie beschränkt, sondern sie kann ebenso gut auch für die Therapie größerer Familien benutzt werden. Beispielsweise (s. Abb. 3. 4) könnte die Familie die folgende Sequenz beschreiben: I. Das Kind ist »unartig«; II. daraufhin brüllt der Vater das Kind an; III. dann weint das Kind, während die Mutter interveniert, IV. dann streiten

Mutter und Vater miteinander, während das Kind den Raum verlässt; V. anschließend fährt der Vater damit fort, das Kind zu disziplinieren, VI. und schließlich zieht die Mutter sich in ihr Zimmer zurück. Nach einiger Zeit wiederholt sich diese Sequenz (Abb. 3.4)

Die Familie könnte für diese Sequenz eine ganze Palette von Bedeutungen anbieten. Beispielsweise könnte der Vater das Kind anschreien, weil er glaubt, er müsse es lehren, wie man Dinge auf die richtige Weise macht. Er könnte auch denken, dass die Mutter nicht streng genug ist und dem Kind zu viel durchgehen lässt. Es könnte sein, dass die Mutter das Kind in diesem speziellen Fall hat gewähren lassen, weil sie das Ganze nicht für »der Mühe wert« hielt, und dass sie später intervenierte, weil sie der Meinung war, der Vater sei zu streng. So kam es dazu, dass Mutter und Vater über ihre Meinungsverschiedenheit stritten, woraufhin das Kind weinte, entweder weil (1) der Vater so streng war oder weil (2) die Eltern miteinander stritten. Der Vater meint, die Mutter sei zu nachgiebig, und fährt mit seiner Disziplinierung fort, wohingegen die Mutter auf den Vater wütend ist und sich von ihm entfernt.

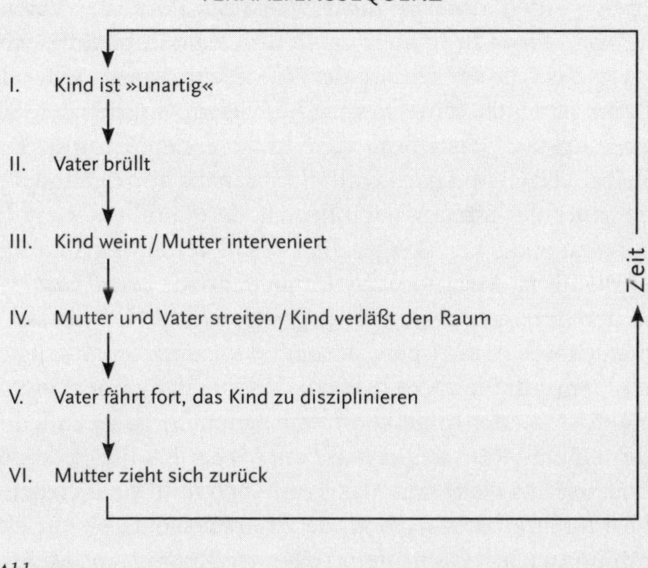

Abb. 3.4

Unter den verschiedenen Bedeutungen, die das Team zuschreiben könnte, könnten die folgenden passend und nützlich sein (s. Abb. 3.5). Indem der Vater das Kind diszipliniert und als »der Böse« dasteht, könnte er die Rolle der Mutter als »die Gute« und damit die Mutter-Kind-Beziehung schützen wollen. Indem die Mutter interveniert, könnte sie die Vater-Kind-Beziehung schützen wollen, indem sie dem Vater hilft, in geringerem Maße als »der Böse« dazustehen. Weiterhin könnte der Streit zwischen den Eltern den Zweck haben, das Kind davor zu schützen, den Zorn des Vaters zu spüren. Und das »Unartigsein« des Kindes könnte die Funktion haben, die Ehe der Eltern zu schützen, indem sie dadurch zusammengebracht werden, und dieses Verhalten des Kindes könnte eine intuitive Reaktion darauf sein, dass es die Distanz zwischen seinen Eltern als zu groß empfindet. Dass der Vater nach dem Streit mit der Mutter fortfährt, das Kind zu disziplinieren, könnte den Zweck haben, die Mutter davor zu schützen, als »die Böse« handeln zu müssen; man könnte dieses Verhalten deshalb als Selbstaufopferung des Vaters verstehen, da er bereit ist, die Rolle »des Bösen« auf sich zu nehmen. Dem Rückzug der Mutter könnte die Bedeutung zugeschrieben werden, dass auf diese Weise das Recht des Vaters auf eine direkte, offene Beziehung zu seinem Kind unterstützt werden solle, statt dass die Beziehung des Kindes zu seinem Vater durch die Mutter vermittelt wird, so wie es in vielen Familien der Fall ist.

Diese Art der Darstellung kann in der ersten Sitzung skizzenhaft bleiben. Nach und nach wird immer mehr hinzugefügt, sobald es dem Leiter der Sitzung gelungen ist, der Familie weitere Informationen zu entlocken. Ungeachtet der in der ersten Sitzung fehlenden Details kann diese Darstellungsmethode dem Team helfen, seine Interventionen isomorph zu gestalten und Hypothesen über die wahrscheinliche Art der Familie zu kooperieren aufzustellen. Teilweise wird die letztere Information aus dem Interview selbst gewonnen, denn die Interaktion zwischen dem Leiter und der Familie ermöglicht Rückschlüsse auf die Art der Familie zu kooperieren (und zwar so viele, dass das Team eine faire Chance hat, eine annähernd zutreffende Hypothese zu entwickeln). Wenn die Art der Familie zu kooperieren dem Leiter der Sitzung eine Menge Details offenbart, kann das Team daraus schließen, dass es nützlich sein könnte, Aufgaben zu stellen. Zeigt die Familie eine relativ vage

Art zu kooperieren, die viele Details in der Beschreibung offenlässt, so liegt für das Team der Schluss nahe, dass das Stellen von Aufgaben wahrscheinlich nicht von Nutzen ist.

Diese Darstellungsmethode hilft dem Team, die Informationen so zu ordnen, dass es möglich wird, ein gewisses Verständnis der familienspezifischen Muster zu entwickeln, auch wenn die Details im weiteren Verlauf der Therapie korrigiert und noch klarer formuliert werden müssen. Dennoch bleibt bei dieser Annäherung die Betonung des zirkulären Charakters der Sequenz erhalten, was dem Team beim Planen der Interventionen nützlich sein kann. Diese Vorgehensweise hat eindeutige Vorteile, weil die Beschreibung (die »Landkarte«) sowohl »die konkreten Tatsachen« enthält, die die Familie mitteilt, als auch »den Kontext«. Weiterhin macht diese Darstellungsweise einen Anfang mit der Definition eines veränderten Blickwinkels, welchen das Team benötigt, um eine Veränderung zu initiieren.

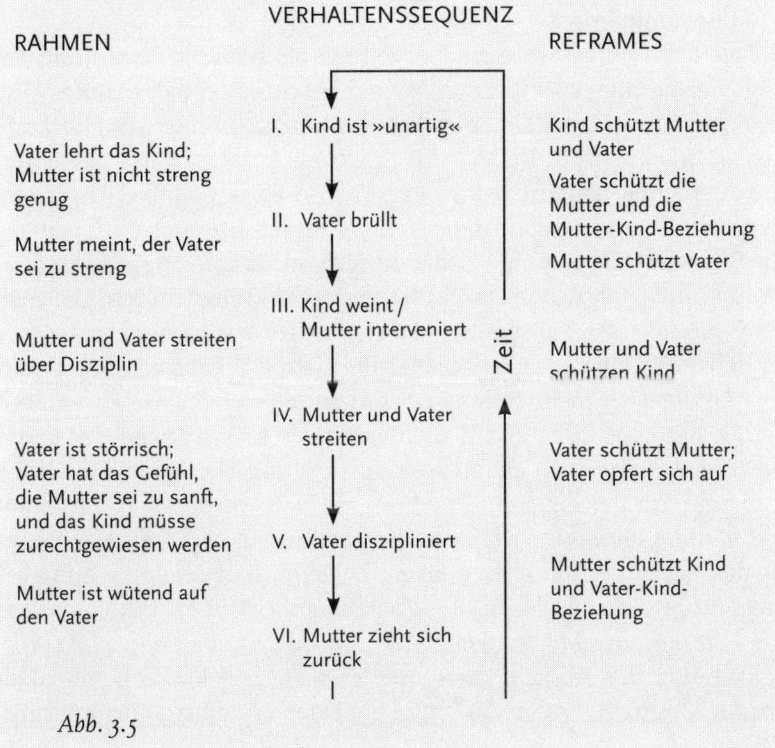

Abb. 3.5

Die Beratungspause: Interventionsplanung

Die Anzeichen, die Ziele und die Information über die Landkarten (die Diagramme) geben dem Team Aufschluss darüber, wie es eine Intervention planen kann, die gemäß den Regeln des BFTC aus zwei Teilen besteht: (1) dem *Kompliment* und (2) dem *Hinweis*. So weitgehend wie möglich sollte das Team bei der Formulierung der Intervention die von der Familie bevorzugten Ausdrücke und Prädikate verwenden und berücksichtigen, dass die Intervention auf einer Beschreibung basieren muss, die aus einem anderen Blickwinkel gewonnen wurde. Diese Art der Formulierung erleichtert es dem Team, eine Intervention zu entwickeln und zu präsentieren, die isomorph ist, was es wiederum der Familie leichter macht, sie zu akzeptieren, da die Formulierung ihrer Wirklichkeitssicht Rechnung trägt. Die Familie scheint das Gefühl zu haben, dass man sie angehört hat, wenn das Team ihre eigene Sprache benutzt.

Das Kompliment

Sobald das Team sowohl die Reihenfolge als auch die Bedeutung des bzw. der familienspezifischen Muster beschrieben hat, kann es eine Intervention entwickeln, die dazu führen soll, eine »Ja-Haltung« *(yes set)* (Erickson u. Rossi 1981; Erickson, Rossi u. Rossi 1978) aufzubauen. Das bedeutet, dass das Team einige positive Aussagen, denen die Familie zustimmen kann, benutzt, um es zu erleichtern, die Hinweise (Anregungen oder Aufgaben) zu akzeptieren, die dem Kompliment folgen. Diese Ja-Haltung wird kreiert, indem die Aufmerksamkeit der Familie auf den Leiter fokussiert wird, sobald er in den Behandlungsraum zurückkehrt, wo die Familie darauf wartet, dass er sich in irgendeiner Form an sie wendet. Im ersten Teil seiner Botschaft geht er auf die derzeitigen Erfahrungen der Familie (sowohl innerhalb als auch außerhalb des Therapieraums beim Umgang mit der eigenen Situation) ein und würdigt sie. Daran anknüpfend, gibt er einen Hinweis, wie man sich daranmachen könnte, das Rätsel der Familie zu lösen. Die Funktion der Ja-Haltung besteht hauptsächlich darin, die Wahrscheinlichkeit zu erhöhen, dass die Familie eine Möglichkeit findet, mit dem therapeutischen Vorschlag oder der Aufgabe zu kooperieren. Diese Wahrscheinlichkeit wird noch größer, wenn das Team die Intervention isomorph formuliert.

Wenn der Leiter der Sitzung nach der Beratungspause in den Therapieraum zurückkehrt, erwartet die Familie wahrscheinlich, dass er sie nun mit tiefen Einsichten und Deutungen ihrer psychischen Situation konfrontiert. Ein Klient empfing den Leiter einmal mit der Bemerkung: »Nur zu, heraus mit der ganzen schrecklichen Wahrheit!« Manchmal nimmt die Familie sogar von vornherein eine Abwehrhaltung ein, um die erwarteten »negativen Bemerkungen« abzuwehren (wie einen Gegner). Das Team erfüllt diese Negativerwartung jedoch nicht, sondern präsentiert eine für die Familie eher schmeichelhafte Deutung der Gegebenheiten, die auf dem Umdeutungsteil der Landkarte (des Diagramms) und auf Details der Beschreibung der Familie basiert. Gewöhnlich ist das Kompliment, das der Familie in der ersten Sitzung gemacht wird, ziemlich allgemein gehalten, und die Komplimente in den folgenden Sitzungen werden zunehmend spezifischer.

Wenn eine Familie beispielsweise genügend Material zur Füllung des in Abbildung 3.5 dargestellten Diagramms geliefert hat, könnte das Kompliment des Teams ungefähr so lauten:

»Zunächst einmal sind wir beeindruckt von all den ausgezeichneten Detailschilderungen über Ihre Situation, die Sie uns geliefert haben. Die meisten Familien, mit denen wir zusammenkommen, sind nicht im Entferntesten so aufmerksam bezüglich solcher Details. Ihre Beschreibungen waren für uns sehr nützlich. Uns ist klar geworden, dass Sie beide liebevolle und hingebungsvolle Eltern sind, die ihr Bestes getan haben, um das Problem zu lösen. Noch etwas Ungewöhnliches ist uns aufgefallen: Ihnen scheint beiden sehr am Herzen zu liegen, wie der jeweils andere den Jungen behandelt. Viele Eltern würden sich nur für die Schwierigkeiten des Jungen interessieren.«

Dieses Kompliment umfasst den zweiten Schritt beim Aufbau einer Ja-Haltung: Die Aufmerksamkeit der Familie wird auf ihre derzeitigen Erfahrungen fixiert. Der dritte Schritt besteht darin, die derzeitigen Erfahrungen der Familie indirekt zu dem Hinweis *(clue)* in Beziehung zu setzen.

Der Hinweis *(clue)*

Dieser Teil der Intervention, der Hinweis, sollte den Teil der Landkarte (des Diagramms) nutzen, der die Verhaltenssequenz beschreibt, jedoch gleichzeitig so isomorph wie möglich bleiben. Je klarer die Verhaltenssequenz beschrieben wurde, umso leichter ist es für das Team, eine Aufgabe zu entwickeln.

Beispielsweise könnte der Leiter bei der Familie unseres obigen Beispiels wie folgt fortfahren:

»Das Team möchte Sie beide bitten, bis zu unserem nächsten Zusammentreffen zu beobachten, was passiert, wenn Sie mit Jimmie allein sind und er sich wieder so danebenbenimmt. Außerdem würden wir gerne noch ein paar andere Einzelheiten wissen: Wann im Laufe der Woche – an welchen Tagen und zu welchen Zeiten – benimmt sich Jim am häufigsten daneben, wenn Sie beide anwesend sind?«

So wie dieser stehen die meisten Hinweise mit etwas in Verbindung, das mit großer Wahrscheinlichkeit in der unmittelbaren Zukunft zu erwarten ist – das heißt in diesem Fall konkret: dass sich der Sohn weiterhin danebenbenehmen wird. Häufig werden diese

> »kontingenten Suggestionen [...] zu einem Assoziationsnetz verknüpft [...], das therapeutische Reaktionsmuster in Gang setzen hilft und ihnen Schubkraft verleiht.« (Erickson u. Rossi 1981, S. 55).

Das heißt, wenn die Familie das Kompliment akzeptiert hat, besteht eine gewisse Wahrscheinlichkeit, dass sie zu der Ansicht gelangen wird, dass die damit assoziierte Aufgabe oder der Vorschlag mit ihrer Art zu kooperieren zu vereinbaren ist. Fallbeispiele im weiteren Verlauf dieses Buchs werden die Nutzung dieser Ja-Haltung oder der Verbindung eines Kompliments mit einem Hinweis als Form der Intervention veranschaulichen. Dieser Interventionsaufbau (dieses Interventionsset) ermöglicht es dem Team, die gleichberechtigt nebeneinanderstehenden Konzepte des Isomorphismus und des Kooperierens umzusetzen.

Wenn die Intervention entworfen ist, übt der Leiter der Sitzung, sie vorzulesen – oder sie der Familie vorzutragen, falls sie nicht aufgeschrieben wurde. Nach ungefähr zehn Minuten kehrt er in den Therapieraum zurück.

Das Überbringen der Botschaft

Während der Leiter die Intervention vorträgt, beobachtet das Team, wie die einzelnen Familienmitglieder darauf reagieren. Häufig zeigen die Familienmitglieder, dass sie das Gehörte akzeptieren, indem sie bei bestimmten Punkten, die der Leiter erwähnt, nicken (deshalb die Bezeichnung »Ja-Haltung«). Wenn die Botschaft wirklich auf einer isomorphen Beschreibung basiert, gibt die Familie manchmal durch Schilderung weiterer Beispiele zu erkennen, dass das Team die familienspezifischen Muster richtig verstanden hat.

Bringt die Familie hingegen zum Ausdruck, dass sie das Kompliment nicht akzeptiert, so kann der Leiter aufgrund der Informationen, die die Landkarte (die Diagrammdarstellung) ihm gibt, zusätzliche Punkte hinzufügen. Außerdem kann auch das Team über die Telefonverbindung weitere Punkte vorbringen oder dem Leiter empfehlen, den ursprünglich geplanten Hinweis *nicht* zu geben. Falls die Familie nicht zu erkennen gibt, dass sie das Kompliment akzeptiert, bedeutet diese Information, dass die Beschreibung des Teams wahrscheinlich nicht isomorph genug war.

Sobald sich der Leiter relativ sicher ist, dass die Familie das Kompliment akzeptiert hat, fährt er fort, indem er den Hinweis vorträgt. Anschließend lässt er der Familie ein wenig Zeit, damit sie die Vorschläge verarbeiten und auf die gesamte Botschaft reagieren kann. Jede anderweitige Diskussion wird jedoch auf ein Minimum reduziert, sodass das assoziative Netz jene Eigendynamik entwickeln kann, welche es der Familie ermöglicht, eine therapeutische Reaktion hervorzubringen. Andere Themen und neue Informationen könnten diesen Prozess behindern. Deshalb beendet der Leiter die Sitzung danach schnell.

Auswertung der gewonnenen Informationen

Nachdem die Familie den Therapieraum verlassen hat, setzt sich das Team zusammen, um die unmittelbare Reaktion der Familie auf die Botschaft zu beurteilen und dann eine Voraussage bezüglich dessen zu machen, über welche Art von Reaktion auf die gestellte Aufgabe die Familie wahrscheinlich in der nächsten Sitzung berichten wird.

Zunächst notiert das Team seine Beobachtungen über die Reaktion der Familie auf das Kompliment und auf den Hinweis. Aufgrund dieser Informationen trifft das Team anschließend einige Voraussagen. Wenn die Familie das Vorgetragene akzeptiert hat, sagt das Team voraus, dass sie zur nächsten Sitzung erscheinen wird. In diesem Fall wird das Team als Nächstes Voraussagen über die Art der Reaktion auf den Hinweis machen, über welche die Familie berichten wird: Wird sie die Aufgabe ohne Umschweife ausführen, wird sie sie modifizieren, wird sie das Gegenteil des Aufgetragenen tun, wird sie die Aufgabe nicht ausführen, oder wird ihr Bericht über die Reaktion auf die Aufgabe zu unbestimmt sein, als dass das Team etwas daraus entnehmen könnte (siehe Kap. 4)? Hat das Team festgestellt, dass die Art der Familie zu kooperieren und das Kompliment und der Hinweis in ausreichendem Maße isomorph waren, so kommt das von ihm vorausgesagte Resultat der Wirklichkeit näher.

Dann trifft das Team Voraussagen über die Wahrscheinlichkeit, dass die Familie entweder über Veränderungen im Beschwerdemuster berichten oder dem Team in der nächsten Sitzung einige Veränderungen zeigen wird. Alle diese Voraussagen hält das Team schriftlich fest.

Häufig gelangt das Team dann zu den besten Resultaten, wenn es experimentiert, ohne ein spezielles Ergebnis als Ziel einer bestimmten Intervention zu erwarten. Die Zeichen und Ziele weisen dem Team eine Richtung, in die es sich bewegen kann, liefern jedoch keine Information darüber, wie es zum betreffenden Ziel gelangen könnte. »Wie man dorthin gelangen könnte«, wird in erster Linie aus den Reaktionen auf die Botschaften erschlossen, über welche die Familie in der folgenden Sitzung berichtet. Insbesondere beim ersten Hinweis erwartet das Team *kein* bestimmtes Ergebnis, sondern wartet einfach ab, welches der möglichen Ergebnisse eintritt. Das Hauptergebnis der Botschaften der ersten Sitzung ist die Information, die der Bericht der Familie über ihre eigene Reaktion liefert.

Kapitel 4 geht spezifisch auf die Muster des Reaktionsberichts und auf die Planung der Aufgaben ein. Außerdem beschäftigt sich Kapitel 4 ebenso wie die nachfolgenden Kapitel mit komplexeren und vageren familiären Mustern, als dies im vorliegenden Kapitel der Fall war, in dem es hauptsächlich um die Vorgehensweise in der ersten Sitzung ging. Da in der ersten Sitzung und in den folgenden die gleiche Art von Information notwendig ist und da die Methode zum Entwerfen der Botschaften die gleiche ist, bleibt die formale Einteilung der nachfolgenden Sitzungen die gleiche wie in der ersten. Die wichtigsten der gesammelten Informationen betreffen den Bericht, den die Familie über ihre eigene Reaktion auf die gestellte Aufgabe gibt. Auf diese Weise erhält das Team eine immer nützlichere Beschreibung von der spezifischen Art der Familie zu kooperieren. Und diese Information ermöglicht es dem Team, die weiteren Aufgaben mit immer größerer Präzision zu planen.

4 Weitere Vorgehensweisen

Wechselseitige Verbindungen

In Kapitel 3 wurden die Verfahrensweisen beschrieben, die in der ersten Sitzung zur Anwendung kommen. In den folgenden Sitzungen bleibt die Einteilung im Prinzip gleich, und viele Vorgehensweisen werden weiterhin angewendet. Wenn die Familie zur zweiten Sitzung erscheint, erhält das Team weitere Informationen über die Art des Kooperierens, die die Familie zeigt, was es ihm erleichtert, mit den Bemühungen der Familie, sich zu verändern, zu kooperieren. Jede folgende Intervention baut auf den von der Familie berichteten Ergebnissen der vorherigen Botschaft auf. Dadurch wird die Beschreibung des Teams immer besser auf die Muster der Familie abgestimmt.

Da wir der Familie in der Zeit zwischen den Sitzungen nicht mit einer versteckten Kamera folgen können, können wir über die Einzelheiten ihrer Reaktion auf die Intervention nichts aussagen. Doch selbst wenn es möglich wäre, das Geschehen mit einer versteckten Kamera zu verfolgen, hätten wir möglicherweise keinerlei Gewissheit darüber, dass wir es mit einer einfachen Ursache-Wirkungs-Beziehung zwischen Intervention und Veränderung zu tun hätten – eine Vorstellung, die nur zu leicht linearen Charakter annehmen würde, was in einer ökosystemischen Situation nicht von Nutzen wäre. In der Therapiesituation haben wir lediglich – je nach unseren Möglichkeiten – Einfluss auf die therapeutischen Interventionen.

Doch vielleicht brauchen wir uns nicht so viele Gedanken über Ursache und Wirkung zu machen, wie es auf den ersten Blick erscheinen mag. Capra vertrat die Ansicht,

> »die von uns in der Natur beobachteten Strukturen und Phänomene (sind) nichts als Gebilde unseres messenden und kategorisierenden Verstandes« (Capra 1983, S. 276).

Die Forscher in der subatomaren Physik können die Ergebnisse ihrer eigenen Experimente mit Hochgeschwindigkeitskollisionen nur beobachten, indem sie Fotografien von etwas untersuchen, das bereits geschehen ist. Die Physiker haben die S-Matrix-Theorie-Diagramme entwickelt, welche nicht die detaillierten Mechanismen einer Reaktion darstellen, sondern nur Aufschluss über die zu Anfang und über die am Ende existierenden Teilchen geben. Somit ist die S-Matrix eine Sammlung von Wahrscheinlichkeiten für alle möglichen Reaktionen, bei denen Hadronen im Spiel sind:

> »Das Wichtige an der S-Matrix-Theorie ist, dass nicht mehr Objekte, sondern Ereignisse betont werden, nicht mehr die Teilchen, sondern ihre Reaktionen. Beide, Quantentheorie und Relativitätstheorie, benötigen diese Verlagerung. Einerseits stellte die Quantentheorie klar, dass subatomare Teilchen nur als Manifestationen der Wechselwirkung zwischen verschiedenen Messverfahren zu verstehen sind. Es ist eine Erscheinung oder ein Ereignis, weniger ein isoliertes Objekt, das andere Ereignisse auf unbestimmte Art miteinander verbindet« (Capra 1983, S. 262). »Die Verknüpfungen in einem solchen Netzwerk sind allerdings nur als Wahrscheinlichkeiten zu beschreiben. Jede Reaktion tritt mit einer gewissen Wahrscheinlichkeit auf« (ebd., S. 264).

Obgleich dieser Zusammenhang aus der subatomaren Physik nur mit Einschränkungen als Metapher für die Therapiesituation herangezogen werden kann, besteht in beiden Bereichen eine Ähnlichkeit hinsichtlich der Verlagerung von Objekten zu Ereignissen und multikausalen Prozessen. Wir studieren Individuen, Familien oder die Therapiesituation nicht, als handle es sich dabei um Objekte. Vielmehr erforschen wir die Interaktionen zwischen den Subsystemen eines Ökosystems. Wir halten nach Ereignissen und Prozessen Ausschau, die darauf hindeuten, dass es Beziehungen zwischen der Ereignisfolge in der ersten Sitzung und der Ereignisfolge in der zweiten Sitzung gibt: Wir haben es also zu tun mit dem ursprünglichen Zustand des Familiensystems (während der ersten Sitzung), dann einer Intervention, dann einer Zeitspanne, worauf ein neuer Zustand folgt, den die Familie dem Team in der zweiten Sitzung zeigt. Jede Therapiesitzung kann als unabhängiges »Experiment« betrachtet werden, wobei die nachfolgende Sitzung als Maßstab für den seit der vorherigen Sitzung erreichten neuen Zustand dient. Wir können die angegebenen Beziehungen darstellen, ohne die Intervention im traditionellen Sinne als »verursachend« zu betrachten.

Natürlich muss der Therapeut (als Wissenschaftler und Handwerker) die Intervention und die Veränderung als miteinander verbunden betrachten, denn sonst wäre Therapie sinnloses Chaos und reiner

Zufall. Diese Annahme kann jedoch abgeschwächt werden durch das Wissen, dass es sich hier nicht um eine simple Ursache-Wirkungs-Beziehung handelt, sondern um einen Teil einer multikausalen Kette. Diese multikausale Kette ist zu komplex, als dass man sie auf lineare Weise untersuchen könnte. Sie könnte wie folgt beschrieben werden:

(1) Die Familie beschreibt dem Therapieteam ihre Situation; (2) das Team erstellt eine Landkarte (ein Diagramm), die jene Beschreibung beschreibt; aufgrund dieser Beschreibung der Beschreibung der Familie (3) plant das Team eine Intervention (die isomorph ist und der erwarteten Art des Kooperierens entspricht; (4) die Familie empfängt die Intervention; (5) in der Zeit zwischen den einzelnen Sitzungen reagiert die Familie auf die Intervention und auf ihre Alltagssituationen; (6) die Familie kehrt zur nächsten Therapiesitzung zurück, wo sie ihre Reaktionen auf die Intervention und auf ihre Lebenssituation beschreibt; (7) das Team beschreibt die Beschreibung der Familie; und so weiter.

Auf diese Weise können wir den Mustern des Familien- und des Therapieteam-Subsystems sowie den Interaktionen des Suprasystems als einem Prozess (oder einer Reihe beobachteter Ereignisse) folgen, welcher die Beziehung zwischen dem Beobachter und dem Beobachteten berücksichtigt. Somit ähnelt die zweite Sitzung (6, siehe oben) den weiter oben genannten Fotografien der Ereignisse, die die Physiker untersuchen (Abb. 4.1). Weder die Physiker noch die Familienkurztherapeuten können die Details der komplexen Mechanismen

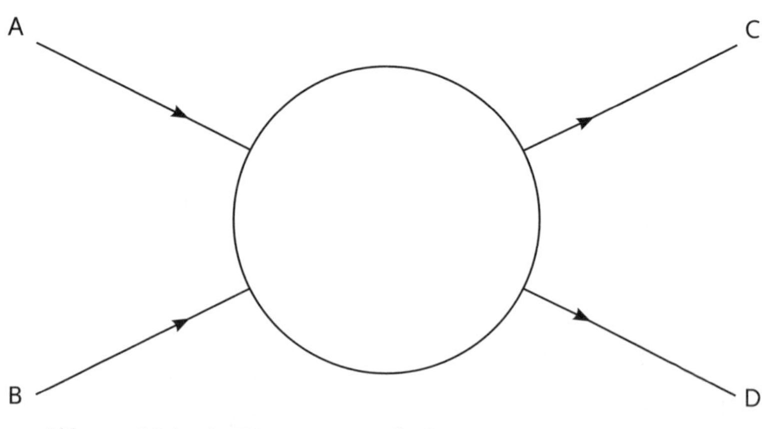

Abb. 4.1: S-Matrix-Diagramm (nach Capra)

kennen, die zwischen Ereignis 1 und Ereignis 2 liegen. Die S-Matrix kann dem Physiker nur eine Wahrscheinlichkeitsangabe für jedes der möglichen Ergebnisse liefern. Familienkurztherapeuten können außerdem wissen, dass jedes Ergebnis mit einer gewissen Wahrscheinlichkeit eintritt (Abb. 4.2).

> »Hadronenprozesse [...] werden symbolisch durch Diagramme dargestellt. Das [...] Diagramm [Abb. 4.1] zeigt eine der einfachsten und allgemeinsten Teilchenreaktionen: Zwei Teilchen, A und B, kollidieren und gehen als zwei neue Teilchen, C und D, aus der Kollision hervor [...]. Diese Diagramme [...] zeigen den detaillierten Mechanismus der Reaktion nicht, sondern geben nur die einlaufenden und auslaufenden Teilchen an« (Capra 1983, S. 260 f.).

Aufgaben

Da bei einer großen Zahl von familientherapeutischen Modellen und Kurzzeittherapie-Modellen Aufgaben, Direktiven oder Aufträge Bestandteil der Interventionsmethode sind, muss es ziemlich merkwürdig erscheinen, dass kaum Material existiert, das dem Therapeuten helfen könnte, spezifische Interventionen zu planen, bei welchen der Familie für die Zeit zwischen den Therapiesitzungen Aufgaben gestellt werden.

Verschiedene Autoren, unter ihnen Haley (1976), Minuchin (1974), Watzlawick et al. (1974) und de Shazer (1978, 1979a, 1980b), haben ihre Ansichten über Wert und Nutzen solcher Aufgaben in der Therapie geäußert. Es scheint, als sei

> »die Praxis, dem Patienten Anweisungen in Form von Verhaltensregeln zu geben, so alt wie das Konzept des Heilens selbst« (Andolfi 1979, p. 96). Aufgaben sind häufig »eine Form strategischer Intervention, die verschiedene Zwecke erfüllt. Im Allgemeinen benutzt man das Verordnen einer Aufgabe, *um Veränderung zu fördern*, das heißt, um neue Transaktionsmuster zu aktivieren« (ebd., p. 99; Hervorh. im Orig.).

Haley (1976, p. 49) beschreibt weitere Funktionen von Aufgaben:

> »Einzelklienten oder Familien Anweisungen zu geben oder Aufgaben zu stellen erfüllt verschiedene Funktionen. Erstens ist das Hauptziel der Therapie, Menschen dazu zu bringen, sich anders zu verhalten

und dadurch andere subjektive Erfahrungen zu machen. Anweisungen sind eine Art, jene Veränderungen zu initiieren. Zweitens benutzt man Anweisungen, um Information zu sammeln.«

Die Therapiesitzung wird symbolisch durch das Diagramm (Abb. 4.2) dargestellt. Das Familiensystem und das Therapieteam treffen aufeinander, um die Familie zu verändern. Dieses Diagramm stellt nicht den genauen Mechanismus der Therapiesitzung dar, sondern gibt lediglich Aufschluss über den Anfangs- und Endzustand sowohl aus der Sicht des Teams als auch aus der Sicht der Familie.

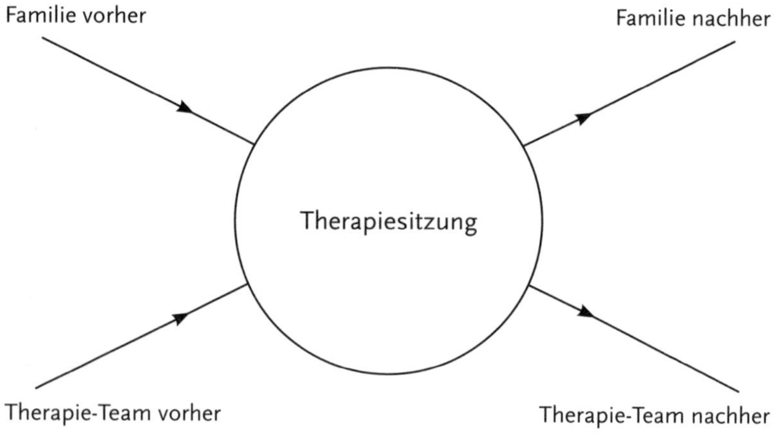

Abb. 4.2: S-Matrix-Diagramm

Die klinische Erfahrung lehrt, dass manche Menschen Aufgaben ausführen, während andere dies nicht tun. Aus der Pharmakologie ist bekannt, dass Patienten gewöhnlich nur etwa die Hälfte der jeweils verschriebenen Dosis von Medikamenten einnehmen und dass sie in manchen Fällen sogar 90 % der verschriebenen Dosis nicht einnehmen (Boyd, Covington, Stanaszek a. Coussons 1974). Obgleich keine ähnlichen Untersuchungen im Bereich der Familientherapie vorliegen, besteht kein Grund zu der Annahme, dass sie, falls es sie gäbe, zu wesentlich anderen Ergebnissen kommen würden.

Die meisten Familientherapeuten scheinen hinsichtlich der Frage, ob die gestellten Aufgaben ausgeführt werden, die Einstellung zu haben, dass

> »eine Familie manchmal eine Aufgabe akzeptiert und feststellt, dass die dadurch hervorgelockten alternativen Verhaltensweisen den alten vorzuziehen sind – dass die Familie dann in dem erweiterten Spektrum der Verhaltensmöglichkeiten besser agieren kann. In anderen Fällen hingegen modifizieren die Familienmitglieder die gestellte Aufgabe, tun das genaue Gegenteil des Aufgetragenen oder vermeiden es gänzlich, sich damit auseinanderzusetzen« (Minuchin 1974, p. 152).

Führt die Familie die Aufgabe *nicht* aus, so vertreten die meisten Modelle die Ansicht, dass die Familie Widerstand gegen Veränderung zeigt. Dies kann als Versagen des Therapeuten gedeutet werden, die Situation so zu interpunktieren, dass »Nichteinwilligung« als Produkt der Interaktionssituation – des Suprasystems – gesehen werden kann. Ganz gleich, wie die Familie auf die gestellten Aufgaben reagiert, ihre Berichte liefern dem Therapeuten in jedem Fall neue Information, die die Situation klärt.

Manche Autoren haben Möglichkeiten genannt, wie man die Wahrscheinlichkeit vergrößern könnte, dass die Familie die Aufgabe akzeptiert und sie anschließend ausführt. Gemeinsam mit der MRI-Gruppe (Watzlawick, Weakland u. Fisch 1974) hat de Shazer vorgeschlagen, die Aufgaben in der »Sprache« der Familie zu formulieren, damit sie ihrer Weltsicht besser entsprechen (de Shazer 1975b). Dies erleichtert es der Familie, die Anweisung zu akzeptieren.

Nach dem Modell der Familienkurztherapie ist die Reaktion der Familie auf die Aufgabe ein Produkt der Interaktion und Kommunikation und ihre Reaktion darauf eine Botschaft über die Beziehung zwischen den beiden Subsystemen. Außerdem ist die von der Familie berichtete Reaktion eine Botschaft an das Team darüber, wie sie ihre einzigartige Art zu kooperieren zeigt. Deshalb kann jede Reaktion, über die die Familie berichtet, einer von fünf Kategorien zugeordnet werden (unumwunden, abgewandelt, umgekehrt, unbestimmt und nicht), und deshalb ist sie Bestandteil des Musters der Familie und Teil des Musters des Suprasystems. Aus dieser Sicht betrachtet, führen Aufgaben in jedem Fall zum Erfolg, weil sie dem Therapeuten mehr Information über die Unterschiede zwischen seinen Landkarten (Beschreibungen) und der Art zu kooperieren, die die Familie ihm gegenüber zeigt, liefert.

In welchem Maße hat die Familie oder haben die einzelnen Familienmitglieder die Aufgabe ausgeführt? Berichtet die Familie über irgendwelche Veränderungen? Beobachtet das Team irgendwelche

Veränderungen? Wie sehen die Veränderungen aus? Entsprechen die Veränderungen, die die Familie beobachtet oder über die sie berichtet hat, den Voraussagen des Teams? Alle diese Fragen und die Antworten darauf sind Informationen, die das Team benötigt, bevor es die nächste Intervention plant. Diese Fragen zu klären ist das Hauptziel des Leiters während des Teils der Sitzung, der dem »Sammeln von Informationen« gewidmet ist. Die von der Familie berichteten Reaktionen – (1) unumwundene, (2) abgewandelte, (3) umgekehrte, (4) unbestimmte Ausführung der Aufgabe oder (5) Nichtausführung – verdeutlichen dem Therapeuten, welche Art von Reaktion er selbst zeigen muss, um mit der betreffenden Familie kooperieren zu können.

Interventionsmuster, die aus dem Reaktionsbericht der Familie abgeleitet werden

1. Wenn der Familie als Teil eines Hinweises eine direkte Aufgabe gestellt wurde und sie in der folgenden Sitzung berichtet, sie habe die Aufgabe auf direkte, unumwundene Weise ausgeführt – also genau so, wie das Team die Aufgabe gestellt hat –, legt das Modell nahe, dass die nächste therapeutische Intervention wieder eine direkte Aufgabe enthält. Die Familie hat gezeigt, dass ihre Art zu kooperieren das Ausführen direkter Aufgaben umfasst. Deshalb kann das Team fortfahren zu kooperieren, indem es eine weitere direkte Aufgabe stellt, die die Veränderung unterstützen soll.

   Beispielsweise wurde der Familie Shack die Aufgabe gestellt, die Häufigkeit der Streitereien, Auseinandersetzungen oder Handgreiflichkeiten zwischen ihren beiden Söhnen (sechs und acht Jahre alt) festzustellen und aufzuschreiben. In der zweiten Sitzung konnte die Familie die Tage, Zeiten und Orte der Zwistigkeiten für jeden Tag während der zweiwöchigen Periode zwischen den beiden Sitzungen angeben. Die Eltern hatten festgestellt, dass die Häufigkeit und die Dauer der Streitigkeiten abnahmen, je näher die nächste Sitzung rückte. Außerdem deuteten ihre Berichte darauf hin, dass die Mutter häufiger intervenierte als der Vater, auch wenn der Vater zur betreffenden Zeit zu Hause war.

   Da die Familie über eine direkte Reaktion auf die erste Aufgabe berichtet hatte, plante das Team eine weitere direkte Aufgabe: Die Mutter und der Vater wurden gebeten, sie sollten abwechselnd Tage festlegen, an denen jeweils einer von ihnen für die Beilegung der Streitigkeiten zwischen den beiden Jungen zuständig wäre. Der jeweils nicht zuständige Elternteil sollte das Geschehen beobachten und so wenig wie möglich in die Situation eingreifen. Das Team sagte voraus, dass die Familie Shack diese Aufgabe ebenfalls ausführen werde. Tatsächlich bestätigte der Bericht in der dritten Sitzung, dass die Familie die Aufgabe ebenso direkt ausgeführt hatte wie die erste und dass die Häufigkeit und die Dauer der Streitigkeiten abnahmen, unabhängig davon, ob der Vater oder die Mutter intervenierte.

2. Wenn die Familie berichtet, sie habe eine direkte Aufgabe abgewandelt (modifiziert), empfiehlt das Modell dem Team, im weiteren Verlauf mit der Familie zu kooperieren, indem es ihr eine Aufgabe stellt, die sich leicht abwandeln lässt. Im manchen Fällen kann das Team diese Optionen der Familie gegenüber ausdrücklich formulieren, in anderen kann es der Familie im Zusammenhang mit dem Hinweis eine indirekte Aufgabe stellen (beispielsweise durch Erzählen einer Geschichte, die Muster enthält, die isomorph zu den Mustern der Familie sind). Die Familie könnte daraufhin über eine Reaktion berichten, die beinhaltet, dass sie eine indirekte Aufgabe in eine direkte Aufgabe umgewandelt hat. Das bedeutet, dass sie ihren Bericht dem Team auf eine Weise präsentiert, die zeigt, dass sie einer Anweisung gefolgt ist.

   Beispielsweise wurde Herrn Rose die Aufgabe gestellt, die Kommunikation zwischen seiner Frau und seinem Sohn zu beobachten, wenn die Mutter den Jungen bei einer seiner häufigen Lügen ertappte. Frau Rose bekam die umgekehrte Aufgabe: Sie sollte beobachten, was passierte, wenn ihr Mann den Jungen beim Lügen erwischte. Sie wurden gebeten, dies jeden Abend zwischen Abendessenszeit und Zubettgehzeit zu tun. In der zweiten Sitzung berichteten sie, sie hätten die Aufgabe nur gelegentlich ausgeführt.

   Da die Familie über eine Abwandlung einer direkten Aufgabe berichtete, plante das Team eine Intervention, bei der die Familie die gestellte Aufgabe leicht abwandeln und auf diese Weise kooperieren könnte. Man erzählte den Eltern eine Geschichte darüber, wie einer anderen Familie mit einem kleinen Lügner eine »Wunderheilung« gelungen war. Jedes Mal, wenn in jener Familie die Mutter mit ansah, wie der Vater mit dem Sohn wegen einer Lüge kommunizierte, gab sie dem Kind einen Cent; der Vater tat das Gleiche, wenn er Mutter und Sohn in einer Auseinandersetzung über Lügen antraf. Die Eltern in jener Geschichte achteten sorgfältig darauf, dies unregelmäßig zu tun und kein Wort zu sagen, wenn sie dem Kind den Cent gaben. Aus irgendeinem Grunde hörte der Junge mit dem Lügen auf. Nachdem sie diese Geschichte gehört hatten, erhielten Herr und Frau Rose die Anweisung, genau aufzuschreiben, wie oft ihr Sohn während der folgenden zwei Wochen lüge. Das Team sagte voraus, dass Herr und Frau Rose den »Cent-Trick« in irgendeiner Form anwenden würden.

Als die Familie zur folgenden Sitzung erschien, berichtete sie, sie habe »den Rat des Teams beherzigt« und dem Jungen jedes Mal einen Cent gegeben, wenn sie ihn bei Auseinandersetzungen mit dem jeweils anderen Elternteil über eine Lüge angetroffen hätten. Zuerst sei der Junge verwirrt gewesen, und dann seien sie entsetzt gewesen, weil die Lügen einen Tag lang noch zahlreicher geworden seien als bisher, aber sie hätten sich trotzdem an den Rat gehalten. Drei Tage, nachdem die Häufigkeit der Lügen ihren Gipfelpunkt erreicht habe, hätten sie plötzlich ganz aufgehört. Nun hätten sie den Jungen schon seit zehn Tagen in ununterbrochener Folge nicht beim Lügen erwischt.

Anmerkung: Diese Art von Intervention oder Trick wird häufig fälschlich als »paradoxe Intervention« bezeichnet. Sie ist jedoch nicht paradox. Die Intervention lässt sich unmittelbar auf dem Muster der Familie und auf der von der Familie berichteten Reaktion auf die vorherige Aufgabe abbilden. Da die Muster der Familie nicht als paradox beschrieben werden, kann auch die Intervention nicht als paradoxe Intervention bezeichnet werden: Es gibt kein Paradox, gegen das sich die Intervention richten könnte.

Dell (1981) führt aus, die alleinige Tatsache, dass das Ergebnis einer Intervention nicht so ausfalle, wie es unter linearlogischen Voraussetzungen zu erwarten wäre, mache eine Intervention noch nicht zu einer paradoxen Intervention.

»Wenn ein Problem trotz eines Lösungsversuchs unverändert bleibt, kommen Bewohner der westlichen Welt nicht zu dem Schluss, dass die Voraussetzungen falsch gewesen sein müssen, sondern sie meinen, dass es sich um ein sehr ernstes und hartnäckiges Problem handeln müsse. Diese Interpretation gilt als Ausdruck des ›gesunden Menschenverstandes‹. Bewohner des Ostens hingegen würden zu dem Schluss kommen, dass die *Lösung* dem Problem nicht angemessen war. Für sie liegt die Wirklichkeit der Situation in der Interaktion zwischen dem ›Problem‹ und dem Lösungsversuch. Dies ist auch die Sicht der Interaktionstherapeuten. ›Gesunder Menschenverstand‹ steht offenbar in Beziehung zur jeweiligen ›Kultur‹« (ebd., p. 40).

Der Therapeut, der diese Art von Intervention benutzt, erwartet als Ergebnis, dass der Junge aufhört zu lügen und die Interaktion der Eltern mit dem Jungen bezüglich des Lügens ebenfalls. Deshalb klingt die Intervention für den Therapeuten keineswegs »absurd« oder paradox, auch wenn dies der Familie (die linear-logische Voraussetzungen benutzt) so erscheinen mag.

3. Wenn die Familie berichtet, sie habe das Gegenteil von der gestellten (direkten) Aufgabe getan, empfiehlt das Modell, dass das Team am besten von nun an mit der (Art der) Familie (zu kooperieren) kooperiert, indem es der Familie Aufgaben stellt, bei denen es möglich ist, das »Gegenteil« vom Aufgetragenen zu tun.

   Beispielsweise brachte Frau Ribbon die gesamte erste Sitzung damit zu, detailliert ihre Beschwerden über ihren Ehemann und ihre Beziehung zu ihm zu schildern. Seit kurzer Zeit behandelte ihr Mann sie zunehmend schlechter, doch Frau Ribbon lehnte es ab, sich von ihm zu trennen. Das Team trug ihr auf, »darüber nachzudenken und aufzuschreiben, was sich nach Ihrer Ansicht an Ihrem Ehemann und an Ihrer Beziehung zu ihm *nicht* verändern sollte.« Obgleich dieser Auftrag sie verwirrte, willigte sie ein, die Aufgabe zu erfüllen.

   Als sie zur zweiten Sitzung zurückkehrte, berichtete sie, ihr seien nur Dinge eingefallen, die sie an ihrem Mann für *falsch* halte, und deshalb sei sie aus der gemeinsamen Wohnung ausgezogen. Sie befand sich nun in einem Zustand freudiger Erregung, sah die Welt durch eine rosarote Brille und wehrte sich heftig dagegen, über die praktischen Schritte nachzudenken, die sie nun tun musste. Da sie über eine »entgegengesetzte Reaktion« auf die erste Aufgabe berichtet hatte, gab das Team ihr als Nächstes eine Aufgabe, die diese Information einbezog. Das Team äußerte die Ansicht, die meisten Menschen verfielen, nachdem sie sich von ihrem Partner getrennt hätten, in eine Depression und fingen dann an, darüber nachzudenken, wieder zu ihrem Partner zurückzukehren. Deshalb bat das Team Frau Ribbon, auf Anzeichen für eine beginnende Depression zu achten und sich darüber Notizen zu machen.

Als sie zur dritten Sitzung erschien, wusste sie nur Positives zu berichten. Deshalb hatte sie all die guten Dinge aufgeschrieben, die in der Zwischenzeit in ihrem Leben passiert waren. Sie hatte keinerlei Anzeichen für den Beginn einer Depression feststellen können und meinte, das Team habe mit seiner Einschätzung ihrer Situation unrecht gehabt.

4. Wenn der Bericht der Familie über ihre Reaktion auf eine direkte Aufgabe unbestimmt und/oder verwirrt ist, sollte das Team am besten fortfahren, mit dem Muster zu kooperieren, das die Familie gezeigt hat, indem es als Nächstes eine vage Aufgabe stellt. Häufig zeigt die Familie diese Unbestimmtheit dem Team schon in der ersten Sitzung beim Gespräch über die Ziele der Therapie. Trotzdem stellt das Team gewöhnlich zunächst eine direkte Aufgabe, um durch den Bericht der Familie in der zweiten Sitzung Klarheit über die tatsächliche Situation zu gewinnen. In vielen Fällen folgt eine vage Reaktion der anderen, bis die Familie selbst ein Bedürfnis nach Klarheit entwickelt. Sobald dies eintritt, muss das Team mit Klarheit antworten.

Beispielsweise waren Herr und Frau Glass nicht in der Lage, ein anderes Therapieziel zu benennen als das einer allgemeinen »Verbesserung der Kommunikation«. Sie meinten, sie würden merken, ob sie eingetreten sei, wenn sie sich beide »besser fühlen« würden. Zu keinem Zeitpunkt während der ersten Sitzung waren sie in der Lage, irgendwelche Verhaltensänderungen zu beschreiben, die ihnen entweder bessere Kommunikation oder bessere Gefühle anzeigen würden. Fragen bezüglich signifikanter Verhaltensänderungen führten lediglich zu weiteren Beschreibungen vager Gefühle des Unwohlseins. Das Team bat Herrn und Frau Glass zu beobachten, was vor sich gehe, wenn sie diese unangenehmen Gefühle hätten oder wenn sie eine Blockade in der Kommunikation bemerken würden.

Während der zweiten Sitzung berichteten Herr und Frau Glass darüber, wie sie ihre Reaktionen auf die Kommunikationsblockade erlebt hätten und wie das Nachdenken über die unangenehmen Gefühle ihnen bewusst gemacht habe, »wie schlecht sie sich fühlen«. Keiner von beiden vermochte zu beschreiben, welche Vorgänge zwischen ihnen diese Gefühle auslösten. Das Team bat nun Herrn und Frau Glass, »darauf zu achten, wann diese Gefühle des Unbehagens einsetzen, und dann etwas anderes zu *tun*.« Außerdem bat das Team sie, »darüber zu berichten, wie sich ihr Gefühl verbessert hatte, nachdem sie etwas anders gemacht hatten als vorher.«

In der dritten Sitzung berichteten sowohl Herr als auch Frau Glass, dass sie sich besser fühlten. Frau Glass schrieb das dem Therapieteam zu, das sie darauf hingewiesen habe, sie könne zwischen »guten und schlechten Gefühlen« wählen. Das Team gratulierte den beiden zu dieser Entdeckung und äußerte dann die Ansicht, dass die schlechten Gefühle wahrscheinlich wiederkehren oder ihr Erleben wieder bestimmen würden. Doch würde dieser Rückfall dem Paar weitere Gelegenheit geben, zwischen guten und schlechten Gefühlen zu wählen.

In der folgenden Sitzung berichteten Herr und Frau Glass, sie fühlten sich wesentlich besser als in den letzten Jahren. Mit dieser Sitzung wurde die Therapie beendet.

Kommentar: An keinem Punkt im Verlauf der Therapie wurden irgendwelche Verhaltensziele oder Zeichen für Fortschritt definiert. In solchen Situationen ist es für das Team immer schwierig zu *erkennen*, ob die Therapie erfolgreich war; es ist nur aufgrund der Berichte der Klienten möglich. Dennoch kann das Team isomorphe Interventionen oder Botschaften entwickeln, die ebenso vage sind wie die Informationen der Familie selbst. Wenn man bedenkt, dass diese Botschaften der Familie »aus einem anderen Blickwinkel« präsentiert werden, kann die Familie trotzdem in den Genuss des ersehnten Bonus der Veränderung gelangen. Da die Familienmuster und die

Interventionen vage sind, wird natürlich auch das Ergebnis vage ausfallen.

5. Wenn die Familie berichtet, sie habe eine direkte Aufgabe nicht ausgeführt (aus welchem Grunde auch immer), so kann das entweder bedeuten, (a) dass das Nichtausführen von Aufgaben charakteristisch ist für die Art zu kooperieren, die die Familie zeigt, oder (b) dass die Landkarte (Beschreibung) des Teams vom Kooperationsmuster der Familie, so wie es sich in der ersten Sitzung gezeigt hat, nicht exakt genug war, als dass es isomorph hätte sein können. In beiden Fällen muss das Team sein Verständnis der Familienmuster neu definieren. Dann kann es »als Experiment« eine direkte Aufgabe stellen, um seine neue Beschreibung zu prüfen. Wenn die Familie anschließend berichtet, sie habe das Experiment ausgeführt, ist die neue Beschreibung des Teams wahrscheinlich in stärkerem Maße isomorph. Berichtet die Familie jedoch, dass sie das Experiment *nicht* ausgeführt habe, so zeigt dies dem Team wahrscheinlich, dass das Ausführen von Aufgaben nicht Bestandteil der Art der Familie zu kooperieren ist. In jedem Fall liefert die Reaktion dem Team zusätzliche Informationen darüber, wie es sich isomorph verhalten und wie es am besten fortfahren kann, mit der Familie zu kooperieren. Auch ohne direkte Aufgaben kann Veränderung durch Botschaften gefördert werden, die isomorph genug sind, um der Familie zum gewünschten Bonus zu verhelfen. Natürlich kann das Team fortfahren zu kooperieren, indem es keine Aufgaben stellt, oder es kann Geschichten benutzen (siehe oben unter Punkt 2). Die Familie braucht dann nichts zu *tun*, um zu kooperieren, da sie nicht direkt aufgefordert wird, etwas zu *tun*. (Diese Methode lässt sich wirksam bei widerstrebenden Familien und sogar bei »unfreiwilligen« Klienten anwenden.)

   Beispielsweise beklagten sich Herr und Frau King und ihre Tochter Janet (14 Jahre alt) darüber, was passierte, wenn Janet nicht ihren Willen bekam. Abgesehen von häufigen Wutanfällen, rannte Janet manchmal aus dem Haus und blieb bis spätabends verschwunden. Die Familie wurde gebeten, in der Zeit bis zur nächsten Sitzung genaue Notizen darüber zu machen, wann und wo es zu diesen Streitigkeiten kam und wer jeweils daran beteiligt war.

Während der zweiten Sitzung war kein Mitglied der Familie King in der Lage, über diese Details zu berichten. Kurz nach der ersten Sitzung hatte Janet einen »starken Wutanfall« gehabt, und dies hatte alle sehr durcheinandergebracht. Obgleich im Laufe der Woche noch weitere Wutanfälle folgten, konnte sich niemand daran erinnern, wann dies gewesen und wer daran beteiligt war. Herr und Frau King fuhren fort, detailliert ihre Beschwerden über Janets Verhalten vorzutragen. Im Laufe der Sitzung wurde dem Team klar, dass die Familie King zeigte, dass sie der Ansicht war, das Problem liege »bei Janet«, weshalb Herr und Frau King nicht bereit waren, Aufgaben auszuführen, weil sie glaubten, auf diese Weise implizit zu akzeptieren, dass *sie* sich verändern müssten. Nach Herrn und Frau Kings Meinung lag das Problem jedoch bei Janet, und folglich musste *sie* sich verändern. Auch Janet zeigte dem Team, dass sie es nicht für notwendig hielt, sich zu verändern. Das Team entschuldigte sich bei der Familie dafür, dass es ihr in der vorigen Sitzung die falschen Hausaufgaben aufgegeben habe, und äußerte weiterhin, es sei froh, dass die Familie King die gestellte Aufgabe nicht ausgeführt hatte, da dies die Situation wahrscheinlich nur noch verschlimmert hätte. Das Team machte der Familie Komplimente wegen ihrer Beschreibungen der komplizierten Situation, in der sie sich befand, und entschuldigte sich dafür, dass es – das Team – die schwerwiegende Natur von Janets Schwierigkeiten nicht gesehen habe. Mit diesen Aussagen endete die Sitzung.

Die Beschwerden über Janets Verhalten wurden auch in der dritten Sitzung fortgesetzt. Die Familie berichtete, es habe sich nichts verändert. Das Team wandte sich an Herrn und Frau King mit der Bitte, in die Durchführung eines Experiments einzuwilligen, obgleich eindeutig Janet große Probleme habe. Die Durchführung des Experiments könnte dem Team helfen, sich über die Art des Problems klar zu werden. Das Team bat Herrn und Frau King, etwas anderes zu machen – ganz gleich, was –, wenn Janet das nächste Mal einen Wutanfall bekomme. Janets Reaktion darauf würde dem Team helfen, sich darüber klar zu werden, »welche Art von Problem« Janet habe. (Das Team erwartete nicht, dass Herr und Frau King dieses Experiment tatsächlich ausführen würden. Die Aufgabe sollte lediglich die Beschreibung überprüfen, die das Team über die Art der Familie King zu kooperieren entwickelt hatte.)

Während der folgenden Sitzung berichteten Herr und Frau King, es sei ihnen nichts eingefallen, was sie hätten anders machen können, und deshalb hätten sie das Experiment nicht ausgeführt. (Dadurch wurde dem Team klar, welche Art des Kooperierens die Familie King zeigte.) Nun plante das Team eine Intervention, die von keinem Mitglied der Familie das Ausführen einer Aufgabe forderte. In dieser Botschaft formulierte das Team, dass Janets Probleme (a) ein unreifer Versuch seien, durch ihr kindisches »Unartigsein« die Aufmerksamkeit ihrer Eltern zu fesseln, und (b) dies wahrscheinlich so lange so weitergehen werde, bis sich für Janet erwiesen habe, dass ihre Eltern auch dann weiterhin intensives Interesse für sie aufbringen würden, wenn die Probleme nicht mehr aufträten. Beide Punkte wurden ausführlich besprochen, und es wurde keine Aufgabe gestellt.

Während des dreiwöchigen Zeitraums bis zur nächsten Sitzung verringerte sich die Häufigkeit von Janets Wutanfällen, und auch ihre Intensität nahm stark ab. Dies schien jedoch an der Zahl der Beschwerden der Eltern nichts zu ändern. Nach zwei weiteren Wochen war auch die Zahl der Beschwerden der Eltern zurückgegangen, und die Zahl der Wutanfälle war ebenfalls weiter verringert worden.

Kommentar: Bei dieser fünften Kategorie von Reaktionsmustern ist es für das Team am schwierigsten, mit isomorphen Botschaften zu reagieren. Zunächst ist es gewöhnlich unklar, ob das »Nichtausführen« der Aufgabe eine an das Team gerichtete Botschaft ist, die beinhaltet, dass seine Beschreibung von der wahrscheinlichen Art der Familie zu kooperieren nicht besonders zutreffend war, oder ob die Nichtausführung das ist, was die Familie über ihre Art zu kooperieren gezeigt hat. Eine als Experiment gestellte Aufgabe ist häufig die effektivste Art, die Bedeutung der Botschaft zu klären.

Diese fünfte Kategorie kann zu paradoxen Interventionen veranlassen. Die Muster der Familie King können in dem Sinne beschrieben werden, dass sie die Botschaft enthalten: »Helft uns, uns zu verändern – wir werden aber nichts tun, um euch zu helfen, uns zu helfen, uns zu verändern.« Diese

Aussage ist, wenn sie vom Team hergeleitet wird, eindeutig selbstreflexiv. Der zweite Teil – der aus der Nichtausführung der Aufgabe hergeleitet wird – wird als »Meta« zum ersten Teil der Aussage beschrieben: Er kommentiert sich selbst auf einer anderen Ebene. Die Intervention kann deshalb als Gegenparadoxon bezeichnet werden, da die Botschaft des Teams das problematische Verhalten lediglich »erklärt« und dann die Ansicht vertritt, dass nichts getan werden könne, bis das Problem gelöst sei. Das Team vertritt die Auffassung, die einzige Art, wie die Eltern das Problem lösen könnten, sei, zu beweisen, dass sie sich auch dann noch um ihre Tochter kümmern würden, wenn das Problem gelöst sei. Das heißt, dass Team rät der Familie, sich *nicht* zu verändern, bis sie sich verändert hat: ein Spiegelbild dessen, wie das Team die Botschaft der Familie King beschrieben hat.

Doch ist diese Denkgymnastik nicht unbedingt notwendig. Die Konzepte der Kooperierens und des Isomorphismus legen eine andere Erklärung nahe. Die Familie King hatte dem Team gezeigt, dass das Ausführen von Aufgaben nicht Bestandteil ihrer Art zu kooperieren war. Deshalb konnte das Team am besten mit der Familie kooperieren, indem es keine Aufgaben stellte. Die isomorphe Intervention kann aus einem anderen Blickwinkel auf dem Familienmuster abgebildet werden, wodurch die Familie den Bonus der Veränderung erhält. Die Verhaltensänderungen, die folgten, zeigen, dass eine Wechselbeziehung zwischen der Botschaft und den Veränderungen besteht.

Flussdiagramm oder Entscheidungsbaum

Diese klinischen Vignetten veranschaulichen die Muster der Interventionen aufgrund des Reaktionsberichts. Als Vignetten skizzieren die Beispiele lediglich die Muster, die später detaillierter untersucht werden. Die Muster lassen sich grafisch darstellen (wie Abb. 4.3 zeigt), was dem Therapeuten helfen kann zu entscheiden, welches das beste therapeutische Muster des Kooperierens ist.

Lesen des Diagramms: Am Ende der ersten Sitzung wird der Familie ein Kompliment gemacht und ein Hinweis gegeben; beide basieren auf der Beschreibung des Teams bezüglich dessen, wie die Familie ihre Art zu kooperieren zeigt. Aufbauend auf der Voraussetzung, dass Aufgaben helfen können, Veränderungen herbeizuführen, ist der Hinweis in der ersten Sitzung in den meisten Fällen eine direkte Aufgabe. Die Reaktion, über die die Familie in der nächsten Sitzung berichtet, ist eine Information über den Unterschied zwischen der vorläufigen Beschreibung des Teams und der Art zu kooperieren, die die Familie zeigt.

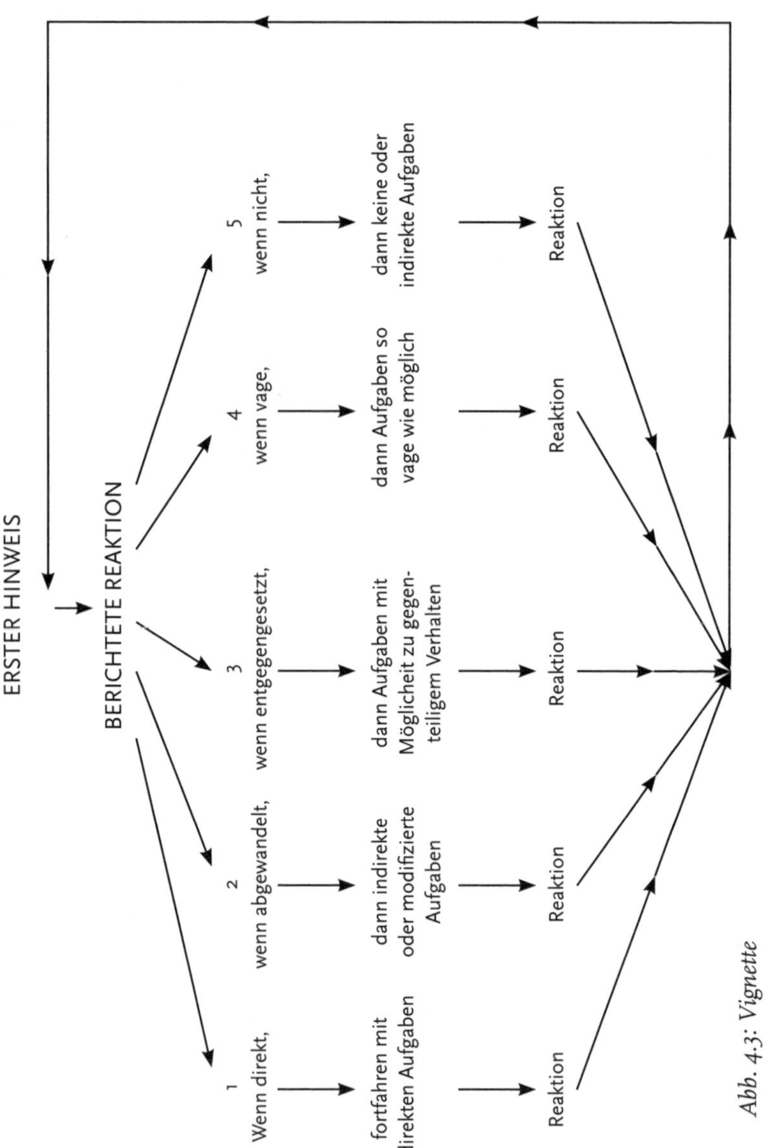

Abb. 4.3: Vignette

Wenn die Familie die direkte Aufgabe auf eine direkte, unumwundene Weise ausführt und darüber entsprechend in der folgenden Sitzung berichtet, kann das Team die Kooperation zwischen Team und Familie weiterhin fördern, indem es die eingeschlagene Richtung mit einer anderen direkten Aufgabe weiterverfolgt (Abb. 4.3, Spalte 1). Diese Intervention wird in jedem Fall *irgendeine* Reaktion hervorrufen (unten in Spalte 1), über die dann in der folgenden Sitzung berichtet wird.

Die in der dritten Sitzung berichtete Reaktion ist wieder oben in einer Spalte der Tabelle zu finden (Abb. 4.3), der man dann weiter folgt: Ist die Reaktion direkt, so kehrt das Team zu Spalte 1 zurück; hat die Familie die Aufgabe abgewandelt, so wechselt das Team zu Spalte 2 über; berichtet die Familie, sie habe das Gegenteil der gestellten Aufgabe getan, so wechselt das Team zu Spalte 3 über; klingt der Bericht der Familie vage oder verwirrt, so wechselt das Team zu Spalte 4; berichtet die Familie, sie habe die Aufgabe nicht ausgeführt, so wechselt das Team zu Spalte 5.

Wenn der Familie eine indirekte und modifizierbare Aufgabe gestellt wurde (Spalte 4) und sie mit konkreten Informationen antwortet oder Klärung verlangt, so kann das Team fortfahren zu kooperieren, indem es zu Spalte 1 überwechselt. Dies ähnelt Ericksons »Konfusionstechnik« (Haley 1967), bei der die Verwirrung so lange gesteigert wird, bis der Klient selbst Klarheit fordert (siehe Kap. 5). Das heißt, indem das Team mit der Unbestimmtheit der Familie kooperiert hat, hat es durch die Art seiner Intervention die Art der Familie zu kooperieren verändert, wie die von der Familie berichtete Veränderung anzeigt.

Natürlich ist dieses Flussdiagramm oder dieser Entscheidungsbaum (Abb. 4.3) nur ein Leitfaden, der dem Therapeuten helfen soll zu entscheiden, welche Kategorie von Aufgaben im konkreten Fall am passendsten ist. Wie man solche Aufgaben entwickelt, geht über die Darstellungsmöglichkeiten dieses simplen Diagramms hinaus; dies wird in einem späteren Kapitel behandelt. Wichtig ist hier zu erkennen, dass der Reaktionsbericht der Familie dem Team Aufschluss darüber gibt, wie es am besten weiterhin mit der Art der Familie zu kooperieren umgehen sollte. Dies ist eine Kommunikation über die sich entwickelnden Muster des Suprasystems. Der Therapeut verschreibt seine Aufgaben nicht einfach nach Lust und Laune. Vielmehr basieren sie auf der Information, die das Reaktionsmuster, das die

Familie gezeigt hat, enthält. Ungefähr so wie das Aufleuchten des roten Lämpchens auf dem Armaturenbrett als Warnsignal fungiert, zeigt der Bericht der Familie dem Therapeuten an, was er als Nächstes tun muss, um das Suprasystem auf dem Weg zum gewünschten Ergebnis zu halten.

Das Planen und Entwerfen von Aufgaben

Einige Therapeuten scheinen übereinstimmend der Meinung zu sein, dass es schwierig ist, wirksame Aufgaben zur Verwendung in der Familientherapie zu entwerfen, weil der Plan nicht nur das problematische Verhalten des Individuums (also das traditionelle Symptom) umfassen sollte, sondern auch das gesamte Interaktionsmuster der Familie, welches das problematische Verhalten umgibt. Weiterhin beinhaltet dieses Modell, dass die Muster des Suprasystems berücksichtigt werden müssen.

Die Mailänder Gruppe (Selvini Palazzoli, Boscolo, Cecchin a. Prata 1974) hat ein »Familienritual« beschrieben, eine nur einmal verwendbare Aufgabe, deren Zweck zu sein scheint, das Bedürfnis der Familie nach einem Symptom auf nachhaltige Weise zu unterminieren. Die Gruppe stellte fest, dass diese Art von Aufgabe wie maßgeschneidert für ein bestimmtes Familiensystem ist und dass sie auf verschiedenen Ebenen isomorph sein muss. Es ist schwierig, derartige Familienrituale zu erfinden, und sie lassen sich nicht auf andere Familien übertragen – ganz gleich, wie ähnlich die Therapeuten die jeweiligen Familien beschreiben mögen. In jüngerer Zeit beschrieb die Mailänder Gruppe eine »Ritualverschreibung« (Selvini Palazzoli, Boscolo, Cecchin a. Prata 1978), die man bei vielen Familien verwenden kann, in denen es ein oder mehrere problematische Kinder gibt. Abgesehen von ein paar unwichtigen Details bleibt diese Verschreibung bei unterschiedlichen Familien gleich. Wichtig ist auch zu erwähnen, dass sich die Mailänder Gruppe mit der Nützlichkeit der Mitarbeitsverweigerung einer Familie für das Team auseinandersetzt. Papp (1977) beschrieb das »Verschreiben des Systems«, was eine »paradoxe Intervention« ist, durch die die Familie aufgefordert wird, weiterhin zu tun, was sie ohnehin bereits tut, dies jedoch nun zum Besten der Familie statt deshalb, weil sie gar nicht anders kann. Haley (1976), Minuchin (1974), Andolfi (1979), Watzlawick et al. (1974) und de Shazer (1975b, 1978, 1979b, 1980b) beschreiben die Verwendung von Aufgaben zur Herbeiführung von Veränderungen.

Wirksame Aufgaben scheinen gewissen Metamustern zu folgen (oder Mustern von Mustern). Goffman (1977) hat den Prozess der Verwandlung »ernsthafter« Aktivitäten in »spielerische« Aktivitäten untersucht. Aus seiner Untersuchung über Rahmen und darüber, wie man Rahmen verändern kann, entwickelte er einige Leitlinien für diese Transformation, die als Metamuster dienen können. Diese Leitlinien kann der Therapeut als Ganzes (de Shazer 1980b) oder teilweise benutzen, um effektive Aufgaben zu entwickeln. Die Leitlinien sollen dem Therapeuten helfen, seine Entwürfe auf den Mustern der Familie aufzubauen, dabei jedoch ihre Form zu verändern und sie in einen anderen Kontext zu stellen.

Leitlinien

1. Die spielerischen Akte werden so ausgeführt, dass ihre gewöhnliche, ernsthafte Funktion nicht verwirklicht wird. Es wird dafür gesorgt, dass die Stärke der »Spieler« ungefähr gleich ist.
2. Manche normalen Handlungen werden übertrieben.
3. Die normale Abfolge dient als Muster, das weder genau befolgt noch vollständig ausgeführt wird, sondern willkürlich aufgenommen und wieder fallen gelassen wird.
4. Die geforderten Aktivitäten wiederholen sich.
5. Jeder Spieler hat die Möglichkeit, das Spiel zu beenden, nachdem es begonnen hat.
6. Während des Spiels kann die Hierarchie der Spieler sich ändern oder umgekehrt werden.
7. Das Spiel scheint unabhängig von allen äußeren Bedürfnissen der Teilnehmer zu sein, und es dauert länger, als die Interaktionen dauern würden, denen es nachempfunden ist.
8. Das Spiel ist sozial; insofern es mehr als einen Teilnehmer erfordert, ist es leichter, den Charakter des Spielerischen aufrechtzuerhalten.
9. Es sind Zeichen vorhanden, die den Anfang und das Ende des Spielerischen anzeigen. (Adaptiert nach Goffman 1977, S. 53–55.)

Sobald die Familie dem Therapeuten ihre Art zu kooperieren gezeigt hat, können ihm diese Leitlinien dazu dienen, Aufgaben zu planen. Das Muster der Familie, die Verhaltenssequenz, so wie sie beschrieben worden ist, muss die Basis für diese Art von Intervention bilden. Die »konkreten Tatsachen« des Musters, das die Beschwerde umgibt, müssen benutzt werden, und diese Leitlinien können dem Therapeuten helfen zu entscheiden, wie er die Sequenz und den Kontext, in dem das Muster ausgeführt wird, abändern könnte. Mit anderen Worten, Goffmans Leitlinien (Goffman 1977) können dem Therapeuten helfen, die Verhaltenssequenz umzudeuten *(reframe)*, indem er Teile der Sequenz verändert. Fallbeispiele sollen diesen Prozess der Umdeutung *(reframing)* und die Benutzung des Flussdiagramms bzw. Entscheidungsbaums veranschaulichen.

Die Tonart wechseln

Es mag wie eine Selbstverständlichkeit klingen, dass kleine Veränderungen leichter zu erreichen sind als große. Doch Therapeuten wie auch Familien sind häufig gezwungen, kleine Veränderungen als das »einzig Mögliche« zu akzeptieren, als eine Art »zweitbester Lösung«. Dies ist oft die Einstellung, die Beobachter einer Familienkurztherapie beschreiben. Der Beobachter sieht das Team sorgfältig und vorsichtig auf eine kleine Veränderung hinarbeiten – ein Zeichen für Fortschritt – und die Arbeit als erfolgreich betrachten, wenn eine kleine Veränderung in dem Rahmen eingetreten ist, der das Rätsel der Familie umgibt. Dieser Aspekt der Familienkurztherapie überrascht Beobachter häufig. Sie staunen manchmal und sagen: »Wie kann ein Therapeutenteam so geringfügige Veränderungen als für die Familie und das Problem der Familie bedeutsam erachten?«

Doch kleine Veränderungen, die den Prozess der Umdeutung einleiten, führen häufig letztendlich zu umfassenderen Ergebnissen: zur Lösung des Rätsels, nachdem das Ziel erreicht ist. Sobald eine kleine Veränderung eingetreten ist, ist die Familie in der Lage, das Beschwerdemuster auf andere Weise wahrzunehmen, wodurch sie einen Bonus empfängt.

Das systemische Konzept der Ganzheit und Batesons »Selbstheilungstautologie« (Bateson 1982) beinhalten, dass sich die gesamte Organisation eines Systems verändert, wenn irgendein Aspekt verändert wird; jeder Aspekt des Systems impliziert den gesamten Rest des Systems. Diese Art von Reorganisation erfordert Zeit, und der Therapeut muss diesen Zeitbedarf, der von Familie zu Familie unterschiedlich groß ist, respektieren. Die Mailänder Gruppe ist dazu übergegangen, generell zwischen den einzelnen Sitzungen ein Zeitintervall von einem Monat verstreichen zu lassen, weil die Reorganisation nach

Ansicht dieser Gruppe diese Zeitspanne erfordert (Selvini Palazzoli, Boscolo, Cecchin u. Prata 1977).

Das Beispiel einer musikalischen Komposition soll diese Vorstellung bezüglich der Auswirkungen kleiner Veränderungen noch klarer machen. Wie alle Künste und Fertigkeiten des Menschen hat auch die Musik gewisse Regeln und Muster, an die sich der Komponist bewusst oder unbewusst hält. Wenn wir Musik hören, nehmen wir Tonfolgen wahr, die in unseren Ohren entweder angenehm klingen oder nicht. Sobald wir eine bestimmte Tonfolge kennen, erkennen wir an jeder Abweichung von dieser Folge sogleich, dass irgendetwas anders ist. Dies gilt umso mehr für den Komponisten, da er »erkennen« kann, dass etwas »falsch« ist, wenn er eine solche Sequenz komponiert. Stellen wir uns nun einmal vor, J. S. Bach hätte die Tonfolge komponiert, die in Abbildung 4.4 in Notenschrift dargestellt ist.

Die Tonfolge dieses Beispiels lautet: F – A – H – C – A – D – C – H – A. Wenn Sie diese Tonfolge auf einem Klavier spielen würden, würden Sie merken, dass man dazu ausschließlich weiße Tasten braucht. Wir können diese Melodie entweder als angenehm oder als nicht angenehm für unsere Ohren empfinden.

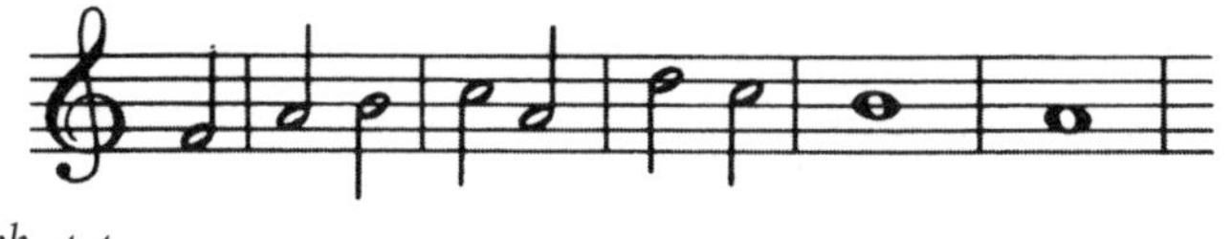

Abb. 4.4

Wie jede Sequenz menschlichen Bemühens nehmen wir diese Melodie entweder als effektiv (d. h. ihren Zweck erfüllend) oder als ineffektiv wahr. Wenn wir die Musik als »nicht ganz richtig« wahrnehmen, können wir sie (als experimentierende Komponisten) verändern.

Wenn wir uns vorstellen, dass Bach diese Tonfolge komponiert hätte und dass er nicht völlig zufrieden damit gewesen wäre, so hätte er sie auf verschiedene Weisen abändern können. Die verschiedenen Töne (oder Verhaltensweisen) in der Sequenz könnten verändert werden (d. h., an die Stelle des C könnte man ein D setzen), oder die Tonart (der Name des Kontexts) könnte verändert werden, was vielleicht die am leichtesten und schnellsten zu realisierende Veränderungsmöglichkeit wäre. Übrigens hat Bach diese Tonfolge tatsächlich komponiert, allerdings mit einer kleinen Veränderung *am Anfang* der Sequenz, so wie es in Abbildung 4.5 zu sehen ist.

Aufgrund dieser Veränderung der Tonart (oder des Kontexts) ist die Tonfolge leicht verändert: F – A – B – C – A – D – C – B – A. Bachs geringfügige Veränderung der Tonart beeinflusst die Melodie (das Verhalten). Das heißt, indem er statt des H das um einen Halbton verminderte B benutzte, wurde die Tonfolge effektiver für ihn. Wenn wir die zweite Version mit der ersten vergleichen, hören wir eine völlig andere Melodie, was unsere gesamte Wahrnehmung der Tonsequenz verändert. Doch besteht der Unterschied nicht einfach darin, dass aus dem Ton H in der Tonsequenz ein B geworden ist. Vielmehr ist der gesamte Klang der Melodie (der Kontext) völlig verändert worden, sodass wir das Gesamtergebnis völlig anders bewerten. Dabei kann es sein, dass wir diese Veränderung ebenso wie Bach für effektiv halten oder dass wir es nicht tun.

Wenn wir uns vorstellen können, dass Bach den gleichen Schritt vollzog, als er diese Melodie komponierte, dann muss auch alles, was er nach dieser Sequenz schrieb, tiefgreifend durch die Veränderung der Tonart beeinflusst worden sein. Diese kleine Veränderung beeinflusst die Harmonie (einen Teil des musikalischen Kontexts) und andere mit ihr zusammenhängende Töne in der gesamten Komposition (dem Verhalten). Durch Vermindern des H um einen Halbtonschritt zum B (eine sehr kleine Veränderung bzw. Nachricht von einem Unterschied) konnte Bach auf einfachste Weise die musikalische Bedeutung der Tonfolge und der Erfahrung, die wir mit ihr machen, verändern.

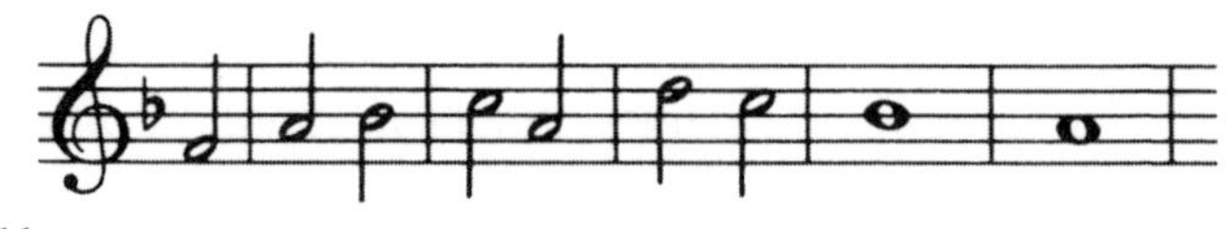

Abb. 4.5

Indem Bach die Tonart veränderte, tat er etwas, das dem ähnelt, was ein Therapeut tut, wenn er den Umdeutungsprozess einleitet, indem er einer Familie hilft, eine kleine Veränderung am »Anfang« einer Interaktionssequenz (d. h. des Beschwerdemusters) zuwege zu bringen. Die gesamte Sequenz ist danach nicht mehr so, wie sie zuvor war. Jedes Mal wenn der Ton auf der Mittellinie des Notensystems gespielt wird, ist dies ein B, das einen Halbton tiefer liegt als das H. Das Ergebnis dieser Veränderung ist im gesamten Musikstück zu spüren, nicht nur in dieser kurzen Melodie, sondern auch in der Harmonie, die der Melodie zugrunde liegt.

Der Komponist hätte auch andere Möglichkeiten gehabt, diese Tonfolge zu verändern. Jeden einzelnen Ton in der Sequenz hätte er verändern können, doch das Verminderungszeichen am Anfang einzufügen und dadurch die Tonart oder den Kontext zu verändern statt einen einzelnen Ton, war eine der leichtesten Veränderungsmöglichkeiten, die sich ihm anboten. In der Arena der Familienkurztherapie ist die leichteste Art, »die Tonart zu verändern«, dies mithilfe einer isomorphen Intervention zu tun. Eine Änderung der Tonart ist für den Musiker ein Zeichen dafür, anders zu spielen, und es hat zur Folge, dass der Zuhörer die Musik auf eine andere Weise wahrnimmt. Wenn man in der Therapie »die Tonart verändert«, so fängt dadurch der Kontext an, sich zu verändern, da sich das Verhalten verändert, und dadurch wird der gesamte Sinnzusammenhang verändert. Doch dieses Verändern der »Tonart« ist für den Familientherapeuten nicht immer leicht, und wahrscheinlich ist es auch für den Komponisten keine so leichte Aufgabe.

Holismus: In der Musik ist es so wie in jedem anderen System: Wenn man irgendetwas verändert, ergeben sich dadurch auf natürliche Weise weitere Veränderungen. Durch die Veränderungen von H nach B ist mehr geschehen, als dass einfach nur der Ton auf der Mittellinie um einen Halbtonschritt erniedrigt worden wäre. Im musikalischen System führt diese Tonartveränderung auch zur »Veränderung der Beziehungen« zwischen allen Tönen der Komposition als eines Ganzen. Beispielsweise liegen zwischen D und H drei Halbtonschritte, wohingegen zwischen D und B vier Halbtonschritte liegen. Immer besteht dieser Unterschied von einem Halbtonschritt zwischen den Tönen in den beiden Tonsequenzen: ein Halbtonschritt mehr, wenn man die Tonleiter abwärts spielt zum B, und ein Halbtonschritt weniger, wenn man sie aufwärts zum B hin spielt.

Im musikalischen System hat diese Veränderung von H nach B immer die gleiche voraussagbare Veränderung zur Folge. D ist immer D. Zumindest in Bachs musikalischer Sprache kann, wenn man das H zum B macht, der nächste Ton nicht zwischen die Klaviertasten fallen und zu etwas werden, das »nicht ganz D« ist. Ein Ton kann nicht 3,5 Halbtonschritte von einem anderen Ton entfernt liegen.

Menschliche Interaktionssequenzen hingegen sind nicht ganz so voraussagbar. Sobald eine Sequenz einmal entstanden ist, folgt sie bestimmten Mustern (oder Metamustern) und ist – innerhalb gewisser Grenzen – ziemlich vorhersagbar. Die Verhaltensweisen, die einander innerhalb einer Sequenz ersetzen zu können scheinen, können gewöhnlich als der gleichen Klasse von Verhaltensweisen zugehörig beschrieben werden. Ein Kind zu verprügeln, ein Kind anzuschreien oder ein Kind zu schlagen sind allesamt Verhaltensweisen, die als Mitglieder der gleichen Klasse beschrieben werden können, einer Klasse, die man unter dem Oberbegriff »disziplinierende Verhaltensweisen« zusammenfassen könnte.

Wenn Familienkurztherapeuten Veränderung fördern, indem sie die »Tonart« wechseln, helfen Sie der Familie, am Anfang des Beschwerdemusters Verhaltensweisen einer neuen Klasse einzufügen. Doch welche Veränderungen in der Sequenz sich daraus ergeben, ist nicht immer voraussagbar. Sicher ist nur, dass die Sequenz nicht so bleiben kann, wie sie vorher war. Ihrer Natur nach (möglicherweise) oder zumindest aufgrund der Natur unserer Beschreibungen werden Interaktionssequenzen gewöhnlich als redundant bezeichnet. Diese Sequenzen erscheinen starr, insofern nur Verhaltensweisen der gleichen Klasse einander »spontan« ersetzen. Wenn die »Tonart« verändert wird, wirkt das neue Verhalten so, als würde es die Türen für jedes zufällige Verhalten öffnen, für ein Verhalten einer anderen Klasse. Die Tonartänderung »zerstört« die Sequenz und führt den Zufall in die Interaktion ein. Ein neues Verhalten könnte eine Reaktion dreieinhalb Halbtonschritte vom ursprünglichen Ton entfernt auslösen, was ein Ton wäre, der sich in den Ritzen zwischen den Klaviertasten befände. Natürlich ist das neue Verhalten, das die Tonartänderung zum Vorschein bringt, durch das Spektrum der möglichen Verhaltensweisen begrenzt, die das Individuum in die Situation mitbringt. Obgleich zwei Familien eine »neue Sequenz« mit einem Spritzer aus einer Wasserpistole beginnen mögen, kann die sich dadurch ergebende Sequenz in beiden Fällen sehr verschieden sein. Auch wenn die Beschreibungen (Landkarten) der Muster der Familie, die das Team entwickelt hat, sehr ähnlich sind und das Team entscheidet, als Bestandteil seiner Intervention eine Tonartänderung zu benutzen, können die Ergebnisse in beiden Fällen sehr unterschiedlich sein.

Eine Fallgeschichte

Die Technik der »Tonartveränderung« kann bei Paaren (oder bei größeren Familien) ein effektives Werkzeug sein, wenn die Verhaltenssequenz klar (eindeutig) ist und wenn das Team entdeckt hat, dass es für die Art des Paares zu kooperieren charakteristisch ist, dass es auf direkte Aufgaben direkt reagiert. Herr und Frau Harper waren kürzlich aus einer kleinen Stadt auf dem Lande in eine Großstadt umgezogen. Die wichtigsten Gründe für diesen Umzug waren, dass sich Herrn Harpers Tendenz zur Gewalttätigkeit in der Nachbarschaft herumgesprochen hatte und dass Frau Harper glaubte, man würde ihr die Schuld für die Gewalttätigkeit ihres Mannes anlasten – was sie nicht ertragen konnte. Da Herr Harper sein ganzes bisheriges Leben am gemeinsamen Wohnort des Paares gelebt hatte, war bei den Nachbarn und Bekannten der Eindruck entstanden, seine Frau müsse die Schuld an seiner plötzlichen Gewalttätigkeit tragen. In der Öffentlichkeit trat Herr Harper als sanftmütiger Mann auf, der den Eindruck erweckte, er könne »keiner Fliege etwas zuleide tun«.

Sitzung 1

Während der Sitzung zeigte sich Herr Harper reumütig, während Frau Harper an ihm herumnörgelte, er solle gefälligst die Verantwortung dafür übernehmen, dass er einmal wieder sein Versprechen gebrochen habe, fortan jede Gewalttätigkeit zu unterlassen. Seine Sicht der Situation war, dass es nicht zu Gewalttätigkeiten kommen würde, wenn sie, Frau Harper, auch nur im geringsten Maß berechenbar wäre. Es tue ihm leid, dass es doch wieder passiert sei, doch er könne sich nun einmal nicht mit der launenhaften Art der Haushaltsführung seiner Frau abfinden: Am einen Tag sei das Essen fertig, wenn er nach Hause komme, an anderen Tagen gebe es erst Stunden später etwas zu essen. Aus ihrer Sicht hingegen war *er* unberechenbar. Einmal würde er sich darüber beklagen, dass das Essen zu spät auf den Tisch komme, weshalb sie es am nächsten Tag fertig habe, wenn er nach Hause komme. Dann jedoch beklage er sich darüber, dass das Essen *schon* fertig sei, weil er nun keine Möglichkeit habe, sich vor dem Essen erst einmal ein wenig zu entspannen und die Zeitung zu lesen. Daraufhin entschuldigte er sich bei seiner Frau dafür, dass er sie in diese Zwickmühle gebracht habe, doch fügte er hinzu, er könne nun einmal nicht voraussagen, wie an einem bestimmten Tag seine Arbeit verlaufen werde.

Drei Tage bevor das Paar zur Therapie erschienen war, war das Essen zu spät fertig gewesen. Als Herr Harper von der Arbeit nach Hause gekommen war, war er wegen eines drohenden Streiks wütend gewesen sowie über die Tatsache, dass er auf dem Weg nach Hause vorausgesagt hatte, dass das Essen wahrscheinlich nicht fertig sein werde. Deshalb hatte er, als er zur Haustür hereinkam, einen wütenden Gesichtsausdruck. Frau Harper hatte gerade dem Zeitungsausträger mehr bezahlt, als sie ihm schuldig zu sein glaubte, und deshalb hatte auch sie einen wütenden Gesichtsausdruck. Sie hatten einander eine halbe Stunde lang angebrüllt, und dann hatte er sie plötzlich zu Boden gestoßen und gedroht, sie zu erwürgen. Das Klingeln des Telefons machte der Szene ein Ende – dies war eine relativ gelinde Version ihrer üblichen Episoden von Gewalttätigkeit gewesen.

Beide formulierten klar ihre Ziele. Beide wollten, dass die Gewalttätigkeit aufhören sollte: Sie wollte, dass er lerne, sich zu beherrschen, und er wollte, dass sie sich eine geordnetere Haushaltsführung angewöhnen sollte. Frau Harper war der festen Meinung, dass sie auf dem sicheren Weg zu einer besseren Ehe wären, wenn er in der Lage wäre, mit einem wütenden Gesichtsausdruck zur Haustür hereinzukommen, und wenn dann keine Gewaltszene folgen würde (ein sicheres Zeichen für Erfolg). Auch er wollte an der Tür ohne Wut empfangen werden, wenn er sich über irgendetwas »außerhalb ihrer Ehe« wütend fühlte. Außerdem wollten sie klären, »warum« es zu den Gewaltausbrüchen kam und wer tatsächlich daran schuld war.

Sie beschrieben ihren Umzug in die Großstadt mit einer Menge Humor, womit sie die Schwierigkeiten, die sie dabei erlebt hatten, relativierten. Sie erzählten auch, wie sie einander Streiche gespielt hatten, was ihnen beiden offenbar großen Spaß gemacht hatte. Während des Umzugs hatten sie mehrmals miteinander gestritten, aber es war dabei nicht zu Gewalttätigkeit gekommen. Doch keiner von beiden vermochte zu erklären, warum manche Streite zu Gewaltausbrüchen führten und warum andere nicht.

Das Team war verblüfft über den Humor, den beide zeigten, wenn sie über irgendetwas anderes als über die Gewaltausbrüche sprachen. Es äußerte die Ansicht, die Streitigkeiten während des Umzugs hätten bei vielen Paaren »ausgereicht«, Gewaltausbrüche zu verursachen. Der Humor und die Streiche, die Herr und Frau Harper einander spielten, wiesen dem Team einen Weg, wie es sich isomorph verhalten und eine Art zu kooperieren finden konnte. Letztere wurde durch die Voraussage des Teams bestätigt, welche auf der Beschreibung des Paares basierte, dass ihre Art zu kooperieren das Ausführen von Aufgaben einschließen würde. Deshalb bereitete das Team ein »geheimes Skript« für eine Aufgabe vor, die ein wunderbarer »Streich« war, eine Tonartveränderung, die die beiden vornehmen konnten, wenn sie am Abend zum ersten Mal zusammentrafen (siehe Abb. 4.6).

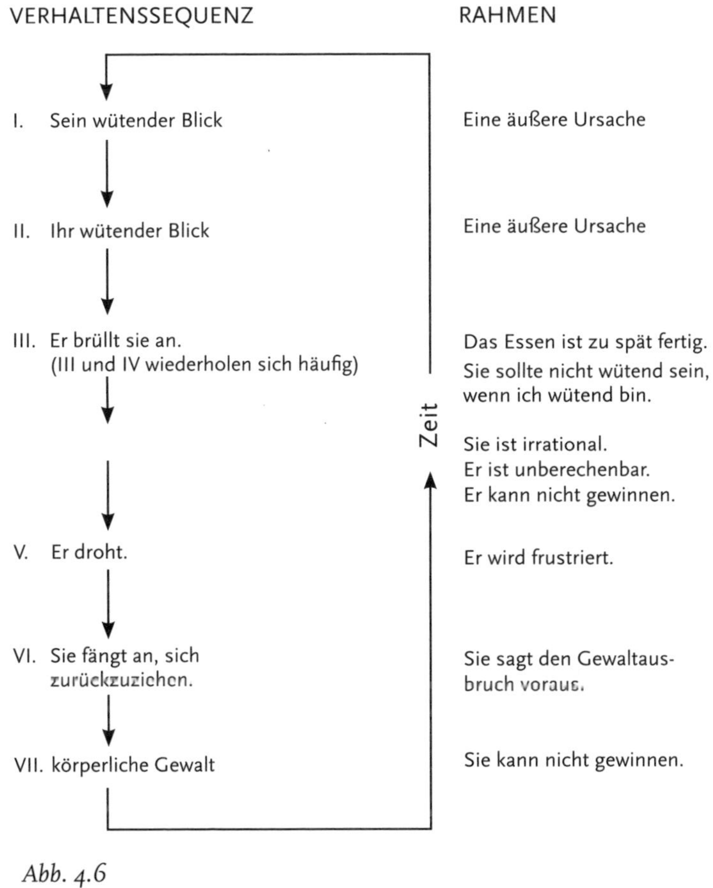

Abb. 4.6

Das Team macht dem Paar Komplimente, weil es so viele Dinge ausprobiert habe, um den Gewaltausbrüchen ein Ende zu machen: in die Großstadt umziehen, die Essenszeit verlegen, Versprechen, Selbstbeherrschungsversuche und jetzt die Therapie. Es sei nur zu verständlich, dass die beiden frustriert seien angesichts dieser vielfältigen Versuche und dass sie nun nach einer möglichst schnell wirkenden Methode suchen würden, um die Gewaltausbrüche zu beenden. Das Team äußerte jedoch, es würde sich fragen, ob das Paar mit einer Methode zufrieden sein werde, die einfach nur die Gewaltausbrüche unterbinde, ohne dass die beiden jemals herausfinden würden, »warum es zu den Gewaltausbrüchen gekommen sei« oder »wer für die Gewaltausbrüche verantwortlich zu machen sei«. Herr und Frau Harper sagten daraufhin übereinstimmend, ihr Hauptziel sei, die Gewaltausbrüche zu beenden. Der Leiter der Sitzung äußerte die Ansicht, wenn die Gewaltausbrüche erst einmal aufhören würden, würden sich die Antworten auf die genannten Fragen ebenfalls einstellen.

Dann übergab der Leiter beiden vorbereitete Zettel mit Notizen, die sie vor ihrem Partner geheim halten sollten; dieser werde ohnehin bald herausfinden, was es damit auf sich habe. Beide erklärten sich bereit, sich an diese Anweisung zu halten.

1. Herr Harper wurde instruiert, er solle, wenn er bei der Rückkehr von der Arbeit auch nur im Geringsten wütend sei, durch die Hintertür ins Haus oder rückwärts durch die Haustür kommen.
2. Frau Harper wurde gebeten, einen bestimmten Zeitpunkt für das Abendessen festzulegen, ganz gleich, was sie glaube, welche Zeit ihrem Mann jeweils recht wäre. Außerdem wurde sie gebeten, wenn sie auch nur im Geringsten wütend sei oder wenn sie glaube, wütend zu sein, entweder in der Küche oder im Badezimmer auf ihn zu warten statt an der Eingangstür.

Beide lasen die Anweisungen durch und erklärten sich einverstanden auszuprobieren, ob dies zu dem gewünschten Ergebnis führe.

Diese Hinweise wurden aufgrund der Voraussage entworfen, dass beide in der Lage sein würden, mit direkten Aufgaben zu kooperieren, und dass sie das, was bei diesen Streichen herauskomme, als humorvoll empfinden würden. Wenn einer von ihnen oder beide sich an diese Hinweise halten würden, würde die »Nachhausekommen-Sequenz« stark verändert werden, und das Zusammentreffen am Abend würde in einer anderen »Tonart« stattfinden. Welche spezifischen Verhaltensweisen sich auf diese Weise entwickeln würden, konnte das Team nicht voraussagen. Auch waren die Mitglieder des Teams nicht so naiv vorauszusagen, dass diese Veränderung der »Tonart« mit Sicherheit die Gewaltausbrüche beenden würde, da die Sequenz und die Rahmen, die die Ereignisse umgaben, wahrscheinlich noch andere Implikationen als die bereits bekannten hatten. Allerdings bestand eine Chance, dass die getroffenen Vorkehrungen die Gewaltausbrüche zumindest zwischen der ersten und der zweiten Sitzung unterbinden würden – was Sinn und Zweck von Interventionen und Voraussagen in der ersten Sitzung ist.

Sitzung 2

Herr und Frau Harper versuchten beide, die in den Notizen angegebenen Verhaltensanweisungen in die Tat umzusetzen. Als Herr Harper ein wenig früher denn von Frau Harper erwartet rückwärts durch die Haustür ins Haus kam, bekam seine Frau einen Lachanfall, der bald auch auf ihn übergriff. An einem anderen Tag wartete sie im Bad, als er durch die Hintertür ins Haus kam. Sie war überrascht, ihn in der Küche wartend vorzufinden. Frau Harper hatte das Essen von diesem Zeitpunkt an jeden Tag 45 Minuten nach seiner Ankunft fertig.

In der Vergangenheit waren die Gewaltausbrüche nie in der Küche, im Badezimmer, im Keller oder außerhalb des Hauses vorgekommen. Gewaltausbrüche waren häufig zwei- bis dreimal wöchentlich in einer zweiwöchigen Periode vorgekommen, woraufhin sie mehrere Monate lang ausblieben. Während dieser Monate hatten die Harpers zwar auch Auseinandersetzungen, doch wussten beide nicht zu sagen, was der Unterschied zwischen Streitigkeiten war, die zu Gewaltausbrüchen führten, und solchen, bei denen dies nicht der Fall war. Ebenso wenig konnten sie beschreiben, wie beide Arten von Streitigkeiten zu einem Ende kamen. Der einzig feststellbare Unterschied zwischen den verschiedenen Arten von Streitigkeiten war: Streite, die zu Gewalttätigkeiten führten, fanden gewöhnlich statt, nachdem Herr Harper von der Arbeit zurückgekommen war, und solche, die nicht zu Gewalttätigkeiten führten, begannen später am Abend.

Dem Team erschien es klar, dass gewöhnlich entweder Herr oder Frau Harper über etwas »außerhalb ihrer Beziehung« wütend war und dass es deshalb beim Zusammentreffen zu Gewaltausbrüchen kam, weil mindestens einer von beiden kurz vor dem Explodieren stand – eine sich selbst erfüllende Prophezeiung. Das Team erinnerte sich daran, dass der letzte Ausbruch von Gewalttätigkeit durch das Klingeln des Telefons beendet worden war. Deshalb lag die Vermutung nahe, dass sich bei den Harpers irgendein Signal zur Beendigung von Streitigkeiten als nützlich erweisen könnte.

Basierend auf dem Reaktionsbericht der Harpers, der auf eine direkte Reaktionsweise hindeutete (Spalte 1 des Entscheidungsbaums in Abb. 4.3), entschloss sich das Team, mit dem Paar auch weiterhin mithilfe von direkten Aufgaben zu kooperieren. Das Team war sich auch dessen bewusst, dass es wegen der Vorliebe der Klienten für Streiche und aufgrund des Reaktionsberichts fortfahren konnte, mit den beiden mittels weiterer Streiche oder anderer »unlogischer« Tricks zu kooperieren. Außerdem wollte das Team herausfinden, ob es im Zusammenhang mit der gewaltlosen Sequenz »Stoppzeichen« gab, die sich auf die Gewaltsequenz übertragen (verallgemeinern) ließen.

Das Team gratulierte den Harpers dazu, dass sie die dem ersten Anschein nach blödsinnigen Anweisungen der vergangenen Woche befolgt hätten. Der Leiter bat die beiden zu nicken, falls ihnen beim Ausführen dieser Anweisungen oder danach andere, ähnlich verrückte Ideen eingefallen seien. Beide nickten. Daraufhin bat der Leiter sie, diese Streiche für sich zu behalten und sie beim nächsten Mal, wenn sie in eine kritische Situation kämen, in die Tat umzusetzen. Beide willigten ein. Außerdem bat der Leiter sie, sich Notizen darüber zu machen, wie nichtgewaltsame Streitigkeiten, die sie miteinander hätten, zu Ende gingen. Nicht, wie oder ob sie die strittigen Fragen gelöst hätten, sondern nur, wie es ihnen gelungen sei, den Streit zu beenden. Sie willigten ein, auch diese Aufgabe auszuführen.

Das Team sagte voraus, dass die Harpers weitere Streiche anwenden und dass sie versuchen würden, die Stoppzeichen für ihre Streite herauszufinden. Die verrückten Ideen, die beiden eingefallen waren, schienen darauf hinzudeuten, dass der Tonartwechsel möglicherweise schon zur »Zerstörung der alten Sequenz« geführt hatte. Dieser Gedanke wurde zusätzlich gestützt durch die von den Harpers berichteten Verhaltensweisen, die den vom Team geplanten Streichen gefolgt waren.

Sitzung 3

Die Harpers berichteten, dass ihre beiden nichtgewalttätigen Streite in zwei Wochen »einfach in irgendetwas anderes übergegangen seien«. Zu beiden Streiten war es später am Abend gekommen. Eines Tages, als Frau Harper erwartet hatte, Herr Harper würde wütend nach Hause kommen, hatte sie ihm sein Lieblingsbier und eine Rose gekauft. Es stellte sich heraus, dass sie recht gehabt hatte. Als Herr Harper durch die Hintertür ins Haus gekommen war, hatte er das Bier, die Rose und die Botschaft »Ich liebe dich« vorgefunden. Frau Harper hatte im Badezimmer gewartet, bis sie sicher gewesen war, dass er die vorbereiteten Dinge gefunden hatte. Anschließend hatten sie einen sehr netten Abend miteinander verbracht.

Es schien offensichtlich, dass die Harpers ihren ursprünglichen Rahmen verlassen hatten. Der Tonartwechsel hatte die alte Sequenz zerstört. Wieder berichteten die Harpers über eine direkte Reaktion (Spalte 1 in Abb. 4.3) auf die gestellte direkte Aufgabe. Nun musste das Team fortfahren, so zu kooperieren, dass die Harpers außerhalb des alten Rahmens bleiben konnten, da man von keinem von beiden erwarten konnte, für alle Zeiten das tägliche Wiedersehen auf diese etwas außergewöhnliche Weise zu gestalten. Da die Harpers immer noch daran zweifelten, dass sie das Problem der Gewalttätigkeit wirklich gelöst hatten, und da das Zeichen (dass er nach Hause käme und wütend wäre, ohne dass es zu Gewalttätigkeit käme) noch nicht aufgetreten war, beschloss das Team, einen »strukturierten Streit« zu planen, der Goffmans Richtlinien folgte und der ein Signal zur Beendigung enthielt. Die Struktur umfasste ein willkürliches Beginnen und Beenden, das

Übertreiben von Mustern und klare Anfangs- und Schlusssignale. Sie war sozial, insofern beide darin mitwirkten. Die Intervention basierte auf der Sequenz, die die Harpers beschrieben hatten (Abb. 4.6). Da die Art der Harpers zu kooperieren das Ausführen von Aufgaben umfasste, war diese Intervention außerdem geeignet, die Arbeit weiterzuführen, die durch den Tonartwechsel eingeleitet worden war.

Herr und Frau Harper erhielten Komplimente, weil sie unentwegt verrückte, kreative Ideen entwickelt und sie auch in die Tat umgesetzt hatten. Außerdem machte das Team den beiden Komplimente, weil sie die Ablenkungsmethode dazu benutzt hatten, die Streite der letzten Zeit zu beenden, obgleich es bei der Ablenkungsmethode eine Schwierigkeit gibt: Es kann passieren, dass man nicht das Streiten generell beendet und sich etwas anderem zuwendet, sondern dass sich einfach nur die Thematik des Streitens verändert.

Der Leiter äußerte die Ansicht, dass die Streitigkeiten der beiden, insbesondere die gewalttätigen, zu starke Ähnlichkeit mit Raufereien hätten. Beide stimmten zu, dass sie sich nicht an irgendwelche Regeln hielten. Der Leiter äußerte die Ansicht, dass es sinnvoller sei und zu nützlicheren Ergebnissen führe, wenn man sich wie beim Boxen an bestimmte Regeln halte. Dann gab er ihnen die folgenden Regeln für Streitigkeiten, die sie an zwei Abenden während der folgenden zwei Wochen anwenden sollten. Diese Streite sollten unmittelbar nach der Heimkehr Herrn Harpers von der Arbeit stattfinden.

Regeln

1. Werfen Sie eine Münze, um festzulegen, wer anfängt.
2. Derjenige, der anfangen darf, muss zehn Minuten lang ununterbrochen über alles brüllen und schreien, was ihm in den Sinn kommt.
3. Der Verlierer muss währenddessen zuhören.
4. Dann ist der Verlierer an der Reihe, zehn Minuten lang ununterbrochen zu brüllen und zu schreien, er braucht aber nicht auf die Beschwerden des Gewinners zu reagieren.
5. Der Gewinner muss währenddessen einfach zuhören.
6. Es folgt zehnminütiges Schweigen vor der nächsten »Runde«.
7. Eine Küchenuhr mit einem lauten Signalton zeigt das Ende jedes zehnminütigen Teils oder jeder »Runde« an.
7. Diese »Boxkämpfe« sollten in der Küche stattfinden.

Der Leiter warnte die beiden davor, dass sie möglicherweise an einem anderen Abend während der beiden Wochen in eine ihrer altmodischen Raufereien verfallen könnten. Er erklärte, es sei bei jedem Veränderungsprozess völlig normal, dass man ein- oder zweimal in alte Verhaltensweisen zurückfalle. Er äußerte die Ansicht, dass diese beiden strukturierten Streite möglicherweise dafür genügen würden, fortan Streitigkeiten der alten Art zu verhindern, doch sollten sie nicht zu erstaunt sein, wenn es doch noch einmal zu einem echten Streit komme.

Nachbereitung (Follow-up)

Bei Herrn und Frau Harper kamen die Streite der alten Art nicht mehr vor. Sie berichteten, nach den strukturierten Streiten hätten sie festgestellt, dass ihre Spannungen nachgelassen hätten. Einmal vor der vierten Sitzung war Herr Harper mit einem wütenden Gesichtsausdruck nach Hause gekommen, doch es war weder zu einem Streit noch zu Gewalttätigkeiten gekommen. Sechs Monate später berichteten beide, sie würden hin und wieder auf die strukturierte Weise miteinander streiten, um Spannungen aufzulösen. Es sei jedoch nie mehr zu Gewalttätigkeiten gekommen.

Kommentar: Sicherlich war diese Therapie komplexer, als wenn »einfach nur die Tonart gewechselt« worden wäre, obgleich es als sicher gelten kann, dass genau diese Technik das alte Muster durchbrochen hatte. Die übrigen Interventionen können mit einem »Korrigieren der musikalischen Harmonien« verglichen werden, sodass sie der neuen Sequenz (Tonfolge) entsprechen, was wiederum zur Folge hatte, dass die neue Sequenz als normales Muster fungieren konnte.

5 Die Möbius-Schleife

Systemische Verwirrung

Vor der Entwicklung der binokularen Theorie der Veränderung wurde das Konzept des Isomorphismus als ein *de*skriptives Werkzeug entwickelt, das dazu benutzt wurde, im Nachhinein die Struktur von Interventionen zu erklären. Später wurde dieses Konzept so erweitert, dass man es als ein *prä*skriptives Werkzeug verwenden konnte, welches den Therapeuten in seinen Bemühungen unterstützte, Veränderungen zu fördern, indem er aufgrund einer Beschreibung des Familienmusters aus einem anderen Blickwinkel intervenierte. Dies führte zur Entwicklung der in Kapitel 3 beschriebenen Abbildungstechniken *(mapping techniques)*.

Der in Kapitel 4 vorgestellte Entscheidungsbaum (Abb. 4.3.) diente zunächst dazu, die Beobachtungen, die das Team bezüglich der von der Familie gezeigten Art des Kooperierens gemacht hatte, zu organisieren, und später dazu, dem Team zu entscheiden zu helfen, welche Art von Intervention am wahrscheinlichsten weiterhin seine Bemühungen in Richtung Kooperation unterstützen würde. In diesem Kapitel geht es um den Gebrauch der Spalte 4 des Entscheidungsbaumes: um vage oder verwirrende Reaktionsberichte.

In vielerlei Hinsicht ist die Spalte 4 des Entscheidungsbaums das Ergebnis eines Versuchs, eine Anomalie in ein existierendes Konzept einzupassen. Das Kurztherapiemodell des MRI (Watzlawick a. Coyne 1980; Weakland, Fisch, Watzlawick a. Bodin 1974) bietet einem Therapeuten keine klaren Richtlinien für die Behandlung von Paaren oder Familien, die sich zeigen, als seien sie nicht in der Lage, ein konkretes und spezifisches Therapieziel zu beschreiben. Ebenso wenig Hilfe bietet dieses Modell, wenn die einzelnen Mitglieder einer Familie spezifische Ziele haben, welche die Ziele der anderen Mitglieder ausschließen.

Ericksons »Konfusionstechnik« (Haley 1967) ist eine Technik zur Tranceinduktion, die darin besteht, die Verwirrung so lange zu steigern, bis der Klient bereit und in der Lage ist, eine klare Aussage des Hypnotiseurs zu akzeptieren. Das heißt, Erickson wendet sein erstes Prinzip an, indem er akzeptiert, was der Klient mitbringt (in diesem

Fall Verwirrung) und nutzt (»utilisiert«) dieses Verhalten dann, um mit seiner Hilfe eine Trance zu induzieren.

Entsprechend könnte man ein Paar oder eine Familie, deren Mitglieder einander ausschließende Ziele haben oder Ziele, die sie nicht artikulieren können, als »verwirrtes System« beschreiben, da weder die Betroffenen noch Beobachter wissen können, wohin sich die Familie bewegt, wohin sie sich bewegen möchte oder vielleicht sogar was da überhaupt vor sich geht.

Aus dieser Sicht kann das Problem, das dem Therapeuten vorgetragen wird, als »die Konfusion« beschrieben werden. Und von diesem Punkt aus kann das »implizite Ziel« der Beendigung der Konfusion entwickelt werden. Auf diese Weise lässt sich Ericksons Technik auch auf verwirrte (konfuse) Systeme anwenden (de Shazer 1975a, 1978). Das bedeutet, dass der Familientherapeut akzeptieren kann, was das Familiensystem mitbringt, nämlich die einzigartige Weise dieses Systems, sein Kooperieren zu zeigen (die konfusen Muster). Der Therapeut kann jene Muster dann dazu benutzen, um isomorphe Interventionen zu entwickeln, indem er die Verwirrung so lange steigert, bis eine Art Klarheit erreicht wird.

Systemische Konfusion scheint viele verschiedene Formen anzunehmen, die man alle als »vage« bezeichnen kann, sofern man die Beschreibung so erweitert, dass sie das Suprasystem umfasst. Verwirrte Subsysteme und einige andere Subsysteme kann man in dem Sinne verstehen, dass sie eine Art vager Muster zeigen sowie eine vage Art zu kooperieren, die Therapeuten häufig dazu bringt, Verwirrung zu zeigen. In diesem Kapitel wird die Anwendung der Konzepte des Kooperierens und des Isomorphismus auf vage Familienmuster beschrieben.

In den beiden Fallgeschichten in diesem Kapitel werden die diskontinuierlichen Veränderungsprozesse beschrieben, die zwei Paare während der Therapie durchlebten. (»Diskontinuierliche Veränderung« ist eine Bezeichnung für einen Veränderungsprozess, der als »in Sprüngen« vonstattengehend beschrieben wird; wohingegen die Bezeichnung »kontinuierliche Veränderung« zur Beschreibung eines Veränderungsprozesses benutzt wird, der als »Schritt für Schritt« vonstattengehend beobachtet wird.)

Bei beiden Paaren kam es im Anschluss an eine »isomorphe Intervention« zu plötzlichen, sprunghaften Veränderungen. Diese Art der Intervention erinnert an ein Möbius-Band, ein in sich verdrehtes, ringförmiges Band, bei dem die Frage, was Vorder- bzw. Rückseite ist, nicht definierbar ist. Da isomorphe Interventionen auf einer Beschreibung basieren, die ein Spiegelbild der familienspezifischen Muster (jedoch aus einem anderen Blickwinkel) ist, hat die wiederholte Anwendung von Interventionen nach Art des Möbius-Bandes es dem BFTC ermöglicht, diskontinuierliche Veränderungsprozesse zu untersuchen (siehe Abb. 5.1).

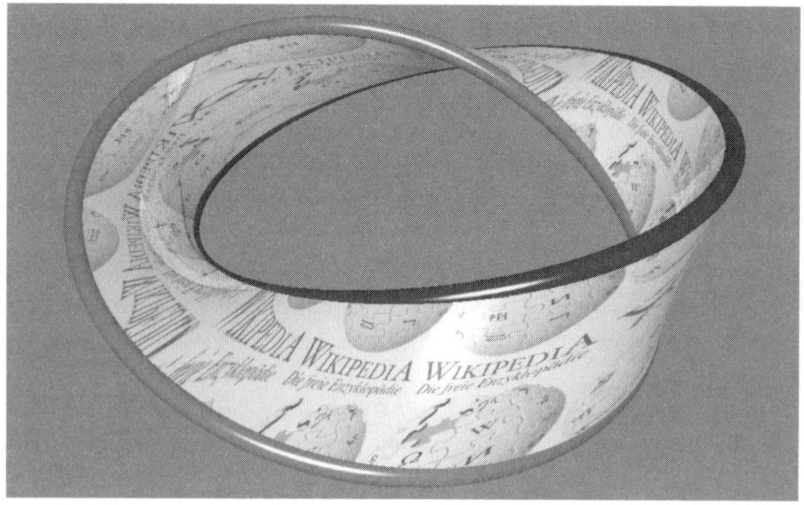

Abb. 5.1: Das Möbius-Band

In einem multikausalen, offenen System ist es schwierig, eine »Ursache-Wirkungs-Beziehung« zu charakterisieren als: »Ereignis 1 verursachte Ereignis 2.« Diese Art der Charakterisierung reicht nicht aus, will man eine zirkuläre Ereigniskette beschreiben. Der diskontinuierliche Veränderungsprozess kann als eine komplexe Interaktion verschiedener Faktoren verstanden werden. Die folgenden Faktoren scheinen hierbei hervorzuspringen, ohne dass man von einer bestimmten Reihenfolge sprechen könnte: die systemische Verwirrung der Familie (so wie sie vom Therapeuten abgebildet wird); die Demonstration einer vagen Art zu kooperieren vonseiten der Familie; das von der Familie selbst empfundene und beschriebene Unbehagen; die von der Familie selbst beschriebenen Ängste vor systemischer Desintegration; und eine Intervention, die auf allen diesen Faktoren basiert und die die Situation aus einem anderen Blickwinkel beschreibt. Jeder dieser Faktoren kann als mit jedem der übrigen Faktoren separat oder kollektiv interagierend verstanden werden, so wie in Abbildung 5.2 zu sehen ist.

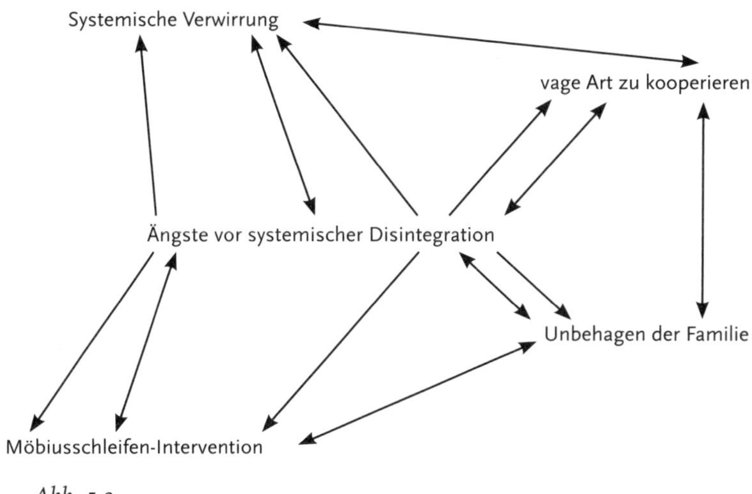

Abb. 5.2

Der Prototyp

Ganz zu Anfang der Entwicklung des Modells der Familienkurztherapie, kurz nach der Erfindung der Beratungspause und kurz nachdem die Notwendigkeit einer ökosystemischen Perspektive erkannt worden war, aber vor der Entwicklung der binokularen Theorie der Veränderung kam ein Paar zum BFTC, um sich Rat wegen Eheproblemen zu holen. Der erste Telefonanruf fiel sehr kurz aus, und die Information, die dem Team vorlag, bezog sich hauptsächlich auf die äußere Lebenssituation des Paars.

In vielerlei Hinsicht war die Therapie mit diesem Paar die Keimzelle des neuen Modells und der binokularen Theorie der Veränderung. Aus den vielen auf Video aufgenommenen Interviews lernte das Team schließlich, die Bemühungen des Paars als Versuche zu kooperieren zu sehen statt als eine Form von »Widerstand gegen Veränderung«. Während der ersten drei Sitzungen plante das Team (de Shazer war Leiter, und Marilyn LaCourt befand sich hinter dem Einwegspiegel) Aufgaben, um dem Paar zu helfen, sich konkreter und spezifischer über seine Situation zu äußern sowie darüber, was es verändern wollte. Das Paar reagierte auf eine Weise, die ihm selbst als vernünftig erschien. Aus der Sicht des Paars entsprach seine Reaktion auf die Aufgabe genau dem, was die Aufgabe forderte. Das Team jedoch war durch diese Reaktionen verwirrt. Zwischen den Sitzungen traf sich das Team mehrmals, um sich die Videoaufnahmen anzuschauen, und unmittelbar vor der vierten Sitzung wurde eine Idee für eine Intervention entwickelt, die isomorph zu den Mustern des Paares und in Übereinstimmung mit der Art zu kooperieren war, die es gezeigt hatte.

Als das Team die Intervention entwickelte, versuchte es, sich der speziellen Art des Paars, die englische Sprache zu benutzen, *und* der interaktionsbezogenen Art seiner Beschwerden anzupassen. Die Grundidee der Vorgehensweise war, die Verwirrung des Paars noch weiter zu steigern, bis es selbst eine andere Richtung einschlagen, seine Verwirrung verringern und auf diese Weise versuchen würde, eine gewisse Klarheit anzunehmen. Diese Methode basierte auf einer verallgemeinerten Version der Konfusionstechnik (de Shazer 1975a, 1978), war jedoch in dieser konkreten Situation ein noch unerprobtes Verfahren, weil die Art von systemischer Konfusion, die bei diesem Paar vorlag, nicht mit derjenigen zu vergleichen war, auf die sich die Konfusionstechnik ursprünglich bezogen hatte.

Vor diesem »Durchbruch« versuchte das Team mehrere Stunden lang, in Stabsberatungen herauszufinden, wie man dem Paar helfen könnte, sich konkreter und spezifischer auszudrücken. Keiner der Vorschläge, die im Laufe dieser Beratungen gemacht wurden, erwies sich als nützlich. Das Team und der Stab des BFTC waren ihrem eigenen Rahmen zum Opfer gefallen, der beinhaltete, dass Kurztherapie ein konkretes und spezifisches Ziel haben muss, um effektiv zu sein – eine Auffassung, die das BFTC vom MRI übernommen hatte. Erst als die Muster, die das Paar zeigte, als »verworren« beschrieben worden waren, war das Team in der Lage, eine Konfusionstechnik anzuwenden. Die Therapie mit diesem Paar fand vor der Entwicklung des Entscheidungsbaumes statt. Tatsächlich war es unter anderem diese Therapie, die zur Entwicklung des Entscheidungsbaums und zur Einbeziehung der Spalte 4 führte.

Sitzung 1

Es folgt ein Beispiel für den verbalen Austausch des Paares mit dem Leiter in der ersten Sitzung:

de Shazer: Was möchten Sie, dass sich verändern soll?

Barbara: Ich möchte eine Menge von der Scham loswerden, die ich mit mir herumzuschleppen scheine. Ich möchte mehr Selbstvertrauen entwickeln, spontaner werden und weniger unter Spannungen leiden. Ich möchte die Spannungen loswerden. [Peter beobachtet sie genau und nickt.] Und in unserer Beziehung möchte ich freier in meinem sexuellen Ausdrucksvermögen dir [zu Peter] gegenüber werden, ah, mein Kopf ist plötzlich so leer.

de Shazer: Ah, gut.

Barbara: Ich habe mir eine Menge zusammengedacht, woran ich wirklich gerne arbeiten würde.

de Shazer: Natürlich können wir das nicht alles heute Abend besprechen. Aber wenn es wieder hochkommt, ist das der richtige Zeitpunkt, um darüber zu sprechen.

Barbara: Sexueller Ausdruck. Ich habe da so eine Macke: Ich versuche, jeden zu bemuttern, und ich möchte gerne weniger mütterlich zu Peter sein ... kommunikativer sein, als wir es bisher gewesen sind. Wir haben ein Training mitgemacht, und dadurch ist auch alles besser geworden, aber ich muss noch intensiver daran arbeiten, als ich es bisher getan habe. Und ich möchte wirklich da herauskommen, damit ich eine bessere Zuhörerin werde, besonders Peter gegenüber. Das wirkt sich wohl auf so ziemlich alles aus, glaube ich.

de Shazer: Ah, das haben Sie ganz gut ausgedrückt. Wie steht es mit Ihnen, Peter?

Peter: Also, was mich anbetrifft, bei mir geht es darum, mein Selbstbewusstsein zu steigern, meine Fähigkeit zu verbessern oder zu entwickeln, Verantwortlichkeit mir selbst und meinem Verhalten gegenüber zu akzeptieren. Ich habe die Tendenz, anderen die Schuld zu geben oder Situationen oder andere Menschen für meine Inaktivität – oder für meinen Reaktionsmangel – verantwortlich zu machen. Ich glaube, das ist eines der wirklich großen Hang ups. Ich glaube ... was Barbara sagte, sexueller Ausdruck ... mich befreien, um es mir zuzugestehen, Lust zu erleben oder im Hier und Jetzt zu sein, im Gegensatz zum Nachdenken über Situationen, bevor sie eintreten, oder Dinge durch streng analytisches Denken zu ergründen. Es geht praktisch darum, mein Ego auszuschalten. Einfach darum, dass ich mich selbst akzeptiere.

de Shazer: Okay.

Barbara (ins Wort fallend): Bist du fertig? Ein sehr wichtiger Punkt ist für mich, dass ich lerne, meine Eigenverantwortlichkeit zu akzeptieren.

de Shazer: Nun, was hat Sie dazu veranlasst, vorige Woche anzurufen? Warum haben Sie es gerade zu diesem Zeitpunkt getan und nicht beispielsweise sechs Wochen vorher?

BARBARA: Nun, es hat sich verzögert. Eine Verzögerung. Ich denke ständig – wir denken das beide –, also, wenn wir einfach daran arbeiten würden, wenn wir unsere kommunikativen Fähigkeiten benutzen würden, müssten wir es eigentlich schaffen, damit fertigzuwerden. Ich weiß nicht, was vorige Woche passiert ist. Ich bin mal wieder so richtig versackt.

PETER: Ich glaube, für mich war es die zunehmende Gereiztheit. Die Atmosphäre war so geladen, dass ich es einfach satthatte, wie die Dinge liefen. Unsere Gespräche verliefen ständig in einer äußerst gereizten Stimmung. Ich verlor die Geduld und fing an, mich zu entfernen, und Barbara wurde immer deprimierter. Für mich war das so etwas wie der Höhepunkt, und ich sagte: »Vielleicht sollten wir es jetzt tun.«

BARBARA: Ich fing an, mich ziemlich davor zu fürchten, wie ich mich fühlte. Und das fühlte sich ziemlich hoffnungslos an. [Tränen.]

DE SHAZER: Was ist so hoffnungslos? [Kratzt sich am Kopf.]

BARBARA: Einfach ich ...

PETER: Wenn Barbara so ist, stelle ich fest, dass ich mich aus der Beziehung zurückziehe.

DE SHAZER (schaut verblüfft drein): Nachdem Sie sich zurückgezogen haben, wie kommen Sie dann anschließend wieder hinein?

PETER: Zu solchen Zeiten fange ich mich wieder; mir wird klar, was ich tue. Oder manchmal auch, wenn Barbara zusammenbricht und weint oder sagt, sie brauche Nähe oder was auch immer.

Dann versuchte der Leiter, einige der Aussagen über das Problem klarer zu fassen und spezifischere Information darüber zu erhalten, was sich hinter den Beschreibungen verbarg. Doch diese Bemühungen erwiesen sich als nicht sonderlich erfolgreich. Die Antworten des Paars auf diese Fragen ähnelten dem obigen Dialog. Schließlich gelang es dem Team, durch Anschauen der Videobänder (dieser und der folgenden Sitzung) erste Anhaltspunkte bezüglich des Verlaufs der Ereignisse zu finden. Aus irgendeinem unbekannten Grund wurde Barbara »deprimiert«, woraufhin Peter sie auf spielerische Weise aufzuheitern versuchte. Sie mochte das nicht und nannte es seine »Kleine-Jungen-Rolle«. Der Versuch, sie aufzuheitern, deprimierte sie noch mehr, woraufhin er sich zurückzog.

Das einzige Konkrete, was bei der ersten Sitzung zutage kam, war, dass Peter dabei war, eine wertvolle Antiquität zu restaurieren. Durch sehr vorsichtige Fragen kam heraus, dass Peter schon seit Jahren an diesem Projekt arbeitete. In letzter Zeit hatte er allerdings nicht mehr viel Zeit darauf verwandt. Das machte Barbara ziemlich zu schaffen, weil sie den Plan entwickelt hatte, man könne die Antiquität verkaufen und mit dem erlösten Geld einen Umzug in eine andere Gegend finanzieren. Deshalb meckerte sie hin und wieder darüber, dass die Sache nicht vom Fleck komme, doch auch dadurch ließ Peter sich nicht dazu bewegen, die Arbeit zum Abschluss zu bringen. Dies bereitete Barbara großen Kummer, denn sie wäre wirklich gerne in eine andere Gegend umgezogen. Sie fürchtete, dass Peter die Arbeit nie abschließen würde und dass sie folglich auch nie umziehen würden. Peter sagte, er arbeite deshalb nicht daran, weil er befürchte, dass der Umzug ihre gemeinsamen Erwartungen nicht erfüllen würde, obgleich er andererseits vermutete, dass der Umzug ihm wahrscheinlich helfen würde, sein wahres »Potenzial« zu entfalten. Deshalb hielt er es für das Beste, das Projekt einfach liegenzulassen und sich dadurch nicht der Gefahr auszusetzen, diesen Traum aufgeben zu müssen.

An diesem Punkt der ersten Sitzung ging das Team in die Beratungspause. Die Informationen über die Sache mit der Antiquität waren das einzige konkrete Material, das in den ersten 40 Minuten der Sitzung zutage gekommen war. Diese Art von systemischer Verwirrung lähmte Barbara und Peter und ließ beide mit der Frage allein, was eigentlich mit ihnen los war. Doch der Abschluss der Restaurationsarbeit war das einzige von beiden akzeptierte konkrete Thema, welches das Team mit einer Zielvorstellung verbinden konnte. Es beschloss jedoch, die Sache nicht aktiv weiterzuverfolgen, weil es vermeiden wollte, dass der Eindruck entstünde, es stelle sich auf »Barbaras Seite«, indem es diesen Punkt als formales Ziel aufgreife. Obgleich Barbara und Peter übereinstimmend sagten, sie wollten umziehen, blieben die Fragen, wann dies geschehen sollte und wohin sie eigentlich wollten, ungeklärt. Auch dies schien mehr *ihr Ziel* zu sein als das seine. Deshalb entschloss sich das Team, weitere Versuche zu machen, ein Ziel zu definieren.

Nachdem der Leiter in den Therapieraum zurückgekehrt war, um die Sitzung fortzusetzen, bat er die beiden Klienten, einmal darüber nachzudenken, woran sie definitiv erkennen würden, dass die Therapie erfolgreich verlaufen sei. Sie sagten, sie hielten dies für eine gute

Idee, und damit ging die Sitzung zu Ende. Das Team sagte voraus, dass Barbara und Peter zur nächsten Sitzung erscheinen würden.

Sitzung 2

Die Reaktion des Paars auf diese Aufgabe konzentrierte sich um mehrere Themen: (1) das Bedürfnis nach bedingungsloser Liebe, (2) die Frage, wie man herausfinden könnte, was »wirklich wahr« ist, und (3) die Gefühle des Paars in Bezug darauf, in dem Versuch, zu gefallen, gefangen zu sein. Die beiden glaubten, wenn diese Fragen geklärt seien, wüssten sie, dass die Therapie erfolgreich verlaufen sei. Es gelang dem Leiter jedoch nicht, Barbara und Peter dazu zu bringen zu beschreiben, woran sie *erkennen* würden, dass diese drei Dinge geklärt wären, oder was an ihrem Verhalten oder in ihrem Leben im Allgemeinen anders sein würde, wenn diese Fragen geklärt wären. Sie sagten, sie würden es »einfach wissen« und sich »besser fühlen«.

Das Team versuchte, eine Aufgabe zu entwickeln, die der Sprache und der Weltsicht des Paars näher kam. Der Leiter bat die beiden, darüber nachzudenken, woran sie mit Sicherheit erkennen würden, dass sie einander liebten, und gab ihnen die Frage mit: »An welchen Verhaltensweisen würden Sie erkennen, dass dieses Problem auf dem Weg zu seiner Lösung ist?« Zum Schluss der Sitzung stellte das Team aus dem Beobachtungsraum die Frage: »Wie geht es mit dem Restaurierungsprojekt voran?« Peter hatte seit der ersten Sitzung überhaupt nicht mehr daran gearbeitet.

Sitzung 3

Peter verkündete dem Team (hinter dem Einwegspiegel), er habe zehn Stunden an der Restaurierung gearbeitet, während Barbara verreist gewesen sei. Er war von Barbara weder erinnert noch angemeckert worden und hatte sich aus eigener Initiative an die Arbeit gemacht. Beide äußerten übereinstimmend, als Barbara nach Hause zurückgekommen sei, sei die Situation entspannter gewesen. Sie hatte sich nicht traurig oder deprimiert gefühlt, und er hatte kein Bedürfnis verspürt, sich zurückzuziehen. Außerdem stellte sich heraus, dass sie zum ersten Mal seit fünf Monaten sexuellen Verkehr miteinander gehabt hatten, ein Thema, das sie in der ersten Sitzung zwar erwähnt, jedoch später vermieden hatten. Beide hatten über die gestellte Aufgabe nachgedacht, aber keiner von ihnen war in der Lage, spezifische Verhaltensanzeichen für einen Therapieerfolg zu nennen. Beide sagten, sie würden »ganz einfach sicher wissen«, dass sie von ihrem jeweiligen Partner wirklich geliebt würden.

Während der Beratungspause kam das Team zu der Überzeugung, dass die vorige Aufgabe ebenfalls »das Ziel verfehlt« hatte. Obgleich das Paar die Aufgabe auf direkte Weise ausgeführt hatte, war das Team immer noch geblendet, weil es nach konkreten und direkten Verhaltensweisen Ausschau hielt. Es beschloss nun, es mit einer Aufgabe zu versuchen, zu deren Erfüllung mehr Aktivität erforderlich war. Das Team war sich dessen bewusst, dass »etwas anders war« und dass Barbara und Peter sich in irgendeiner Weise verändert hatten: weniger Traurigkeit, weniger Rückzug und mehr sexuelle Aktivität. Jedoch war sich das Team nicht so sicher, ob diese Veränderungen »Unterschiede waren, die einen Unterschied machen«. Das heißt, das Team wusste nicht, ob diese Veränderungen sich innerhalb des alten Rahmens bewegten oder ob es Schritte waren, die aus diesem Rahmen hinausführten. Da die ganze Sitzung klarer zu sein schien, kam das Team zu der Überzeugung, dass die Veränderungen mit der Therapie in Zusammenhang stehen müssten. Und selbst für den Fall, dass sich diese Annahme als falsch erweisen sollte, beschloss es, so zu handeln, »als ob« die Unterschiede im Verhalten des Paars auf die Therapie zurückzuführen seien, da Barbara und Peter sich seit Beginn der Therapie in verschiedener Hinsicht verändert hatten und weil man auf diesen Veränderungen möglicherweise aufbauen konnte.

DE SHAZER: Wir machen uns ein wenig Sorgen darüber, wie schnell sich Ihre Situation zu verändern scheint. Den größten Teil dieser zwei Wochen haben Sie [zu Barbara] sich nicht traurig oder deprimiert gefühlt, und Sie [zu Peter] brauchten sich nicht zurückzuziehen oder zu versuchen, Barbara aufzuheitern. Wir machen uns immer Sorgen, wenn sich die Dinge so rasch verändern, weil dann der winzigste Rückschlag so verdammt riesig wirkt, dass die Betroffenen leicht auf den Gedanken verfallen: »Jetzt ist es wieder so wie vorher.« Seien Sie also vorsichtig. Sorgen Sie irgendwie dafür, dass es nicht so schnell geht.

Wir möchten, dass Sie bis zur nächsten Sitzung beide irgendeine neue gemeinsame Aktivität in Angriff nehmen. Das braucht nichts besonders Fantasievolles zu sein, und es braucht auch kein Vermögen zu kosten. Es kann alles Mögliche sein, sogar etwas ziemlich Albernes.

Sprechen Sie nicht darüber, und verraten Sie dem anderen auch nicht auf andere Weise, was es ist. Wir wollen sehen, ob Sie merken, was Ihr Partner sich ausgedacht hat.

Sitzung 4

Als Barbara und Peter zwei Wochen später zur nächsten Sitzung erschienen, berichteten sie, dass die »Verbesserung« noch ein paar Tage angehalten habe. Doch dann hätte sich die alte Situation wieder eingestellt, und Barbara sei wieder in den Zustand des Traurigseins verfallen. Peter habe wieder versucht, sie aufzuheitern, und so sei das alte Muster wieder aktiviert worden. Beide berichteten, sie hätten versucht, darüber nachzudenken, wie sie etwas für sie beide Neues tun könnten, doch nur Peter behauptete, es sei ihm etwas eingefallen, und er habe es auch in die Tat umgesetzt. Sein Bericht überraschte Barbara, da sie gemeint hatte, es seien *zwei* Dinge gewesen, die er initiiert hätte. Barbara war über sich selbst enttäuscht, weil es ihr nicht gelungen war, ihrerseits etwas zu finden, das sie hätte initiieren können. Barbaras Bericht wiederum überraschte Peter, weil er den Eindruck gehabt hatte, sie habe etwas initiiert. (Deshalb war es möglich, Barbara so zu sehen, als hätte sie die Aufgabe ausgeführt, ohne es selbst zu merken.) Peter hatte angeregt, dass sie gemeinsam zum Bowling gehen sollten (was sie seit vielen Jahren nicht mehr getan hatten), während Barbara ein Monopoly-Spiel vorgeschlagen hatte (was sie bisher nie ohne weitere Mitspieler gespielt hatten).

Das Hauptthema dieser Sitzung kreiste um die Frage: »Woran erkenne ich, was wirklich wahr ist?« Wenn die Situation sich ungünstig entwickelte, fingen beide an, daran zu zweifeln, ob ihr Partner sie wirklich bedingungslos liebe. Außerdem warf Barbaras (unbewusste) Aufgabenausführung bzw. die Nichtausführung der Aufgabe die Frage auf, wie er den Eindruck hatte bekommen können, dass sie die Aufgabe ausgeführt habe, wo sie selbst doch der Ansicht gewesen war, sie habe es nicht getan. (Diese Frage der Ausführung bzw. Nichtausführung der Aufgabe ist ein weiteres Beispiel für die systemische Konfusion des Paars.)

Am Ende der Sitzung präsentierte der Leiter eine Intervention, die das Team in der Zeit zwischen den Sitzungen geplant hatte. Diese Intervention lehnte sich eng an Barbaras und Peters Interaktions- und Kommunikationsstil an.

DE SHAZER: Sie wissen, dass Ihre Traurigkeit einem anderen Zweck dient. Sie ist nicht einfach nur ein Selbstschutz für Sie, sondern sie schützt auch Peter.

BARBARA (nickt): So habe ich das noch nie gesehen.

DE SHAZER: Die Traurigkeit schützt ihn auf verschiedene Weisen. Eine davon ist, dass er versucht, Sie aufzuheitern. Die Traurigkeit schützt ihn vor ... wenn sie nicht da wäre, müsste er sich dem Glauben überantworten, dass Sie ihn wahrhaft lieben.

BARBARA: So habe ich mir das noch nie überlegt.

DE SHAZER: Und das Gleiche gilt für Ihre [zu Peter] spielerische Art. Sie schützt Barbara – soweit wir dies beurteilen können – davor, der Tatsache ins Auge sehen zu müssen, dass Sie sie wirklich lieben. Und das würde bedeuten, dass sie sich dem Glauben an die Wirklichkeit Ihrer Liebe überantworten müsste.

Ihre spielerische Art, Peter, und Ihre Traurigkeit, Barbara, erfüllen also ausgezeichnet ihren Zweck. Und es ist nichts dagegen einzuwenden, dass man spielerisch oder traurig ist. Wir sind der Meinung, dass Sie beide fortfahren sollten, so traurig und spielerisch zu sein, wie es Ihren Bedürfnissen entspricht.

Es war zu beobachten, dass beide während der gesamten Übermittlung dieser Botschaft nickten.

Kommentar: In den ersten vier Sitzungen hat Barbara ihre Traurigkeit als Selbstschutz beschrieben. Wenn sie traurig war, suchte sie Peters Nähe nicht und glaubte deshalb, sie brauche es nicht zu riskieren, zurückgewiesen zu werden. Sie sah Peters spielerische Art als Selbstschutz, da er auf diese Weise verhinderte, dass er sich mit »negativen Gefühlen« auseinandersetzen musste. Sie beklagte sich über seine spielerische Art, weil diese die »Ursache« dafür war, dass sie noch trauriger wurde; und er beklagte sich über ihre Traurigkeit, weil diese seiner Meinung nach die »Ursache« dafür war, dass die Distanz zwischen ihnen immer größer wurde.

Die obige ziemlich verwirrende Intervention basierte auf einer Adaption von Ericksons Konfusionstechnik, die ursprünglich aus dem Bereich der Hypnotherapie stammte, für den Bereich der Familientherapie (de Shazer 1975a). Im Allgemeinen kann der Leiter bei Verwendung dieser Art von Intervention eine verbale Barriere innerhalb eines sich ständig verändernden Bezugsrahmens errichten oder einen Zustand der Ambiguität schaffen. Der Kontext kann so verändert werden, dass ein Fehlen eines Bezugsindex *(referential index)* die Klienten daran hindert, sich auf die Einzelheiten der verbalen Botschaft des Leiters zu konzentrieren. Das Bedürfnis des Paars, sich auf einen Punkt zu konzentrieren oder einen Sinn zu finden, wird so lange frustriert, *bis die beiden rebellieren* und selbst Klarheit fordern. Nachdem der Leiter diese Technik eingeführt hat, fährt er in den nachfolgenden Sitzungen fort, diese Art von Ambiguität und Konfusion einzusetzen.

Als das Team zwischen der dritten und vierten Sitzung diese Intervention entwickelte, wurde die Botschaft bewusst so formuliert, dass sie Barbara und Peter verwirrte, *indem sie ihre Beschwerden über den jeweiligen Partner als dem Wohl des jeweils anderen förderlich umdeuteten*. Der Versuch, die beiden Beschwerden im Sinne eines interaktionsbezogenen Zwecks umzudeuten, diente dazu, die Verwirrung in der Situation noch weiter zu verstärken, um Barbara und Peter dazu zu bringen, klarer zu reagieren.

Die weiteren Sitzungen

Drei Wochen danach kamen Barbara und Peter zur nächsten Sitzung. Peter berichtete, zur Fertigstellung der Restaurationsarbeit brauche er nun keine zehn Arbeitsstunden mehr. Außerdem berichteten sie, ihr Sexualleben sei weiterhin besser geworden, und die sexuellen Begegnungen fänden häufiger statt. Beide berichteten, dass ihre Angespanntheit nachgelassen habe, obgleich keiner von ihnen einen Grund für diese Veränderung zu nennen wusste. An einem spezifischen Punkt machte der Leiter eine sehr unbestimmte Aussage, und Barbara bat ihn, deutlicher zu formulieren, was er meine. Allgemein wirkten Barbara und Peter entspannter und weniger verwirrt. Peter berichtete, er habe in einer beruflichen Auseinandersetzung seinen Standpunkt sehr resolut vertreten, und darüber sei er sehr zufrieden, und Barbara war erfreut, dass die Restaurationsarbeiten an der Antiquität nun fast abgeschlossen waren.

Erst in der Abschlusssitzung, die einen Monat später stattfand, merkte das Team, dass Barbara und Peter nun wirklich zu größerer Klarheit gekommen waren. Dies äußerte sich in den Dialogen mit dem Leiter. (Das Team hatte mehrere Mitglieder des BFTC-Stabs gebeten, bei dieser Sitzung zugegen zu sein für den Fall, dass die ursprüngliche Verwirrung sich wieder einstellen sollte.) Während der Sitzung äußerten sich Barbara und Peter wesentlich prägnanter als je zuvor. Die Antiquität war nun fertig restauriert und wurde zum Verkauf angeboten. Die beiden hatten einen Zeitpunkt für den Umzug vereinbart, und Peter hatte eine Reise unternommen, um sich eine neue Arbeit zu suchen. Tatsächlich fand er eine Arbeitsstelle, die ihm zusagte. Außerdem hatten sie beschlossen, dass Barbara nach dem Umzug möglichst schnell ein Kind bekommen sollte. Vor dieser Sitzung waren dies für sie Dinge gewesen, über die man »irgendwann« einmal eine Entscheidung treffen musste. Mit beiderseitigem Einverständnis endete die Sitzung nach einer halben Stunde, und damit war die Therapie beendet.

In der Tat schien es in den beobachteten Interaktionen zwischen Barbara und Peter und dem Leiter der Sitzung nun einen »Unterschied zu geben, der einen Unterschied machte«. Die zusätzlichen Teammitglieder, die die letzte Sitzung beobachteten, hatten die Videoaufnahmen von den vorangegangenen Sitzungen gesehen, und auch sie bemerkten den ungeheuren Unterschied zwischen der ersten und der letzten Sitzung.

Nachbetrachtung

Der BFTC-Stab schaute sich anschließend die Videoaufnahmen noch einmal an in der Hoffnung, mehr Klarheit über die Wirksamkeit der Intervention zu gewinnen. Das Team war nicht völlig damit zufrieden, dass es so einfach gewesen war, dem Paar zuerst seine Konfusion zurückzugeben, dann darauf zu warten, dass es rebellieren würde, und schließlich festzustellen, dass es klarer wurde. Man suchte nach einer zwingenderen Erklärung: Die Anwendung der Konfusionstechnik hatte in früheren Situationen häufig zu ähnlichen Resultaten geführt, und so befriedigte diese einfache Erklärung. Dieser Fall bot eine einzigartige Gelegenheit, ein Verständnis von der Anwendung der Technik und vom speziellen Aufbau dieser Intervention zu entwickeln.

Als das Team sich die Videoaufzeichnungen erneut anschaute, trat die Verwirrung des Paars noch klarer hervor: Das heißt, sie wurde für das Team *noch verwirrender*. Barbaras und Peters verbale Äußerungen enthielten Unmengen von Inkongruenzen, Ambiguitäten und unprägnanten Gedankengängen *(fuzzy functions)*, ihre Sätze waren häufig nicht wohlgeformt, und es fehlte ihnen oft ein Bezugsindex (Bandler a. Grinder 1981, 1982, 1996). Im Allgemeinen wird diese Art von sprachlichen Phänomenen als ihrer Natur nach »individuell« angesehen, nicht als »systemisch«. Doch durch erneutes Anschauen der Videoaufnahmen fand das Team heraus, dass diese sprachlichen

Schwierigkeiten systemischer Natur waren. Man könnte sagen, dass Peter und Barbara eine sehr eigenwillige Grammatik verwendeten, von der beide glaubten, sie selbst verstünden sie und der jeweilige Partner verstünde sie. Während der BFTC-Stab sich die Gespräche der beiden anhörte, bemerkte er, dass einem Satz nach dem anderen der Bezugsindex fehlte. Deshalb erschien es dem Stab nur zu verständlich, dass das Team sich verwirrt gefühlt hatte, weil es für die Zuhörer häufig unmöglich gewesen war, »aus dem Kontext« zu schließen, was irgendein vages Wort oder ein vager Ausdruck tatsächlich bedeutete. Dem Team wurde allmählich klar, dass Barbara und Peter keine Entscheidungen treffen konnten, weil sie nur *annahmen*, dass der jeweils andere Parter das Gemeinte wirklich verstehe, und weil diese Annahme offenbar nicht den Tatsachen entsprach. Das Team verstand schließlich auch, dass Barbara und Peter versucht hatten, ihre Probleme so klar wie ihnen möglich zu formulieren, obwohl sie sie nicht im Geringsten verstanden hatten.

Obgleich die Darstellungen der beiden am Anfang der ersten Sitzung (die weiter oben wörtlich wiedergegeben sind) für das Team verwirrend waren, gaben Barbara und Peter dem Team zu verstehen, dass sie selbst völlig verstünden, was ihr jeweiliger Partner sagte. Doch enthielten zahlreiche Sequenzen auf den Videobändern sogar noch mehr Ambiguitäten, und durch erneutes Anschauen gewann das Team den Eindruck, dass Barbara und Peter *fälschlich* angenommen hatten, sie hätten ihren jeweiligen Partner verstanden.

Außerdem – und das war noch wichtiger – wurde dem Team klar, dass Barbara und Peter keinen »Widerstand« zeigten. Vielmehr war eindeutig zu erkennen, dass sie sich sehr intensiv darum bemühten, dem Team verständlich zu machen, was sie sich von der Therapie versprachen. Das Team fand erst in der vierten Sitzung eine echte Möglichkeit, mit dem Paar zu kooperieren, obgleich der Leiter der Sitzung sich schon zu Anfang der ersten Sitzung einer vagen und uneindeutigen Art zu reden bedient hatte. Doch nachdem das Team eine Möglichkeit gefunden hatte, sich auf die Art des Paares zu kooperieren einzustellen, empfing das Paar den Bonus einer Veränderung der Wahrnehmung, was die Verhaltensänderungen anzeigten.

Die nachträgliche Untersuchung der Intervention in der vierten Sitzung brachte dem Team Klarheit darüber, was genau die ziemlich verwirrende Intervention so wirksam gemacht hatte, wie sie es offenbar gewesen war. Die Intervention war isomorph, jedoch aus einem anderen Blickwinkel, der die beiden individuellen Beschwerden zu interaktionsbezogenen oder aufeinander bezogenen Beschwerden umdeutete. Die »Traurig-spielerisch«-Sequenz, auf diese Weise interpunktiert, lieferte dem Team eine Beschreibung, welche die interaktionsbezogene Grundlage für die Intervention war, so wie es in Abbildung 5.3 dargestellt wird.

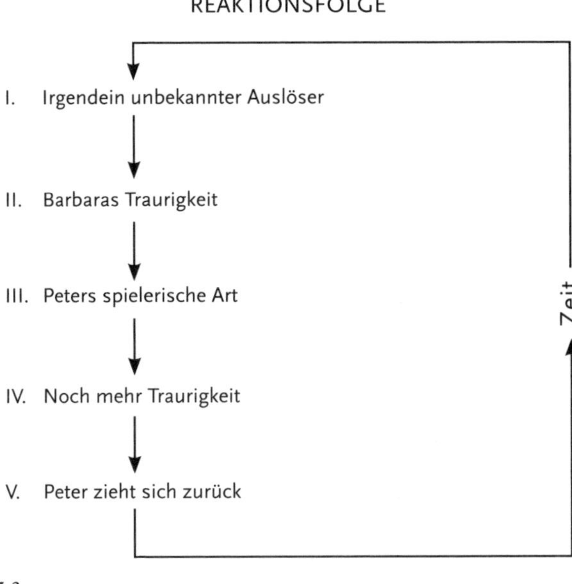

Abb. 5.3

Barbara sah aufgrund ihres Rahmens ihre Traurigkeit als Selbstschutz und Peters spielerische Art ebenfalls als Selbstschutz, obgleich Letztere ihre eigene Situation außerdem verschlimmerte. Peter hingegen sah ihre Traurigkeit als Selbstschutz ihrerseits, wobei die Traurigkeit außerdem seine Situation verschlimmerte, und er sah seinen Rückzug als ihre Situation verschlimmernd.

Die Intervention deutete den gesamten Bereich der Schutzverhaltensweisen (der den Pfeilen in Abb. 5.3 zwischen III. und II. und zwischen IV. und III. zugeordnet wird) so um, dass die Wechselseitigkeit oder Zirkularität hervorgehoben wurde. So wurde der Selbstschutz (aus diesem neuen Blickwinkel) als »dem Schutz des anderen dienend« umgedeutet. Das heißt, die Möbius-Band-Intervention beschrieb Barbaras Beschwerden über Peter als in Wahrheit sie selbst schützend und Peters Beschwerden über Barbara als in Wahrheit ihn selbst schützend.

Die Möbius-Intervention beschrieb die Sequenz als einem bestimmten Zweck in ihrer Beziehung dienend. Der wechselseitige Schutz wurde so gedeutet, dass er sie beide davor schützte, sich darüber klar zu werden, dass der jeweils andere wirklich bedingungslose Liebe brauchte. Diese Beteuerung der »Wirklichkeit« der Liebe des anderen war etwas, das beide sich wünschten, ein Thema, über das viel gesprochen wurde. Deshalb mündete die Möbius-Intervention in sich selbst, insofern sie die Hauptbeschwerden der beiden über den jeweiligen Partner (die nun als »Schutz vor dem anderen« etikettiert wurden) als dem Zweck dienend beschrieb, den anderen davor zu schützen, dass er ein ersehntes Ziel erreichen würde.

Durch Studieren dieses Interventionsprototyps lernte das BFTC viel darüber, wie Familien auf ihre jeweils einzigartige Weise ihre Kooperationsversuche zeigen. Außerdem lernte das Team mehr darüber, wie man die Kooperation zwischen Team und Familie fördert. Aus der Möbius-Intervention lernten wir mehr über die Nützlichkeit isomorpher Interventionen. Aus der Darstellung der Intervention (Abb. 5.4) kann das Team ähnliche Interventionen entwickeln, wenn die Beschwerden des Paars Bestandteile einer wechselseitigen Reaktionssequenz von Verhaltensweisen sind.

Mithilfe von Diagrammen dieser Art (Abb. 5.3 und 5.4) kann sich der Therapeut darauf vorbereiten, andere Interventionen zu entwickeln, die er benutzen kann, wenn als Beschreibungen der Interaktionen eines Paars ähnliche Landkarten entstehen. Die Möbius-Karte scheint nützlich dafür zu sein, dem Therapeuten bei der Planung einer Intervention zu helfen, wenn Paare Beschwerden über ihren jeweiligen Partner haben, die, aufeinander bezogen, Schritte in einer Sequenz sind. In Abbildung 5.4 steht »A« für eine Person zu einem bestimmten Zeitpunkt, und die Beschwerde der anderen Person (»B«) wird separat behandelt: Man benutzt die Karte zweimal, um die Intervention zu entwerfen. Das Beschwerdenpaar muss »interaktionsbezogen und sequenziell« sein; das heißt, Peter kann als spielerisch »in Reaktion« auf Barbaras Traurigkeit beschrieben werden. Außerdem müssen die Beschwerden vom Paar als »einander verursachend« gerahmt werden. Das bedeutet, dass Peter seine spielerische Art als »verursacht durch« Barbaras Traurigkeit, während Barbara ihre verstärkte Traurigkeit als »verursacht durch« Peters spielerische

Art sah. Diese Punkte scheinen für die Nutzung der Möbius-Landkarte wichtig zu sein, weil das beschriebene Interaktionsmuster, das als Grundlage dient, die Struktur der Landkarte definiert. Wenn die wechselseitigen Beschwerden – mit systemischer Konfusion oder ohne sie – zeitlich auseinanderliegen oder als Bestandteile unterschiedlicher Sequenzen gesehen werden, dann erfordern diese Gebiete eine andere Landkarte.

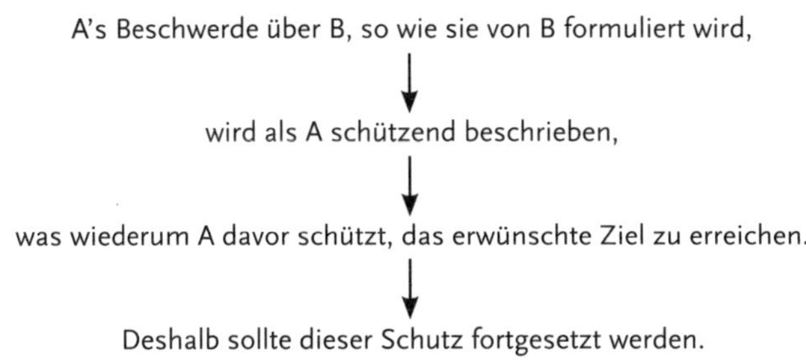

Abb. 5.4: Möbius-Landkarte

Die Benutzung dieser Landkarten bei einem anderen Fall wird weiteren Aufschluss darüber geben, ob die Möbius-Landkarte als präskriptives Werkzeug zur Planung von Interventionen für Paare mit wechselseitigen Beschwerden nützlich sein kann. Da der Reaktionsbericht des Paars ebenfalls eine diskontinuierliche Veränderung beschreibt, lassen sich aus den dabei relevanten Prozessen interessante Schlüsse ziehen.

Ein zweites Fallbeispiel

Meg und Tony Cummings waren seit 19 Jahren verheiratet und hatten vier Kinder, die alle jünger als 16 Jahre waren. Zum Zeitpunkt der ersten Sitzung lebte das Paar seit sechs Monaten getrennt. Nach viereinhalbmonatiger Trennung hatten sie angefangen, wieder gelegentlich zusammen auszugehen, wohingegen jede andere Form von Kontakt sehr sporadisch blieb. Das gemeinsame Ausgehen empfanden beide als sehr erfreulich, bis Tony anfing, darüber zu reden, dass er wieder zu Meg zurückkehren wolle. Dieses Thema kam zweieinhalb Wochen vor der ersten Sitzung erstmals zur Sprache. Meg fühlte sich sofort sehr angespannt, und wegen dieser Anspannung fühlte Tony sich »verzweifelt«. Er zweifelte nun daran, ob er ihr wirklich wichtig war und ob sie wirklich daran interessiert war, wieder mit ihm zusammenzuleben.

Tony musste häufig wegen seiner Arbeit mehrere Tage lang von zu Hause fernbleiben, und das gefiel ihm ganz und gar nicht. Die Arbeit selbst hingegen lag ihm. Er rief Meg häufig von seiner Arbeitsstelle aus an. Diese Anrufe irritierten Meg, weil sie glaubte, er wolle sie kontrollieren, wohingegen er der Ansicht war, er versuche nur, ihr sein Interesse an ihr zu zeigen. Die Anrufe waren einer der Auslöser für die vielen Streite, die sie im Laufe der Jahre miteinander gehabt hatten. Da sie beide, wie sie selbst sagten, ziemlich dickköpfig waren, konnten ihre Streite bis zu fünf Tagen dauern, und im Anschluss daran sprachen sie oft wochenlang nicht miteinander. Soweit sich beide erinnern konnten, war dies die zwölfte Trennung im Laufe ihrer Ehe. Es war die längste und schwerwiegendste. Meg war diesmal so weit gegangen, über eine Scheidung nachzudenken und deswegen einen Rechtsanwalt aufzusuchen. Doch wollten beide sich nicht *wirklich* trennen, weil sie beide sagten, sie liebten einander.

Sitzung 1

Meg und Tony hatten ihr Ziel klar formuliert: Sie wollten wieder zusammenkommen *und* zusammenbleiben. Sie hatten allerdings keine genaue Vorstellung davon, wann dies geschehen sollte. Meg hatte das Gefühl, ein sehr positiver Schritt auf ihr Ziel hin würde sein, dass sie sich dabei wohlfühlen würde, wenn Tony sie zu Hause besuchte. Tony sagte, für ihn sei es ein sehr positiver Schritt, wenn Meg ihm ein Zeichen der Zuneigung gebe – eine einfache Umarmung –, ohne dass er sie darum bitten müsste.

Die Therapie mit Meg und Tony fand ohne Einwegspiegel und ohne begleitendes Team im Nebenraum statt. De Shazer war der Therapeut. Sie fand in einer Filialpraxis des BFTC statt, die eröffnet worden war, damit geprüft werden konnte, ob auch allein arbeitende Therapeuten dieses neue Modell und die dafür charakteristische Strukturierung der Therapiesitzung verwenden konnten und wie sich dies auswirkte.

Sobald die Fragen der Zeichen und Ziele geklärt waren, machte der Therapeut eine Pause, um »über das nachzudenken, was Sie mir bisher erzählt haben«. Es schien klar zu sein, dass sowohl Meg als auch Tony den Wunsch hatten, wieder zusammenzukommen, und dass Sie bereits angefangen hatten, auf dieses Vorhaben hinzuarbeiten. Doch hatten sie sich schon viele Male vorher getrennt, und sie hatten stets Möglichkeiten gefunden, auch ohne Hilfe eines Therapeuten wieder zusammenzukommen. Deshalb war das Problem nicht, sie wieder zusammenzubringen, sondern es zu schaffen, dass dieses erneute Zusammensein sich von den vorherigen Versuchen in einer Weise unterschied, die es ihnen ermöglichen würde, fortan zusammenzubleiben.

Da sie bereits Schritte unternommen hatten, um wieder zusammenzukommen, bestand die Aufgabe des Therapeuten darin, mit ihnen auf dem von ihnen gewählten Weg zu kooperieren. Die Schritte, die sie bereits unternommen hatten, bildeten die Basis für das Kompliment und halfen dem Therapeuten deshalb, eine isomorphe Intervention zu planen. Der Therapeut war sich dessen bewusst, dass Meg und Tony sich dafür entscheiden könnten, nicht wieder zusammenzuziehen, doch wenn sie sich dazu entschlössen, wieder zusammenzuziehen, würde es wahrscheinlich irgendwann erneut zum Streit und vielleicht auch wieder zur Trennung kommen. Dies schien ihr gewohntes Muster zu sein.

Als der Therapeut aus seiner Pause zurückkehrte, verlas er die folgende Intervention, die er aufgeschrieben hatte.

DE SHAZER: Ich halte es für sehr mutig, dass Sie sich entschlossen haben, gemeinsam daran zu arbeiten, dass Sie wieder zusammenkommen. Das beeindruckt mich sehr. Ich weiß nicht, wie die Chancen stehen, dass Sie wieder zusammenkommen und auch zusammenbleiben werden. Und ich bin überzeugt davon, dass auch Sie sich da nicht sicher sind. Deshalb beeindruckt es mich umso mehr, dass sie dennoch bereit sind, es zu versuchen.

Mir scheint, dass Sie die ersten Schritte zu Ihrem Ziel hin bereits getan haben: Sie sind gemeinsam ausgegangen, Sie haben darüber gesprochen, wie es wäre, wieder zusammenzuleben, und nun sind Sie hierhergekommen. Alle diese Schritte scheinen mir in die richtige Richtung zu gehen. Sie scheinen mir auch in einem angemessenen Abstand zu erfolgen. Und ich stimme voll und ganz mit Ihnen darin überein, dass Sie die Dinge auch weiterhin nicht überstürzen sollten.

Ich möchte Sie nun beide bitten, nach dieser Sitzung bis zur nächsten unabhängig voneinander darüber nachzudenken, in welcher Hinsicht sich Ihre gemeinsame Beziehung Ihrer Meinung nach *nicht* verändern sollte.

TONY: Ich verstehe. Dadurch bekommen wir eine positive Basis, auf der wir aufbauen können.

DE SHAZER: Genau, und vielleicht sollten Sie sich Notizen darüber machen.

Damit ging die Sitzung zu Ende. Beide erklärten sich bereit, »weiterhin nichts zu überstürzen«, und beide erklärten sich auch bereit, die Aufgabe auszuführen.

Meg und Tony schienen beiden Phasen der Intervention starke Aufmerksamkeit zu schenken. Beide nickten an mehreren Stellen, und beide wirkten am Ende der Sitzung entspannt und gut gelaunt. Der Therapeut sagte voraus, dass sie zur nächsten Sitzung zurückkehren würden und dass sie im Sinne der gestellten Aufgabe etwas tun würden, das ihm weitere Information über ihre Art zu kooperieren liefern würde. Meg schien besonders erleichtert, als der Therapeut sagte, sie sollten »nichts überstürzen«, doch der Therapeut war sich über Tonys Reaktion nicht völlig im Klaren. Der Therapeut erwartete nicht, dass bis zur nächsten Sitzung irgendwelche signifikanten Veränderungen eintreten würden, er erwartete jedoch Berichte über »weitere Schritte«.

Sitzung 2

Drei Wochen später lebte Tony seit mehr als einer Woche wieder mit seiner Frau zusammen.

DE SHAZER: Nun, wie ist es dazu gekommen?

MEG: Eines Abends haben wir einfach beschlossen, es noch einmal zu versuchen. Tony war sich sicherer als ich, aber ich fühlte mich so wohl bei dem Gedanken, dass ich ihm erlaubte zu bleiben.

DE SHAZER: Hmmm. Ich muss sagen, dass ich mir deswegen Sorgen mache. Ich habe das Gefühl, dass Sie die Dinge ein wenig überstürzen. Hoffentlich trennen Sie sich nicht ebenso schnell wieder, wie sie wieder zusammengekommen sind.

TONY: Seither haben wir uns beide sehr bemüht, nett zueinander zu sein.

Da der erste Teil ihres Ziels damit erreicht war, beschlossen sie, nun an ihren Streiten zu arbeiten, die sie als den Hauptgrund für ihre Trennungen ansahen. Beide meinten, wenn diese Streite nicht wären, würden sie zusammenbleiben. Sie berichteten, seit Tony wieder eingezogen sei, hätten sie fünf wirklich gute Tage miteinander verbracht und nur einen schlechten. Sie hatten einen kleinen Streit gehabt, der aber rasch wieder beigelegt worden war. Sie achteten darauf, nie wütend zu Bett zu gehen; das war eine neue Regel für sie. Meg glaubte, sie könnten es schaffen zusammenzubleiben, wenn es ihnen gelänge, sich an diese Regel zu halten.

Sie beschrieben die typische Sequenz ihrer Streitigkeiten: (1) Meg schweigt (aus irgendeinem Grund). (2) Tony interpretiert dies als »Sie hat schlechte Laune«, was ihn dazu veranlasst herauszufinden, »was los ist«. Darauf (3) antwortet sie: »Nichts.« (4) Damit gibt er sich jedoch nicht zufrieden, weshalb er weitere Fragen stellt. (5) Sie bittet ihn, sie in Ruhe zu lassen, und (6) wenn er sie nicht in Ruhe lässt, kommt es zum Streit. Das heißt, dass ihr Schweigen ebenso sehr die »Ursache« für seine Fragen ist, wie seine Fragen die »Ursache« für ihr weiteres Schweigen sind.

Als Antwort auf die in der vorangegangenen Sitzung gestellte Aufgabe sagte Meg, sie wolle nicht, dass Tony seinen Sinn für Humor verliere und auch nicht seine sorgfältige Art, an Herausforderungen heranzugehen. Auch wolle sie ihn nicht davon abbringen, mitfühlend und verständnisvoll mit anderen Menschen umzugehen.

Tony sagte, er wolle nicht die guten Erlebnisse aufs Spiel setzen, die sie miteinander gehabt hatten, wenn sie ohne die Kinder ausgegangen waren. Außerdem wolle er nichts an Megs ehrlicher, bedächtiger und vertrauensvoller Art ändern. Ein weiterer Zug, der ihm besonders gut gefiel, war ihre Ausdauer. (Dies war eine leichte Modifikation der Aufgabe, denn sie waren eigentlich aufgefordert worden, sich mit ihrer Beziehung auseinanderzusetzen, *nicht* mit der Persönlichkeit des Partners. Deshalb sollte die nachfolgende Aufgabe Spielraum für jede Art von Modifikation lassen.)

Die Beschreibung ihrer typischen Sequenz, die zu einem Streit führte, erinnert in auffälliger Weise an die »Sequenz wechselseitiger Reaktion« aus dem vorherigen Beispiel, und es wurde auch ein ähnliches Diagramm der Sequenz gezeichnet (siehe Abb. 5.5). Diese Landkarte von Megs und Tonys Muster brachte den Therapeuten dazu, über die Möglichkeit nachzudenken, in einer späteren Sitzung eine Intervention auf der Grundlage der Möbius-Landkarte zu planen. Diese Intervention könnte so isomorph sein, dass es zu einer signifikanten Veränderung käme.

Da Meg und Tony wieder zusammenlebten, war der erste Teil ihres Ziels erreicht. Doch schien diese Bewegung sie nicht aus ihrem Rahmen hinauszuführen, sondern es schien eine Bewegung innerhalb des Rahmens zu sein. Der Rahmen wurde dadurch nicht verändert, und deshalb bestand eine hohe Wahrscheinlichkeit, dass sie sich irgendwann erneut trennen würden. Eine Art zu streiten zu entwickeln, bei der man nicht wütend zu Bett ging, schien ein vernünftiges Zeichen zu sein, das man mit dem zweiten Teil des Ziels der beiden verbinden konnte – zusammenzubleiben. Dem Therapeuten war nicht klar, welches Signal Meg und Tony benutzten, um ihre Streite zu beenden, insbesondere dann, wenn kein einsichtiger Grund für das Ende zu erkennen war.

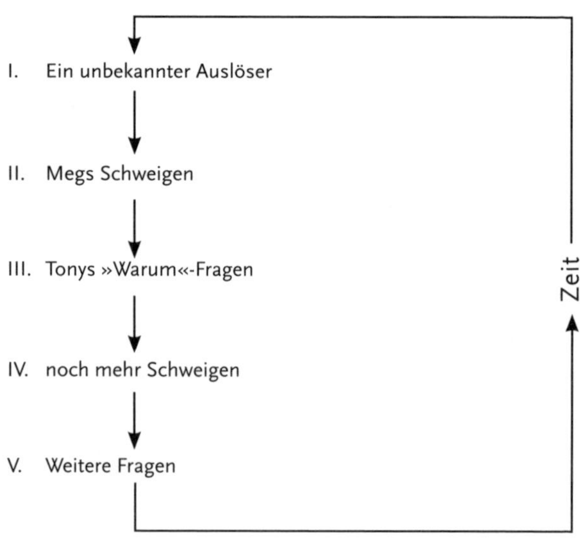

Abb. 5.5

DE SHAZER: Ich bin beeindruckt von all den Veränderungen, die Sie in den vergangenen drei Wochen in die Wege geleitet haben. Sie scheinen sich wirklich bemüht zu haben, wieder zusammenzukommen und nett zueinander zu sein. Sicher ist es Ihnen nicht leichtgefallen, Streite zu vermeiden, aber es ist Ihnen gelungen. Nur ein einziger kleiner Streit in einer ganzen Woche ist ein recht gutes Ergebnis, insbesondere wenn man bedenkt, dass keiner von Ihnen beiden danach wütend zu Bett gegangen ist.

Was mir jedoch Sorgen macht, ist, wie schnell sich die Dinge entwickelt haben. Mir scheint, wenn Sie einen Streit hätten, der damit enden würde, dass einer von Ihnen wieder wütend zu Bett gehen müsste, so würden Sie denken, dass »alles wieder von vorne losgeht«, und meiner Meinung nach besteht in diesem Fall die Gefahr, dass Sie sich dann wieder trennen.

Sosehr Sie beide es sich wünschen mögen, dass die Streite ganz aufhören, für die unmittelbare Zukunft ist dies kaum zu erwarten. Wenn

Menschen zusammenleben, sind sie zwangsläufig nicht immer der gleichen Meinung. Deshalb möchte ich, dass Sie beide bis zur nächsten Sitzung beobachten, wie Ihre Streitigkeiten und Meinungsverschiedenheiten enden – wie Sie es schaffen, sie zu beenden, oder zumindest, wie Sie es schaffen, eine bestimmte Runde der Auseinandersetzung zu beenden. Schreiben Sie dies bitte für mich auf.

TONY: Sie wollen wissen, was nach den Streiten passiert?

DE SHAZER: Genau. Ich möchte gerne wissen, was Sie beide tun, um nicht wütend zu Bett gehen zu müssen.

MEG: Ich verstehe. Und Sie möchten, dass wir das aufschreiben.

Diese Aufgabe lässt sich leicht abwandeln: Die beiden könnten die Gründe nicht aufschreiben, oder sie könnten nur den Streiten Aufmerksamkeit schenken, bei denen sie nicht wütend zu Bett gehen müssen, oder sie könnten den Streiten Aufmerksamkeit schenken, bei denen es ihnen nicht gelingt, sie zu beenden, sodass sie wütend zu Bett gehen müssen. Der Therapeut sagte voraus, dass es den Klienten gelingen würde, *einiges* darüber aufzuschreiben, wie sie ihre Streite beendeten. Außerdem sagte er voraus, dass sie einen heftigen Streit haben würden, dass sie jedoch nicht in der Lage sein würden, darüber zu berichten, wie sie ihn beendet hätten. Und er sagte voraus, dass Meg und Tony die nächsten beiden Wochen im Großen und Ganzen zu ihrer beider Zufriedenheit miteinander verbringen würden. Da der Therapeut den beiden geraten hatte, das Wiederzusammenkommen nicht zu überstürzen, und da sie ziemlich schnell wieder zusammengezogen waren, war der Therapeut auch in der Lage vorauszusagen, dass Meg und Tony mit ziemlicher Wahrscheinlichkeit nicht über die Ausführung ihrer Hausaufgaben berichten würden, weil es nicht zu Streiten gekommen wäre, über die sie berichten könnten.

Sitzung 3

Zwei Wochen später rief Meg an, um den Termin für die nächste Sitzung abzusagen, weil Tony zu dem Zeitpunkt arbeiten musste. Meg berichtete, dass alles zwischen ihnen gut gehe. Mehrere Termine wurden mit dem gleichen »Ausgezeichnet«-Bericht abgesagt, bis die dritte Sitzung schließlich zwölf Wochen nach der zweiten stattfand.

Als Meg und Tony zur Sitzung erschienen, befanden sie sich gerade mitten in einer Meinungsverschiedenheit. Sie hatten beide Urlaub, und der Streit hatte zehn Stunden vorher begonnen. Sie berichteten, während der vergangenen zwölf Wochen hätten sie nur ein paar sehr geringfügige Streitigkeiten gehabt, doch keiner von beiden konnte sich daran erinnern, wie sie zu Ende gegangen waren.

MEG: Wenn er mich nur so akzeptieren würde, wie ich bin, würde all das keine Rolle spielen.

TONY: Aber du bist immer so launisch. Ich weiß nie, woran ich mit dir bin, denn wenn du schweigst, frage ich mich: »Was habe ich nur getan?«

MEG: Und ich sage dir immer wieder, dass du nichts getan hast. Ich brauche nur einfach Zeit, um allein zu sein, Zeit der Ruhe.

TONY: Aber ich denke dann immer, dass du wütend bist, und ...

MEG (fällt ihm ins Wort): Aber ich bin nur müde.

Tony beschrieb, dass er ständig die Versicherung brauche, dass Meg ihn liebe und nicht wütend sei, und er sei »eifersüchtig« auf jedes andere Interesse, das Meg zeige. Er deutete ihr Schweigen als Zeichen dafür, dass sie mit jemandem oder etwas anderem beschäftigt sei. Wenn er sie frage, ob sie ihn liebe, wünsche sie sich wieder, nicht mit ihm zusammenzuleben. Doch versuche sie auch weiterhin, Streite zu vermeiden, indem sie schweige, was dann wiederum weitere Fragen seinerseits »provoziert«.

Tony beschrieb ihr Schweigen als »Stimmungsschwankungen«. Deshalb versuche er auf seine hartnäckige Art, der Sache auf den Grund zu gehen. Er glaube immer noch, dass jedes Schweigen ein Zeichen dafür war, dass sie wegen irgendetwas, das er getan habe, wütend auf ihn sei.

Der Therapeut, der wusste, dass die nächste Sitzung wahrscheinlich ebenfalls verschoben werden würde, beschloss, die Sitzung zu beenden, ohne eine ausdrückliche Aufgabe zu stellen. Stattdessen formulierte er zum Abschluss lediglich ein Kompliment. Außerdem beschloss er, für die nächste Sitzung eine schriftliche Intervention vorzubereiten, die auf der Sequenz wechselseitiger Reaktionen der beiden basierte. An diesem Punkt entsprach es dem Plan, den Status quo umzudeuten, ohne ihn als Streit oder als Meinungsverschiedenheit zu bezeichnen, obgleich er versucht war, die gleiche Aufgabe wie in der vorherigen Sitzung noch einmal zu stellen. Doch konnte eine lange Pause zwischen den Sitzungen diesen Hinweis unwirksam machen, selbst wenn sie berichten würden, sie hätten die Aufgabe ausgeführt. Natürlich deutete ihr Reaktionsbericht ebenfalls darauf hin, dass sie die Aufgabe nicht ausgeführt hatten, und in Spalte 5 der

Abbildung 4.3 ist die Anweisung zu finden: »Keine konkrete Aufgabe sollte jetzt gestellt werden.«

DE SHAZER: Ich bin sehr beeindruckt davon, wie Sie es schaffen, am Ball zu bleiben, und wie Sie weiterhin versuchen, das Problem zu lösen. Sosehr auch ich es für wünschenswert halte, dass Sie einander so akzeptieren, wie Sie sind, glaube ich doch nicht, dass dies leicht oder schnell möglich sein wird. Ich vermute, dass Sie, Meg und Tony, weiterhin Streite vermeiden werden – so gut Sie können.

TONY: Aber was sollen wir tun?

MEG: So wie jetzt kann es einfach nicht weitergehen.

DE SHAZER: Nun, ich weiß nicht. Es scheint doch komplizierter zu sein, als ich zuerst geglaubt habe. Ich muss darüber nachdenken. Ich denke, Sie sollten einfach weiter dranbleiben.

TONY: Aber was ist mit ihren Stimmungsschwankungen?

MEG: Was ist mit seiner Eifersucht?

DE SHAZER: Im Augenblick verwirrt mich das. Ich muss mit meiner Gruppe darüber sprechen.

Der Therapeut sagte voraus, dass (1) diese Meinungsverschiedenheit entweder zu einem Streit werden würde und sie sich daraufhin trennen würden oder (2) dass sich aus irgendeinem unerklärten Grund die Dinge plötzlich bessern würden, so ähnlich, wie es auch nach den ersten beiden Sitzungen der Fall gewesen war. Wenn die erste Voraussage sich als zutreffend erweisen würde, so vermutete der Therapeut, dass die Trennung nur kurze Zeit dauern würde.

Zwischen den Sitzungen entwickelte der Therapeut eine Intervention, die auf der Möbius-Landkarte basierte. Megs Beschwerde über Tony folgte unmittelbar seiner Beschwerde über sie. Ihr Schweigen wurde als »Ursache« seiner Fragen beschrieben, während seine Fragen als »Ursache« ihres dann noch verstärkten Schweigens beschrieben wurden. Der Isomorphismus zwischen Megs und Tonys Beschwerdemuster und Barbaras und Peters Beschwerdemuster sowie ihre unberechenbare und deshalb vage und konfuse Art, Termine einzuhalten, die die Effektivität der Aufgaben und ihrer Reaktionsberichte infrage stellte, dies alles ließ die Idee entstehen, dass eine Intervention nach dem Muster der Möbius-Karte wirksam sein könnte. Als der Therapeut sich den Fall noch einmal vor Augen führte und sich daranmachte, eine Intervention zu entwickeln, wurde klar, dass Megs und Tonys Sequenz wechselseitiger Reaktion sich auf der

Sequenz wechselseitiger Reaktion des vorigen Beispiels abbilden ließ. In beiden Fällen ist der für die Sequenz beschriebene ursprüngliche Auslöser »unbekannt«, und in beiden Fällen folgen die beiden Beschwerden diesem Auslöser in einer ganz bestimmten Abfolge von Schritten.

Sitzung 4

Diese Sitzung folgte der dritten mit einem Monat Abstand. Meg und Tony berichteten, »alles gehe gut«. Sie hatten im Verlauf des Monats weniger als einen Streit pro Woche gehabt. Tony berichtete, Meg habe während der gesamten Zeit nicht ein einziges Mal »gebrütet« (geschwiegen).

MEG: Es scheint die Zahl der Konflikte erheblich zu verringern, dass ich ihm nun häufiger zeige, dass ich ihn liebe.

TONY: Meine Eifersucht lässt nach, weil sie mir mehr Zuneigung zeigt als je zuvor.

An diesem Punkt kommt die Versuchung auf, die geplante Intervention fallen zu lassen, da die wechselseitige Reaktion in der Zwischenzeit nicht aufgetreten zu sein scheint. Meg und Tony scheinen ihre Zeichen (für den Erfolg der Therapie) gesehen zu haben, und sie scheinen auf dem Weg zu ihrem Ziel zu sein – zusammenzubleiben. Doch scheint ihr Verhaltensmuster in weiteren Sinne solche Zeiten des Friedens einzuschließen. Deshalb kam der Therapeut zu der Ansicht, es sei möglich, Meg und Tony zu helfen, außerhalb ihres alten Rahmens zu bleiben, der nun zumindest einen Riss zu haben schien, falls er nicht bereits zerbrochen war. Hinsichtlich der Sequenz wechselseitiger Reaktion in einer Periode des Friedens zu intervenieren konnte sich möglicherweise als wirksamer erweisen. Dadurch konnte sich, falls das vorausgesagte Ergebnis eintreten würde, die Situation so weit verändern, dass ihnen dies ermöglichen würde, fortan außerhalb ihres alten Rahmens zu bleiben.

Nach der Pause las der Therapeut die folgende Botschaft vor:

DE SHAZER: Ich habe mit unserem Berater – einem Psychiater – und dem Rest unserer Gruppe über Ihre Situation gesprochen. Wir sind zu mehreren Schlussfolgerungen gelangt. Ich bin mir allerdings nicht ganz sicher, ob ich persönlich allen diesen Folgerungen beipflichten kann.

Ich freue mich, dass Sie mir, als Sie vor zwei Wochen den Termin absagten, am Telefon gesagt haben, Sie hätten den Eindruck, dass ich um das Thema der Eifersucht und der Stimmungsschwankungen herumgegangen sei. Manchmal passiert so etwas. Vielleicht war es eine Nachlässigkeit von mir. Meine einzige Entschuldigung hierfür ist, dass ich diese Themen für so zentral [und somit selbstverständlich; Anm. d. Übers.] halte.

Es scheint uns, als würde Meg in Schweigen verfallen, wenn sie zu viele Dinge gehört hat. Wir haben den Verdacht, dass sie sehr sensible Ohren hat und dass sie, wenn sie zu viele Worte, zu viel Lärm gehört hat, ihre Ohren einfach abschaltet. Es spielt keine Rolle, um was für einen Lärm es sich handelt: Wörter, Musik, Autohupen oder was auch immer.

Tony hingegen regt sich offenbar auf, wenn er sieht, dass sich Dinge nicht an ihrem Platz befinden. Wir vermuten, dass er besonders sensible Augen hat und dass er »rotsieht«, wenn irgendwo zu viel Durcheinander und Verwirrung ist. Wenn Tony zu viele Dinge nicht an ihrem Platz sieht, werden seine Augen müde, und er regt sich auf.

Wir vermuten, dass Tony irgendwann im Laufe der Jahre – vielleicht als er noch ein Kind war – gelernt hat, dass Schweigen gleichzusetzen ist mit Wut. Und natürlich waren Sie auch wütend auf Meg. Deshalb ist Schweigen für sie gleichbedeutend mit Wütendsein.

Aber das ist noch nicht alles, was dazu zu sagen ist. So einfach ist es nicht. Wir glauben, dass die Eifersucht und die Stimmungsschwankungen sehr wichtige Bestandteile Ihrer Beziehung sind. Ich hatte gehofft, Ihnen beiden helfen zu können, besser miteinander auszukommen, Ihre Ehe zusammenhalten zu können, ohne dies zu verderben. Denn ich halte Schweigen und Eifersucht für sehr zentrale Dinge. Vermutlich werden Sie dies als ein wenig rätselhaft empfinden. Mir geht es genauso. Lassen Sie mich also zunächst zu Ende vorlesen, bevor Sie etwas dazu sagen.

Uns scheint, Tony, dass Ihre Eifersucht Meg davor schützt zu entdecken, wie viel sie für Sie, Tony, empfindet. Ihre Eifersucht gibt ihr die Sicherheit, dass sie Ihnen wichtig ist. Sie reagiert mit Stimmungsschwankungen und Schweigen, denn wenn sie dies nicht täte, würde sie sich fürchten, von der Tiefe ihrer Gefühle für Sie überwältigt zu werden.

Und nun zu Ihnen, Meg. Uns scheint, dass Ihr Schweigen Tony davor schützt, sich darüber klar zu werden, wie konstant Ihre Gefühle wirklich sind. Wenn ihm klar würde, wie aufrichtig und echt Ihre Gefühle für ihn sind, würde er nicht das Maß an Herausforderung empfinden, das er braucht. Vielleicht würde er anfangen, sich zu langweilen – oder vielleicht sogar in Depression verfallen –, wenn er sich nicht mit den Herausforderungen auseinandersetzen müsste, die Ihr Schweigen für ihn bedeutet.

Deshalb glauben wir, dass Sie beide fortfahren sollten, einander durch Ihre Eifersucht und durch Ihr Schweigen zu schützen. Meg, Sie müssen jedes Mal schweigen, wenn Sie das Gefühl haben, dass Tony eine Herausforderung braucht, weil er andernfalls von seinen Gefühlen überwältigt werden könnte. Und Sie, Tony, müssen immer dann eifersüchtig sein, wenn Sie glauben, dass Meg nicht weiß, wie sehr Ihnen an ihr liegt, weil Ihnen sonst langweilig werden würde.

Der Therapeut beobachtete, dass beide mehrmals nickten, während er die Botschaft vorlas. Er sagte, er werde ihnen Kopien davon zuschicken, und schlug vor, Sie sollten vor der nächsten Sitzung – die einen Monat später angesetzt wurde – über das Gehörte nachdenken.

Der Therapeut sagte voraus, dass diese Intervention Meg und Tony helfen würde, außerhalb ihres alten Rahmens zu bleiben, und dass sie auf diese Weise fortfahren würden, Veränderungen zustande zu bringen, die sogar diskontinuierlich sein könnten. Außerdem sagte er voraus, dass es nicht zu »großen Streitigkeiten« kommen werde und dass die Beschwerden über die Eifersucht und über Stimmungsschwankungen minimal sein würden.

Nachbereitung (Follow-up)

Eine Woche später rief Tony an, um die nächste Sitzung abzusagen, weil er schon wusste, dass er zum betreffenden Zeitpunkt nicht anwesend sein würde. Er berichtete – ohne gefragt worden zu sein –, die Situation sei ziemlich verworren, er fühle sich aber nicht mehr eifersüchtig und habe auch bei Meg keine Stimmungsschwankungen mehr feststellen können. Er vereinbarte einen neuen Termin. Ein Woche vor der neu angesetzten Sitzung rief Meg an, um zu sagen, alles sei bestens, und sie bräuchten keine Therapie mehr. Ein Bericht von einem nahen Freund der Familie, der die beiden seit 15 Jahren kannte, lautete: »Es ist kaum zu glauben, dass sie das gleiche Paar sind. Sie streiten überhaupt nicht mehr miteinander.« Monate später rief Meg selbst an und gab einen entsprechenden Bericht.

Isomorphismus

Die Verhaltenssequenzen der beiden in diesem Kapitel präsentierten Fallstudien lassen sich aufeinander abbilden (siehe Abb. 5.6). Der Isomorphismus zwischen den beiden Beschwerdemustern gewährt dem Therapeuten und dem Team einen Bonus, weil die beiden Fallstudien unterschiedliche Blickwinkel liefern, durch welche Ideen über Systeme entstehen.

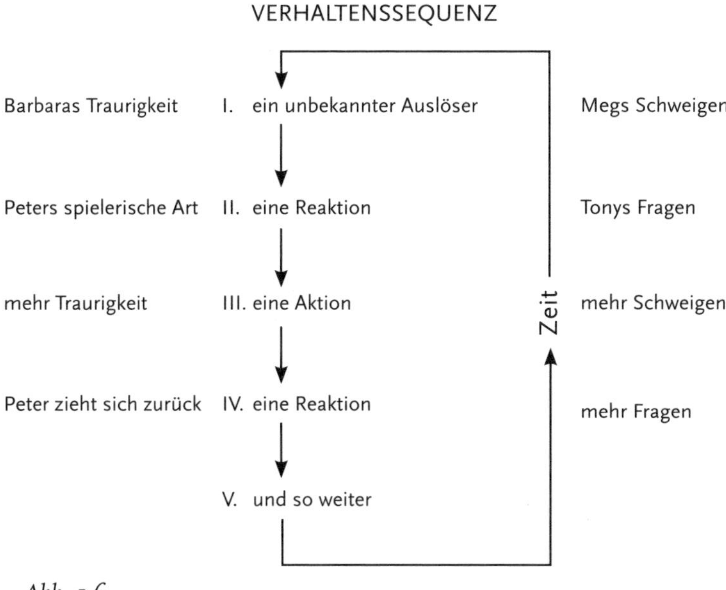

Abb. 5.6

Auffällig ist, dass man die Möbius-Band-Interventions-Karte benutzen kann, um die Interventionen in beiden Fällen zu beschreiben, und dass man diese Landkarten (Beschreibungen) miteinander kombinieren kann, wie in Abbildung 5.7 zu sehen ist.

Natürlich war der erste Fall ein Prototyp für den zweiten Fall wie auch für einige weitere Fälle. Doch sind die Isomorphie zwischen den beiden Karten und die Ähnlichkeit der von den beiden Paaren berichteten Reaktionsweisen auffällig. Beide Paare scheinen eine Zeit gesteigerter Verwirrung durchlebt zu haben, während die Beschwerden verringert wurden, und dann plötzlich (zumindest ist dies aus der Sicht des Beobachters plötzlich) sind sie zu großen Veränderungen in der Lage. Für den Freund der Familie Cummings war es »kaum zu glauben, dass sie das gleiche Paar sind«. Beide Paare kann man so sehen, dass sie sich ohne ihre alten Beschwerdemuster reorganisiert haben. Kurz gesagt, scheint die systemische Konfusion bzw. Unbestimmtheit verschwunden zu sein.

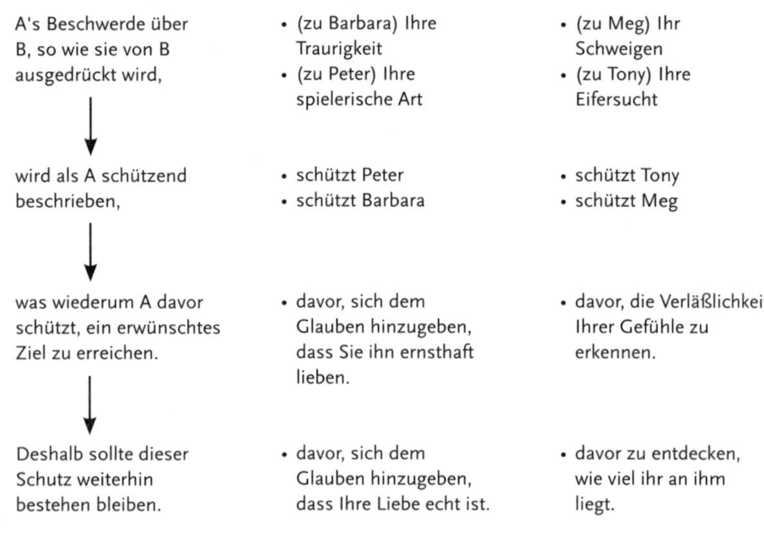

Abb. 5.7: Möbius-Band-Intervention

Es scheint eine Verbindung zwischen der Möbius-Band-Intervention und den darauffolgenden Veränderungen zu bestehen. Gemäß der binokularen Theorie der Veränderung sind die Paare nach der Intervention in der Lage, die Sequenz aus einem anderen Blickwinkel zu sehen. Das heißt, wenn die Sequenz anzufangen scheint, sind verschiedene Elemente der Kontextnamen so weit aufgeweicht (d. h., sie haben angefangen, eine andere als die ihnen zuvor zugeschriebene Bedeutung zu entwickeln), dass eine neue Sequenz spontan entstehen kann. Sollte beispielsweise Barbara wieder »traurig« werden (was wahrscheinlich ist), so wird Peter sich fragen, ob er »sie schützen« sollte, indem er seine Aufheitererrolle spielt. Es besteht einige Wahrscheinlichkeit, dass die Bedeutung seiner spielerischen Ader und/oder ihrer Traurigkeit so weit aufgeweicht ist, dass ein verändertes Verhalten entsteht. Tatsächlich wurde Barbara während der Zeit zwischen der vorletzten und der letzten Sitzung »traurig«. Peter nahm sie daraufhin, statt wie bisher den Aufheiterer zu spielen, in den Arm und hörte ihr eine Stunde lang zu. Dann trafen sie die Entscheidung, dass sie ein Kind haben wollten, nachdem sie umgezogen wären.

Obgleich wir nichts darüber wissen, besteht eine große Wahrscheinlichkeit, dass Barbara sich gefragt hätte, ob sie »Peter dadurch schützen sollte, dass sie noch trauriger würde«, wenn Peter auf ihre Traurigkeit mit seiner Aufheitererrolle reagiert hätte. Es besteht eine Chance, dass auch diese Bedeutung so weit aufgeweicht wird, dass Barbara eine andere Reaktionsweise entwickelt. Beispielsweise könnte sie selbst mit einem spielerischen Verhalten reagieren, oder sie könnte offen wütend werden. Beides würde zur Entstehung einer neuen Sequenz führen. Die Intervention führte die Möglichkeit irgendeines zufälligen Verhaltens aus einer Klasse von Verhaltensweisen ein, das nicht zur ursprünglichen Sequenz gehörte. Was für ein spezielles Verhalten (oder welche spezifischen Verhaltensweisen) dies sein würde, lässt sich nicht voraussagen.

6 Ziele: Landkarten nach der Gleichgewichtstheorie[11]

Die Gleichgewichtstheorie

Obgleich die Benutzung der Gleichgewichtstheorie zur Beschreibung von Familienbeziehungen und Veränderungen in Kapitel 1 als epistemologisch fragwürdig dargestellt wurde, kann Heiders Theorie (Heider 1946) ein hilfreiches Werkzeug dabei sein, unsere Gedanken über die Zielgerichtetheit von Therapie (de Shazer 1979a) zu lenken. Heider beschreibt die Beziehungen (A zu B, B zu C, C zu A) unter drei Elementen (A, B, C) einer Konfiguration (oder einer Einstellung) als Beziehung wechselseitiger Abhängigkeit aller beteiligten Elemente. Diese Beziehungen werden als auf natürliche Weise einem Gleichgewichtszustand (einem stabilen Zustand) zustrebend beschrieben, und sobald sie diesen Zustand des Gleichgewichts erreicht haben, tendieren die Konfigurationen dazu, in diesem Zustand zu bleiben. Heider definierte zwei Arten von Gleichgewicht:

> »Im Falle dreier Entitäten existiert ein Gleichgewichtszustand, wenn alle drei Beziehungen positiv sind [...] oder wenn zwei negativ sind und eine positiv ist« (Heider 1946, p. 110). Außerdem schreibt er: »Wenn kein Gleichgewichtszustand existiert, erheben sich Kräfte, die diesem Zustand zustreben« (ebd., p. 108).

Wenn eine Konfiguration auf eine der beiden beschriebenen Weisen ausgeglichen ist, hat sie die Tendenz, im Gleichgewichtszustand zu bleiben. Ist die Konfiguration jedoch nicht ausgeglichen, so tendiert sie dazu, sich auf einen der beiden ausgeglichenen Zustände zuzubewegen: (1) Alle Beziehungen sind positiv, oder (2) zwei Beziehungen sind negativ und eine ist positiv.

Eine kurze Illustration unter Verwendung der von Cartwright und Harary (1956) entwickelten Diagramme soll Heiders Theorie verständlich machen. Der Einfachheit halber werden die Illustratio-

11 Eine andere Version des in diesem Kapitel vorgestellten Materials erschien bereits unter dem Titel »On Transforming Symptoms: An Approach to Erickson Procedure« in *American Journal of Clinical Hypnosis* **22**: 17–28, 1979.

nen aus der Sicht einer Person dargestellt, so wie Heider die Theorie ursprünglich entwickelte.

Wenn ein Mensch, beispielsweise *p*, in einer Beziehung zu einem anderen Menschen steht, beispielsweise *o*, den Ersterer liebt, und wenn *p* einen Keramiktopf herstellt, den wir *x* nennen wollen und den *p* sehr mag, so ist es *p* wichtig, dass *o* ebenfalls *x* mag. Wenn *o* nun tatsächlich *x* mag, ist die Konfiguration ausgeglichen, ein Zustand, der sich kartografisch darstellen lässt (wie in Abb. 6.1, Diagramm 1, zu sehen).

Wenn *o* hingegen *x* nicht mag, dann wird *p* als in einer angespannten Situation befindlich beschrieben. Die Konfiguration oder *ps* kognitive Landkarte der Situation ist nicht ausgeglichen: zwei positive Beziehungen und eine negative (siehe Diagramm 2). Nach Heiders Theorie werden in dieser Konfiguration Tendenzen auftreten, sich auf einen ausgewogenen Zustand zuzubewegen; (1) *p* kann von *o* wahrnehmen, dass *o* anfängt, *x* zu mögen (Diagramm 1); (2) *p* kann seine Ansicht ändern und anfangen, *x* nicht mehr zu mögen (Diagramm 3); (3) *p* kann seine Ansicht hinsichtlich *o* ändern und anfangen, diesen nicht mehr zu mögen (Diagramm 4); im schlimmsten Fall (4) kann *p* seine Ansicht hinsichtlich *o* und *x* ändern und anfangen, beide nicht mehr zu mögen (Diagramm 5). Diagramm 5 stellt einen Spezialfall dar, der als »leeres Gleichgewicht« (Cartwright a. Harary 1956) bezeichnet wird, wobei alle Beziehungen als negativ beschrieben werden – eine Konfiguration, die dazu tendiert, bestehen zu bleiben, und die deshalb als auf leere Weise ausgeglichen bezeichnet wird.

Cartwright und Harary (ebd.) verallgemeinerten Heiders Theorie, sodass man sie auch auf Gruppen oder Einheiten jeder Größenordnung anwenden konnte, und sie erweiterten die Theorie außerdem so, dass sie sowohl reziproke (symmetrische) als auch nichtreziproke (komplementäre) Beziehungen einbezog. Prinzipiell werden in beiden Fällen die gleichen Maßnahmen zur Herstellung eines Gleichgewichts angewendet: Ein Gleichgewichtszustand existiert demnach, wenn entweder (1) alle Beziehungen als positiv beschrieben werden oder (2) der Beobachter eine gerade Zahl von negativen Beziehungen beschreibt. Ein leeres Gleichgewicht besteht dann, wenn alle vom Beobachter beschriebenen Beziehungen als »negativ« bezeichnet werden.

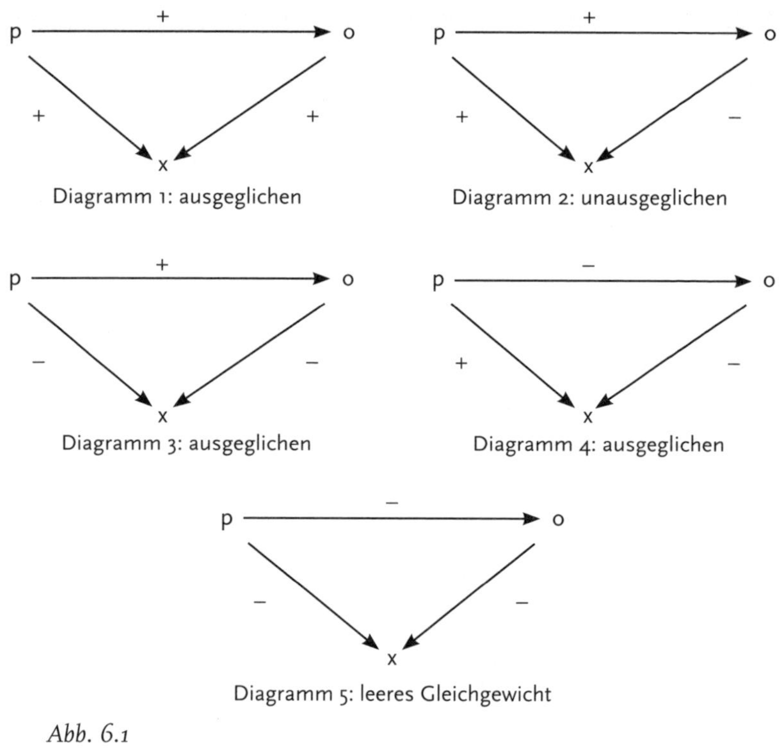

Abb. 6.1

Eine Erklärung einer von Ericksons Methoden mithilfe der Gleichgewichtstheorie soll die Zielgerichtetheit seines Ansatzes demonstrieren. Ericksons Vorgehensweise wird unter Verwendung der Theorie des Gleichgewichts dargestellt, und anschließend wird diese Darstellung so weiterentwickelt, dass sie die Zielorientiertheit der Familienkurztherapie veranschaulicht.

Ericksons Zielgerichtetheit

Im Gegensatz zum Denken anderer Therapeuten scheint Erickson nicht der Ansicht zu sein, dass das Symptom oder die Beschwerde eines bestimmten Menschen gewöhnlich mittels einer Methode behandelt werden kann, die auch bei anderen Menschen mit der gleichen Symptomatik verwendet wurde. Seine Herangehensweise bezüglich menschlicher Probleme scheint von anderen Voraussetzungen organisiert und bestimmt zu sein.

Haley (1978a) stellte einige von Ericksons Fällen entlang dem Kontinuum des Familienlebens dar. Nach dieser Anschauung entwickeln sich Probleme als Blockaden, die den Übergang von einer Lebensphase zur nächsten behindern, beispielsweise den Übergang vom alleinstehenden Erwachsenen zum verheirateten Erwachsenen. Haleys Sicht beleuchtet einen wichtigen Aspekt von Ericksons Arbeit: Erickson hat sein therapeutisches Vorgehen stets auf ein bestimmtes Ziel hin orientiert. Haley beschreibt dieses Ziel entsprechend seinem Bezugsrahmen als Übergang zur nächsten Stufe des Lebenszyklus.

Ericksons Ziel mag explizit sein oder nicht, und es mag mit dem Patienten auf der »bewussten Ebene« geteilt werden oder nicht: Das Wichtigste ist in jedem Fall, dass bei Erickson die Ziele offenbar nicht ausschließlich in der Beseitigung der Symptome bestehen. Wenn die Beseitigung eines Symptoms ein Teil von Ericksons Plan ist – wie es gewöhnlich der Fall ist –, so scheint dies auf irgendeine Weise für die Ergebnisse, über die er berichtet, von sekundärer Bedeutung zu sein. Beispielsweise kam eine Frau mit einem Magengeschwür zu Erickson, und er half ihr, unwillkommene Besuche ihrer angeheirateten Verwandten zu unterbinden (eine wahrhaft systemische Intervention). Nachdem jenes »Zeichen« oder Unterziel erreicht war, war als Nebenprodukt der Veränderung der Beziehung zu den angeheirateten Verwandten auch das Magengeschwür verschwunden (ebd.).

Bei Untersuchung der Fälle, die Haley den einzelnen Phasen des Familienlebens zuordnet, springen bestimmte Eigenarten von Ericksons Interventionen ins Auge. Eine dieser Konstanten ist, dass Ericksons Vorgehensweise mehr von der Situation oder von dem Kontext bestimmt ist, in der oder in dem sich der Klient befindet, als von der Art des Symptoms oder von der Phase des Lebenszyklus, in der sich der Klient befindet. Das heißt, die gleichen therapeutischen Interventionsmuster tauchen in Fällen auf, die völlig unterschiedlichen Phasen des familiären Lebenszyklus zugeordnet werden, *und* bei völlig unterschiedlichen Symptomen.

Obgleich Erickson selbst nicht ausdrücklich gesagt hat, dass die Vorgehensweisen nach dem gleichen Muster entwickelt wurden, lässt sich dieses Metamuster aus seiner Vorgehensweise in sechs in der Literatur beschriebenen Fällen abstrahieren. Die Symptome umfassen ein breites Spektrum, die Probleme erscheinen alle einzigartig, und die Methoden, die Erickson benutzte (oder das Metamuster, das durch Anwendung der Gleichgewichtstheorie beschrieben wird), wandte er bei Menschen an, die sich in verschiedenen Phasen des Lebenszyklus der Familie befanden: bei einem 16jährigen Daumenlutscher (Haley 1967, p. 428), bei zwei Fällen von »hysterischer Lähmung« (ebd., p. 390), bei einem Heranwachsenden mit »unersättlichem Appetit« (Haley, p. 414), bei einer Frau mit einem Magengeschwür (Haley 1978a, S. 153) und bei einer 21-jährigen Frau mit einer Lücke zwischen den Vorderzähnen (Haley 1967, p. 414).

Einige Besonderheiten von Ericksons Methode in diesen Fällen verdienen besondere Aufmerksamkeit, wenn wir seine Vorgehensweise und die der Familienkurztherapie verstehen wollen. In jedem dieser Fälle kann man sagen, dass Erickson ein »primäres Ziel« für sein Vorgehen festgelegt hatte (das wir *G* nennen werden); dieses Ziel basiert auf dem, was der Patient ihm anbietet. In den betreffenden Fallbeschreibungen wird dieses Ziel manchmal eher implizit als explizit genannt. In jedem der Fälle lässt sich dieses primäre Ziel sehr genau beschreiben, und es scheint immer so gewählt zu sein, dass es mit der Weltsicht des Klienten in Einklang steht. Der systemischen Sicht entsprechend, ist dieses primäre Ziel gewöhnlich »interaktionsbezogenen« Charakters, es beinhaltet also nicht die Beseitigung der Beschwerde selbst. In den meisten Fällen verschwindet die Beschwerde durch eine Veränderung im Interaktionsverhalten des Klienten »spontan«.

Man könnte meinen, dass Erickson sich bei der Festlegung eines primären Ziels gefragt hätte: »Durch welche Veränderung im Leben dieses Menschen könnte man es dem Symptom ermöglichen, auf unaufdringliche Weise zu verschwinden?« Anschließend versucht Erickson dann schrittweise, das Ziel *(G)* zu erreichen, das er durch seine Antwort auf die obige Frage festgelegt hat. In Haleys Bezugsrahmen bezieht sich die Frage auf den Übergang zur nächsten Phase des Familienlebens. Nach dem Modell der Familienkurztherapie bezieht sich die Frage auf die Festlegung von Zielen und Zeichen.

Für die Frau mit dem Magengeschwür, die Erickson behandelte, veränderte sich die Situation hinsichtlich der unerwünschten Besuche ihrer angeheirateten Verwandten, woraufhin auch die Beschwerde verschwand. Das primäre Ziel kann man in diesem Fall in der Beseitigung des Magengeschwürs sehen, und dieses Ziel wurde auf beiläufige Weise erreicht, indem die Frau ihre Beziehung zu ihren angeheirateten Verwandten veränderte.

Für Erickson ist

> »ein geeignetes therapeutisches Ziel eines, das dem Patienten hilft, so adäquat und konstruktiv wie möglich trotz jener inneren und äußeren Behinderungen zu leben, die Bestandteil seiner Lebenssituation und seiner Bedürfnisse sind. Folglich besteht die Aufgabe des Therapeuten darin, die neurotischen Symptome zu nutzen, um den einzigartigen Bedürfnissen des Patienten gerecht zu werden. Eine solche Nutzung muss [...] auf adäquate Weise für eine konstruktive Anpassung sorgen, die durch das Fortbestehen der neurotischen Symptome begünstigt, nicht behindert wird« (Haley 1967, p. 390).

Jedes »neurotische Symptom« oder jede Beschwerde (wenn man diese Abbildungstechnik verwendet, als *x* bezeichnet) wird als auf mindestens eine Art auf das spezifische, primäre Ziel *(G)* bezogen gesehen: Die Beschwerde *(x)* kann beschrieben werden, als würde sie den Betreffenden auf irgendeine Weise vom Erreichen des Ziels abhalten. An dieser Stelle können wir uns vorstellen, dass Erickson sich die Frage stellt: »Wie lässt sich diese Beschwerde in etwas umwandeln, das zum Erreichen des Ziels nützlich ist?«

Bei diesem Schritt scheint Erickson daran interessiert zu sein, wie

> »die Beschränkungen, die in den gewöhnlichen, bewussten Einstellungsrastern und Glaubenssystemen liegen, vorübergehend durchbrochen werden und die Versuchspersonen empfänglich werden für die Erfahrung anderer Assoziationsmuster und anderer geistiger Funktionsweisen« (Erickson, Rossi u. Rossi 1978, S. 38).

Seine Vorgehensweisen, ganz gleich, ob er sich dabei formeller Trance bedient oder nicht, fördern diese Empfänglichkeit. Seine Vorgehensweisen bei diesem Schritt sind der »Erickson-Fingerabdruck«, was es Haley ebenso wie auch uns ermöglicht, eine ericksonsche Vorgehensweise auf Anhieb zu erkennen. Einfach ausgedrückt, besteht dieser »Fingerabdruck« im Transformieren zumindest eines Aspekts der Beschwerde durch Umdeutung *(reframing)* von einem nicht gewollten, schmerzhaften Teil des Lebens zu einem absichtlich gewählten, nützlichen Teil. Diese Umdeutung verändert die gesamte

Bedeutung der Situation eines Menschen, was mit Sicherheit eine Verhaltensänderung zur Folge hat.

Beispielsweise kam einmal eine junge Frau zu Erickson, die eine Lücke zwischen ihren Vorderzähnen hatte, was sie als so abstoßend und hässlich empfand, dass sie mit dem Gedanken gespielt hatte, Selbstmord zu begehen. Statt sie zu einem Zahnarzt zu schicken, zu versuchen, ihr die Selbstmordgedanken auszureden, oder ihr zu versichern, dass die Zahnlücke wirklich nur ein äußerst geringfügiger Makel sei, lehrte Erickson sie, dass die Lücke sich hervorragend dazu eigne, Wasser durch sie zu spritzen. Als sie zur Therapie erschien, benutzte sie die Lücke, um sich selbst als hässlich zu sehen: Die Tatsache, dass die Zahnlücke existierte, lag eindeutig außerhalb der Einflussmöglichkeiten der Frau, und die Lücke war unnütz. Erickson begann seine Behandlung damit, dass er ihr beibrachte, wie man die Lücke absichtlich auf eine andere Weise nutzen konnte.

Dieser Schritt kann als einer »Symptomverschreibung« verwandt bezeichnet werden (Watzlawick, Beavin u. Jackson 1969). Generell kann man die meisten Beschwerden oder Symptome als »außerhalb der Beeinflussbarkeit liegend und nicht dem Willen unterworfen« beschreiben. Bei einer Symptomverschreibung wird der Klient aufgefordert, das symptomatische Verhalten absichtlich auszuführen (im Fall dieser Patientin: sich auf die Lücke zwischen ihren Zähnen zu konzentrieren), in der Hoffnung, dass die Beschwerde auf diese Weise beseitigt werden wird oder dass die Klientin zumindest ein gewisses Maß an Kontrolle über sie erlangt. Erickson lehrte die junge Frau, die Lücke auf eine andere Weise absichtlich zu benutzen. Dies war ein wichtiger Schritt zur Umwandlung der gesamten Situation. Das Ziel in diesem Fall jedoch war – anders als bei einer Symptomverschreibung – *nicht* die Beseitigung der Beschwerde. Vielmehr handelt es sich hier lediglich um den Anfang des Umdeutungs- und Transformationsprozesses.

Diese Transformation wird mit dem nächsten Schritt abgeschlossen, der gewöhnlich in einer Aufgabe besteht, die dem Erreichen des primären Ziels dient oder die es dem primären Ziel ermöglicht einzutreten oder die die Hindernisse beseitigt, die das Erreichen des Ziels bisher unmöglich gemacht haben. Diese Aufgabe oder Serie von Aufgaben baut auf der umgedeuteten Beschwerde (die wir x' nennen wollen) und ihrem neuen Nutzen auf. Die besondere Fähigkeit der jungen Frau, durch ihre Zahnlücke Wasser zu spritzen, wurde als Nächstes für einen Streich benutzt (den wir *G'* nennen wollen): Sie sollte einen jungen Mann, den sie bisher gemieden hatte, mit Wasser nass spritzen. Hier benutzt Erickson ihre Fähigkeit (Wasser zu spritzen) als Grundlage für eine Aufgabe (den Streich), die nur aufgrund der Zahnlücke ausgeführt werden konnte. Dadurch wurde ein neues Interaktionsverhalten zum Vorschein gebracht, durch welches die junge Frau schließlich zu ihrem Ziel kam, zu heiraten und Kinder zu bekommen.

Durch den Prozess der Umdeutung wurde das spezifische, primäre Ziel erreicht. Die junge Frau mied fortan nicht mehr die jungen Männer, die sich für sie interessierten, und sie war (wenn man es im Sinne von Haleys Bezugsrahmen ausdrückt) bereit, in die nächste Phase des Lebenszyklus der Familie überzuwechseln. Der Streich, bei dem ihre Zahnlücke eine so wichtige Rolle spielte, wirkte sich für sie konstruktiv und nützlich aus. Die junge Frau und der junge Mann (das Opfer des Streichs) heirateten schließlich. Die Klientin konnte die Zahnlücke fortan nicht mehr als hässlich und entstellend sehen, da sie ihr ja geholfen hatte, ihr Ziel der Ehe zu erreichen. Ericksons Methoden ermöglichten es auch dieser jungen Frau, ihr Ziel »spontan« zu erreichen.

Erstellung einer Landkarte bzw. Abbildung

Diese Vorgehensweise von Erickson lässt sich mithilfe der Darstellungsweise der Gleichgewichtstheorie beschreiben. (Dies ist ein Bestandteil *unseres* deskriptiven Werkzeugs, nicht desjenigen Ericksons.) Als dieses Modell entwickelt wurde (de Shazer 1979a), sah man den Klienten oder Patienten noch als »da draußen«, als auf irgendeine Weise vom Therapeuten getrennt, obgleich die Beziehung des Therapeuten zur Gesamtsituation als positive Konstante gesehen wurde. Zunächst werden wir das ursprüngliche Modell darstellen, und anschließend werden wir es zum Ökosystem hin erweitern.

Wenn wir Ericksons Vorgehensweise darstellen (eine »Landkarte« davon entwickeln) wollen, müssen wir zunächst die drei Elemente aus der Sicht des Beobachters beschreiben, das sind (1) der Patient *(p)*, (2) das primäre Ziel *(G)* und (3) das unwillkürliche Symptom oder die Beschwerde *(x)* – und (4) die *Beziehungen* zwischen diesen drei Elementen, so wie sie in Abbildung 6.2 dargestellt sind.

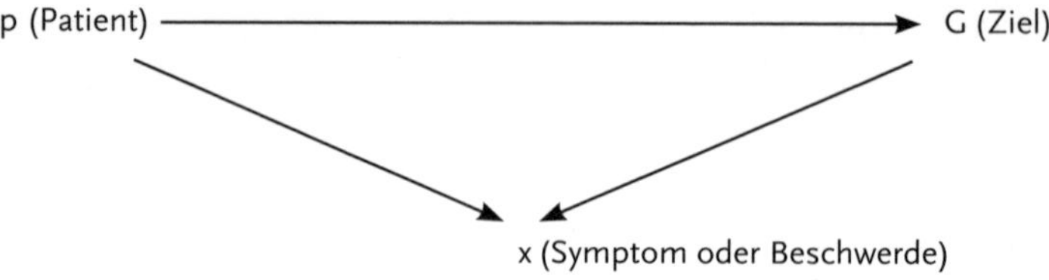

Abb. 6.2

Diese Ausgangssituation wird als Gleichgewichtszustand dargestellt (zwei Beziehungen werden als negativ beschrieben, eine als positiv). Der Erickson-Fingerabdruck kann anschließend als Beginn des Umdeutungsprozesses dargestellt werden, der die Beschwerde *(x)* zu etwas Nützlicherem umdefiniert *(x')*. Von hier aus lässt sich der Prozess der Erreichung des Ziels durch ein Unterziel beschreiben (gewöhnlich eine Aufgabe, die wir *G'* nennen), wobei eine umgedeutete Beschwerde *(x')* benutzt wird. Die Aufgabe (*G‹*) wird anschließend in Beziehung zum Ziel *(G)* dargestellt, so wie es in Abbildung 6.3 geschehen ist.

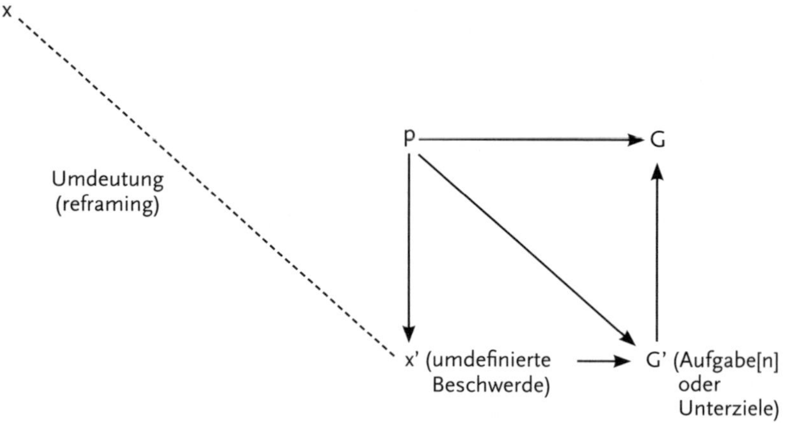

Abb. 6.3

Es ist wichtig, sich darüber im Klaren zu sein, dass Erickson die Wirklichkeit (die Sicht) der Person, welche beinhaltet, dass die Beschwerde unkontrolliert und nutzlos ist, nicht akzeptiert *(x)*. Stattdessen akzeptiert er die Beschwerde als einen Bestandteil der »alten Wirklichkeit« des Betreffenden, die so umgewandelt werden kann, dass die Beschwerde nützlich oder sogar zu einer notwendigen Voraussetzung für das angestrebte therapeutische Ergebnis wird. Bei dieser Vorgehensweise wird die umgedeutete Beschwerde *(x')* zum Erreichen des primären Ziels *(G)* in Beziehung gesetzt. Außerdem nimmt Erickson auch das Ziel des Klienten nicht für bare Münze, weil es häufig zu weit gesteckt ist. Stattdessen reduziert er dieses allgemeine Ziel auf ein spezifisches Ziel *(focus down)*: auf einen Aspekt des ursprünglichen Ziels des Klienten, das sich mit der umgedeuteten Beschwerde in Verbindung bringen lässt.

Das »Problem der Zahnlücke« (siehe oben) lässt sich auf folgende Weise beschreiben: Zuerst wird die Beziehung zwischen der jungen Frau *(p)* und ihrem Ziel *(G)* positiv (+) beschrieben, weil das Ziel (Ehe und Kinder) etwas ist, das ihr wichtig ist. Zweitens kann man die Beziehung zwischen der jungen Frau *(p)* und der Lücke zwischen ihren Vorderzähnen *(x)* als negativ (–) beschreiben, weil sie die Zahnlücke als so hässlich empfindet, dass sie bei ihr Selbstmordgedanken auslöst. Drittens kann die Beziehung zwischen der Zahnlücke *(x)* und dem Ziel der Frau *(G)* als negativ beschrieben werden (–), weil sie glaubt, die Lücke hindere sie daran, ihr Ziel zu erreichen. Sie ist der Ansicht, dass sich begehrenswerte junge Männer durch die Zahnlücke abgestoßen fühlen müssen. Diese Konfiguration wird als »Gleichgewichtszustand« bezeichnet, weil zwei negative Beziehungen und eine positive Beziehung beschrieben werden (siehe Abb. 6.4).

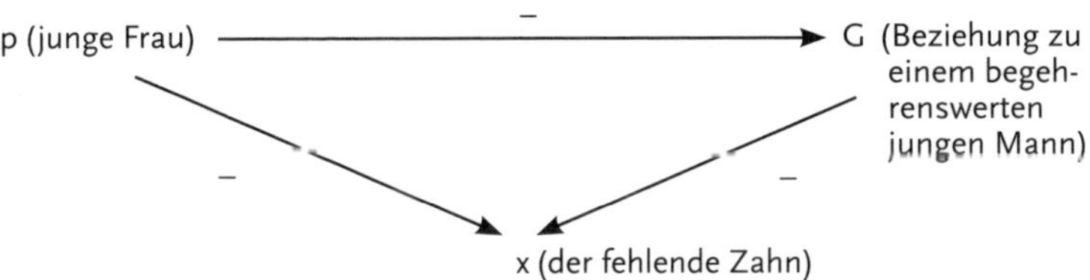

Abb. 6.4: Ein Gleichgewichtszustand

Die therapeutische Vorgehensweise: Durch Umdeuten der Situation ist Erickson in der Lage, die Zahnlücke in etwas Nützliches umzuwandeln – zumindest kann man damit Wasser spritzen *(x')*. Indem er diese wertvolle Möglichkeit *(x')* anschließend benutzt, um einen Streich *(G')* zu spielen, kann er der jungen Frau helfen, neue Beziehungen anzuknüpfen, wodurch es ihr schließlich möglich wird, die Zahnlücke als etwas Wertvolles anzusehen. Auf diese Weise wird eine unmittelbare Verbindung zwischen dem Streich *(G')* und dem Erreichen des Ziels *(G)* hergestellt. Die Frau und das Opfer ihres Streichs wurden Freunde und heirateten schließlich. Wenn der Rest der Landkarte positiv ist, ist es für die junge Frau nicht mehr möglich, ihre vorherige negative Sicht der Lücke aufrechtzuerhalten: Schließlich hat sie ihr geholfen, ihr Ziel zu erreichen.

Der Abschnitt der Darstellung nach der Umdeutung wird als unausgewogen beschrieben, was nach Heiders Theorie bedeutet, dass sich eine Tendenz zur Herstellung eines Gleichgewichtszustandes entwickeln wird. Die Beschwerde selbst hat zum Erreichen des Ziels geführt, weshalb die Beziehung zwischen der jungen Frau und der Zahnlücke sich zum Positiven hin verändern wird. Dieser Beschreibung entsprechend, kann man sagen, dass Erickson durch seine Vorgehensweise in der ursprünglichen Situation einen Ungleichgewichtszustand herstellt. Dadurch wird in der Situation des Patienten genügend Spannung aufgebaut, sodass eine »spontane« Veränderung in der Beziehung zwischen der Person, der Beschwerde und dem Ziel herbeigeführt wird (siehe Abb. 6.5).

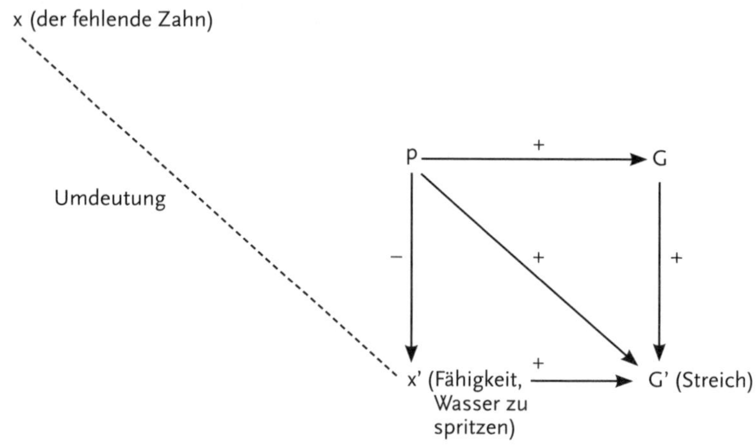

Abb. 6.5

Jeder der sechs oben erwähnten Fälle lässt sich auf die gleiche Weise beschreiben. Natürlich enthalten die Originalbeschreibungen Ericksons eigene Erklärungen, und die hier gegebene Erklärung hat sich nicht zum Ziel gesetzt, mit seinen Erklärungen in Einklang zu stehen. Mithilfe der Gleichgewichtstheorie, so wie sie hier dargestellt wird, lässt sich Ericksons Arbeit in dem Sinne analysieren, dass es möglich wird, seine Prinzipien so zu erweitern, dass sie sich auf andere Situationen übertragen lassen.

Erweiterung der Landkarte

Nachdem sich nach dem Durchbruch durch den Einwegspiegel das Teamkonzept entwickelt hatte, musste die obige Landkarte so erweitert werden, dass sie das gesamte Ökosystem umfasste. Schon bald stellte sich heraus, dass dieses erweiterte Werkzeug als »zielorientierte Landkarte« für die Therapiesituation dienen konnte, wobei die vom BFTC entwickelten Vorgehensweisen und der entsprechende formelle Ablauf benutzt wurden. Obgleich die spezifischen Familien und ihr jeweiliger Kontext recht unterschiedlich sind und obwohl die Vorgehensweise des BFTC auf dieser Einzigartigkeit aufbaut, lassen sich die zielorientierten Prinzipien der Familienkurztherapie mithilfe dieser Darstellungstechnik verstehen.

Um die Landkarte über die Einwegscheibe hinaus auszudehnen, muss man die Team-Leiter-Einheit in die Beschreibung einbeziehen *(T)*. Vom Raum hinter dem Spiegel aus und im Therapieraum bemüht sich das Team, die Familie *(P)* und ihre Gesamtsituation völlig zu akzeptieren, einschließlich des Beschwerdemusters *(x)*. Dies wird durch die nichtkritisierende Einstellung des Leiters erreicht sowie durch das Kompliment und den Hinweis, die auf einer »positiven« Version der Situation der Familie basieren (d. h., auf einem anderen Blickwinkel).

Beim Erstellen der erweiterten Karte umfassen die Elemente der Konfiguration (aus einer Metaposition oder vom Standpunkt eines außenstehenden Beobachters aus gesehen), die in Abbildung 6.6 dargestellt ist: (1) die Familie *(p)*, (2) das Beschwerdemuster *(x)*, (3) das primäre Ziel *(G)*, (4) das Team *(T)* und (5) die *Beziehungen* zwischen diesen Elementen.

Indem so das Team einbezogen wird, kann die Therapiesituation von Anfang an so beschrieben werden, als würde sie die Familie *(p)* *und* ihre Beziehung zu ihrem Beschwerdemuster *(x)* in einen Ungleichgewichtszustand versetzen.[12] Auf der erweiterten Landkarte gibt es zwei zusätzliche signifikante positive Beziehungen: (1) zwischen dem Team *(T)* und der Familie *(p)* aufgrund der nichtkritisierenden Einstellung und des Kompliments und des Hinweises und (2) zwischen dem Team *(T)* und dem Beschwerdemuster *(x)*, weil das Problem als unter den gegebenen Umständen normal akzeptiert wird und weil eine Direktive fehlt, die Veränderung verlangt.

Immer versucht das Team, aufgrund dessen, was die Familie angeboten hat, ein primäres Ziel festzulegen *(G)*. Dieses primäre Ziel ist nicht gleichbedeutend mit der Auflösung des Beschwerdemusters *(x)*, sondern es beinhaltet, was geschehen wird, wenn die Beschwerde die Familie nicht mehr quält. Wie bereits zuvor erwähnt, muss ein Ziel als Beginn von etwas dargestellt werden, nicht als Abschluss von etwas. Ericksons Beispiel folgend, versucht das Team, der Familie zu helfen, sich auf ein spezifisches Ziel zu *fokussieren*, da das von der Familie selbst vorgetragene Ziel häufig zu umfassend ist. Das Team stellt sich die Frage: »Was kann sich in der Situation dieser Familie verändern, sodass die Beschwerde die Möglichkeit hat, auf unauffällige Weise zu verschwinden?« Die Antwort auf diese Frage hilft, das Ziel zu definieren.

Jede Beschwerde und das Interaktionsmuster, das die Beschwerde umgibt *(x)*, wird als auf irgendeine Weise auf ein primäres Ziel *(G)* bezogen beschrieben. Das Beschwerdemuster *(x)* hält die Familie irgendwie davon ab, das Ziel zu erreichen. Die Teammitglieder stellen die Frage: »Wie lässt sich dieses Muster zu etwas umdeuten *(x')*, das einen Prozess einleitet, der es der Familie ermöglicht, ihr Ziel zu erreichen?«

12 Obwohl die gesamte Darstellung (Abb. 6.6) als ausgeglichen beschrieben werden kann (eine gerade Zahl von negativen Zeichen), befindet sich das Team-Familie-Beschwerde-Subsystem oder der betreffende Bereich der Darstellung in einem Ungleichgewichtszustand (da nur ein negatives Zeichen existiert). Die therapeutische Vorgehensweise kann als auf diesen begrenzten Teil der Karte einwirkend verstanden werden. Jeder denkbare Ansatz muss sich aus methodischen Gründen mit großen Einheiten *(chunks)* des umfassenderen Ökosystems befassen, weil andernfalls die Zahl der anfallenden Informationen ungeheuer groß wird. Dieses Aufteilen in große Einheiten scheint heuristisch nützlich dafür zu sein, therapeutische Vorgehensweisen theoretisch zu erfassen. Zur Sicherheit werden Komplimente und Hinweise ohne Erwähnung von Zielen formuliert, und nur dieser Teil der Karte wird in der ersten Sitzung berücksichtigt. Der Umdeutungsprozess, der am Ende der ersten Sitzung durch das Kompliment und den Hinweis eingeleitet wurde, ist ein Versuch, »eine neue Wirklichkeit zu schaffen« und damit auch eine neue Landkarte (Abb. 6.7), durch deren Unausgewogenheit (Linie von *p* nach *x'*) die Tendenz entsteht, sich um Wiederherstellung des Gleichgewichtszustandes zu bemühen, wodurch das Ziel erreicht wird.

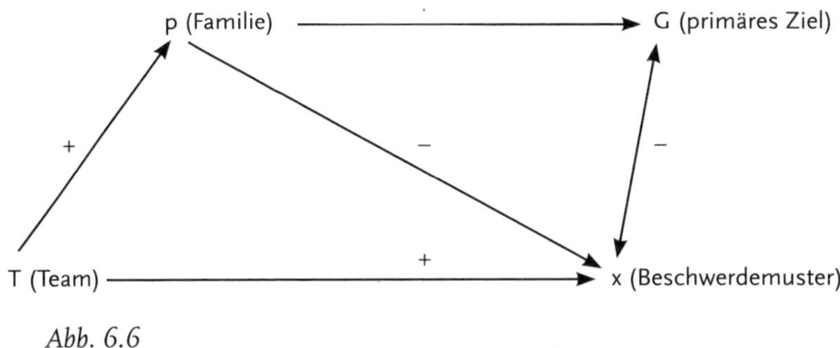

Abb. 6.6

Der Prozess von der anfänglichen Umdeutung (die zu *x'* führt) zur Entwicklung der Zeichen *(G')* kann eine Reihe von Botschaften vonseiten des Teams enthalten, die auf die Unterziele gerichtet sind. Dabei kann es sich um unauffällige Ereignisse handeln, die das Erreichen des Ziels *(G)* ermöglichen oder fördern, oder es kann sich um die spezifisch benannten Zeichen *(G')* handeln (siehe Abb. 6.7).

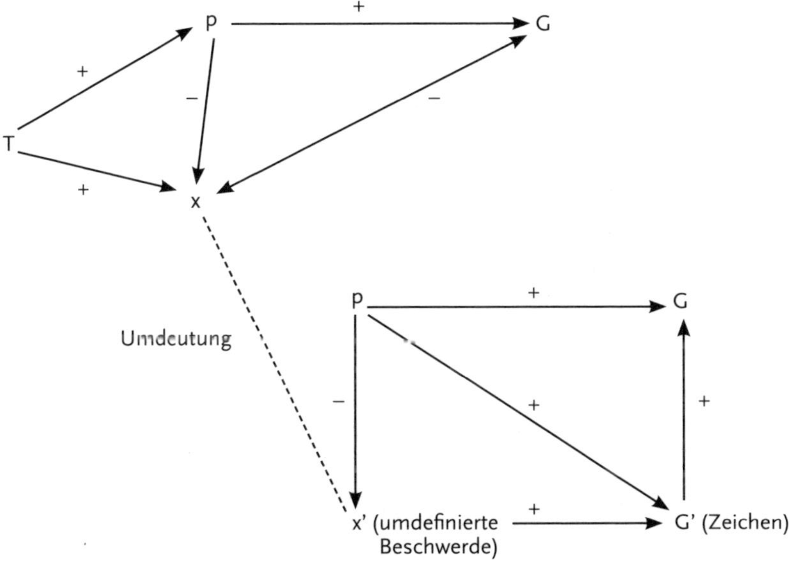

Abb. 6.7

Leitlinien

Aus dieser Beschreibung der Vorgehensweise Ericksons und ihrer Adaption für die Familienkurztherapie sind Leitlinien entwickelt worden, die dem Therapeuten helfen sollen, zielorientiert zu arbeiten.

1. Das vom Klienten negativ bewertete Beschwerdemuster (x) ist für die Familie (p) wertvoll und wichtig.
2. Die Familie (p) beschreibt das Beschwerdemuster (x) als außerhalb ihrer Kontrollmöglichkeit liegend.
3. Das primäre Ziel (G) muss für die Familie im Rahmen ihrer Weltsicht akzeptabel sein. Es kann durch Diskussion mit der Familie gefunden werden, manchmal aus dem abgeleitet werden, was über die Situation bekannt ist, oder vom Team (T) auf rein hypothetischer Basis festgelegt werden.
4. Die Familie muss das spezifische primäre Ziel akzeptieren, ausdrücklich oder implizit. Das Ziel (G) muss von der Familie positiv bewertet werden.
5. Das Team (T) muss die Familie (p) und ihre Weltsicht akzeptieren, ohne sie zu kritisieren. Diese akzeptierende Grundhaltung muss das Beschwerdemuster (x) umfassen.
6. Das Team (T) verändert die Definition des nicht dem Willenseinfluss unterliegenden Beschwerdemusters (x) durch Umdeutung so, dass dieses Muster (x') nützlicher und/oder stärker der willentlichen Beeinflussung zugänglich ist.
7. Das Team entwickelt entweder eine neue Verwendungsmöglichkeit für diesen durch die Umdeutung erschlossenen nützlicheren Aspekt des Beschwerdemusters (x') oder regt die Entwicklung einer solchen Möglichkeit an. Der nützlichere Aspekt dient dann dem Erreichen der Zeichen für Fortschritt oder der Unterziele (G').
8. Die Unterziele (G') müssen entweder dem Erreichen des primären Ziels (G) dienen oder das Erreichen des Ziels ermöglichen.
9. Die Bewertung des willentlichen Aspekts (x') wird zum Positiven hin verändert. Die Familie hat entweder die Kontrolle über das Beschwerdemuster erlangt, oder das Beschwerdemuster ist eliminiert worden.

Ein Fallbeispiel

Sitzung 1

Während der ersten beiden Sitzungen beklagten sich Herr und Frau Quill über das Benehmen ihrer Töchter in verschiedenen Situationen. Während sie dies beschrieben, liefen Mary (acht Jahre) und Debbie (sechs Jahre) im Therapieraum herum, untersuchten mit ihren Gesichtern und Händen die Oberfläche des Spiegels und stritten miteinander. Hin und wieder forderte die Mutter oder der Vater die Mädchen auf, mit irgendetwas aufzuhören, doch das wurde von diesen entweder völlig ignoriert oder, falls sie darauf reagierten, so nur jeweils für kurze Zeit. Debbie kletterte über ihren Vater, während er redete; er behielt stoisch seine Ruhe und fuhr fort, die Situation zu beschreiben. Von Zeit zu Zeit unterbrach er seine Beschreibungen, um Debbie aufzufordern, sie solle aufhören, auf ihm herumzuklettern, doch ohne Erfolg. Zu keinem Zeitpunkt während der ersten Sitzung schafften es die Eltern, die Mädchen länger als einen Augenblick oder zwei davon abzuhalten, irgendetwas zu tun.

Das Team machte den Eltern wegen ihrer aufgabenzentrierten Fokussierung und den Mädchen wegen ihrer Wissbegierde und ihrer Fähigkeit, selbstständig Dinge zu erforschen, Komplimente. Sobald die Eltern gezeigt hatten, dass sie die Komplimente akzeptierten, wurden sie gebeten, »darüber nachzudenken, ob Ihnen klar ist, was Sie an der Eltern-Kind-Beziehung in Ihrer Familie *nicht* ändern wollen«.

Manchmal führt diese Aufgabe zu interessanten Ergebnissen. Es ist kaum möglich, darüber nachzudenken, wovon man *nicht* will, dass es sich verändert, ohne darüber nachzudenken, was sich ändern soll. Da die Familie Quill ihre Beschwerden in verallgemeinernder Form ausgedrückt hatte (die Mädchen sollten sich besser benehmen), beschloss das Team, der Familie zu helfen, sich genauer auszudrücken. Wenn Herr und Frau Quill auf diese Aufgabe reagieren könnten, indem sie beschrieben, was sich ihrer Meinung nach *nicht* verändern sollte (ein direkter Reaktionsbericht), so erhielte das Team dadurch mehr und bessere Information über den Bezugsrahmen der Familie und über ihre Art zu kooperieren. Beinhaltete der Reaktionsbericht das Gegenteil der gestellten Aufgabe, so könnte das Herrn und Frau Quill helfen, dem Team eine fokussiertere Version ihrer Beschwerden vorzutragen und ihm so Information über ihre Art zu kooperieren zu geben. Weiterhin enthielt dieser Hinweis die Implikation, dass weder die Mädchen noch die Eltern noch die Interaktion zwischen Eltern und Mädchen in den Augen des Teams völlig schlecht sind.

Die Situation der Familie Quill in der ersten Sitzung kann unter Verwendung der Landkarten der Gleichgewichtstheorie wie folgt dargestellt werden: Das Ziel *(G)* der Familie *(p)* wurde beschrieben als: »Die Mädchen sollen dazu gebracht werden, sich besser zu benehmen.« Das Beschwerdemuster *(x)* bezog sich auf das schlechte Benehmen der Mädchen und auf die Versuche der Eltern, damit fertigzuwerden, die sich als uneffektiv erwiesen haben. Das Team zeigte, dass es die Situation der Familie Quill akzeptierte, indem es sich während der ganzen Sitzung nicht kritisierend darüber äußerte, sowie durch das Kompliment. Außerdem zeigte das Team seine Akzeptanz einiger Aspekte des Beschwerdemusters, indem es auf die »positive« Seite der beobachteten Interaktionsmuster fokussierte. Der Hinweis leitete die Umdeutung ein, indem er implizierte, dass etwas »Gutes« genau an der Sache war, über die sich die Eltern beklagten – an der Eltern-Kind-Beziehung (Abb. 6.8).

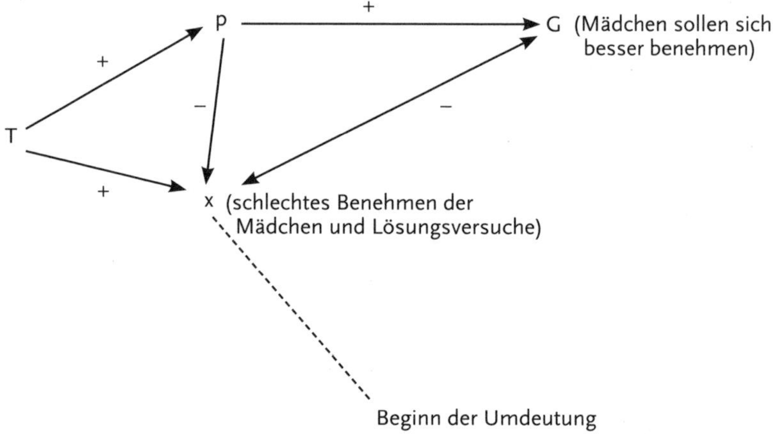

Abb. 6.8

Sitzung 2

Zu Beginn der zweiten Sitzung arrangierte Debbie die Sitzordnung. Dabei musste sich die Mutter trotz ihrer Proteste von einem Sitz auf einen anderen setzen, und der Vater musste einen Stuhl nehmen und ihn an einen anderen Platz stellen. Der Leiter bemühte sich, nicht in diese Vorgänge einzugreifen; er beobachtete die Situation nur. Anschließend fingen die Mutter und Mary an, über einen Streit zu diskutieren, zu dem es am Vortag gekommen war. Debbie saß zwischen ihnen und unterbrach das Gespräch häufig. Der Leiter rief Debbie zu sich und bat Mary, sich auf einen anderen Stuhl zu setzen. Während der folgenden 30 Minuten versuchte Herr Quill, die Mädchen dazu zu bringen, diese neue Sitzordnung beizubehalten. Frau Quill beteiligte sich nicht an diesem Versuch.

Später sagte Frau Quill, sie halte die Sitzordnung nicht für wichtig, und sie glaube, wenn sie sich eingemischt hätte, wäre sie wütend geworden und hätte die Mädchen angeschrien. Doch das wolle sie nicht. Als die Mädchen schließlich auf Debbies Stuhl still saßen und ruhig wurden, schlug Frau Quill vor, der Vater solle dies als Lösung der Situation akzeptieren, was er unwillig tat. (Diese Aktivität während der Sitzung bestätigte dem Team, dass die Beschreibung des Beschwerdemusters durch die Eltern mit den Sequenzen übereinstimmte, die das Team selbst beobachtet hatte.)

Gleichzeitig versuchte der Leiter, die Reaktion der Quills auf die Aufgabe zu überprüfen. Frau Quills Antwort drehte sich darum, dass sie nicht wolle, dass Mary »zu einer kleinen Erwachsenen oder zu einem Automaten werde«. Wenn die Mädchen in einer guten Stimmung waren, empfand sie sie als angenehme Gesellschaft. Doch dann beklagte sie sich darüber, dass die guten Stimmungen nur in Erwartung eines anderen Ereignisses oder als Reaktion auf ein solches auftraten. Herr Quill beklagte sich darüber, dass diese »guten Stimmungen« ihm häufig »zu wild« würden; die Mädchen würden dann durch das Haus rennen und unentwegt brüllen und schreien. Er wollte »von null anfangen und alles verändern«. (Keiner von beiden Eltern berichtete über die Rolle, die sie selbst in diesen Situationen spielten. Sie konzentrierten sich völlig auf das Verhalten der Mädchen, wobei sie über die Hervorhebung der Interaktion zwischen Eltern und Kindern beim Hinweis völlig hinweggingen. Deshalb bezeichnete das Team ihren Reaktionsbericht als »modifiziert«.)

Das Team machte Herrn und Frau Quill Komplimente darüber, dass sie Möglichkeiten gefunden hätten, ihren Kindern beizubringen, unabhängig zu denken, sowie wegen ihrer Ausdauer bei der Ausführung der Aufgabe, angesichts all der Schwierigkeiten, die die so gewonnenen Erkenntnisse möglicherweise hervorrufen könnten. Das Team entwarf einen Hinweis, der dazu dienen sollte, weitere Details über die familiären Interaktionsmuster der Quills zu erkunden, und um Herrn und Frau Quill zu helfen, sich ein wenig zu fokussieren. Sie wurden instruiert, an fünf der folgenden sieben Tage abends jeweils für eine Stunde die Rollen zu tauschen. An den übrigen beiden Tagen sollten sie sich wie gewöhnlich verhalten. Während dieser

Stunde sollte jeweils einer der Eltern für alle Probleme zuständig sein, während der andere Elternteil so tun sollte, als sei er (bzw. sie) gar nicht anwesend. Der beobachtende Elternteil sollte sich Notizen darüber machen, wenn er (bzw. sie) den Drang sich einzumischen verspüren würde, und auch über die Situationen, in denen er oder sie sich tatsächlich einmischte.

Diese Aufgabe lässt sich leicht modifizieren. Alles, was die Eltern über ihre Rolle in der Sequenz beobachten oder beschreiben können, ist für das Team eine Hilfe, und die Beobachtungen waren das, worum es dem Team ging. Das Team hoffte, durch diese Aufgabe Informationen darüber zu erhalten, was die Eltern wirklich taten. Außerdem war die Aufgabe ein Versuch, Frau Quills Eingreifen in den Situationen einzuschränken, in denen ihr Mann sich mit den Mädchen auseinandersetzte.

Sitzung 3

Diese Sitzung wurde nur für die Eltern angesetzt, und sie berichteten, dass sie es an zwei Abenden in der Zwischenzeit geschafft hätten, die Aufgabe auszuführen. Entsprechend dem, was sich während der zweiten Sitzung gezeigt hatte, berichteten sie, dass Herr Quill nicht in der Lage gewesen sei, mit Mary fertigzuwerden. In einem Fall hatte Frau Quill sich einschalten müssen, weil Mary sich geweigert hatte, sich mit ihrem Vater auseinanderzusetzen. Dies war für beide ein Schock gewesen. Wieder konzentrierten sich die Beobachtungen der Eltern auf das Verhalten der Mädchen. Weder Herrn noch Frau Quill fiel etwas ein, das sie tun könnten, um ihre Situation zu verändern; und beide fühlten sich hoffnungslos.

Das Problem der Quills war um die mangelnde Disziplin der Mädchen gerahmt, hauptsächlich um die von Mary. Alles, was sie ausprobierten, erwies sich als unwirksam. Nur sehr selten griffen sie zum Mittel der körperlichen Züchtigung, weil sie nicht wollten, dass die Mädchen wütend würden. Die Aufgabe des Teams bestand darin, dieses Problem so umzudeuten, dass es lösbar wurde. Die Eltern fuhren fort, sich mit dem Verhalten der Mädchen zu beschäftigen, und sie sahen den anderen Teil des Geschehens nicht – ihr eigenes Verhalten. Die Eltern sahen nur das Ende der Sequenz, an dem sie versuchten, die Mädchen zu disziplinieren. Andererseits interpunktierte das Team die Sequenz so, dass sie an der Stelle »begann«, wo die Eltern die Mädchen aufforderten, sich besser zu benehmen. Wenn es den Eltern beispielsweise gelänge, die Sequenz auf eine andere Weise »beginnen zu lassen« – in einer anderen »Tonart« –, so würden sie die Mädchen möglicherweise zu einigen Verhaltensänderungen bewegen. Das Team beschloss, die Situation weiterhin so umzudeuten, dass die Eltern die Aufmerksamkeit der Mädchen gleich am Anfang der Sequenz gewinnen mussten, statt zu versuchen, den Eltern zu helfen, ihre Disziplinierungsversuche wirksamer zu gestalten. Letzteres wäre kein »Unterschied, der einen Unterschied macht«, sondern »mehr vom gleichen«. Da Herrn und Frau Quills Art zu kooperieren, so wie sie sie dem Team zeigten, darin bestand, direkte Aufgaben zu modifizieren, beschloss das Team, die Hinweise so zu gestalten, dass man sie sehr stark modifizieren konnte.

Nach dem Bericht über die Reaktion auf den vorigen Hinweis und nach einem allgemeinen Gespräch über ihre Bemühungen, den Mädchen zu helfen, sich besser zu benehmen, erklärte die Mutter ihre »sanfte Methode«. Sie brachte die Hoffnung zum Ausdruck, dass diese, wenn sie ihre Bemühungen in dieser Richtung fortsetze, schließlich zum Erfolg führen würde. Deshalb (aus der Videoaufzeichnung):

Herr Quill: Sie sollen uns später nicht vorwerfen können, dass wir gemein zu ihnen gewesen seien.

Leiter: Vielleicht brauchen Sie ja gar nicht gemein zu sein. Warum sollten Sie gemein sein müssen?

Frau Quill: Sie würden wütend werden, wenn wir ihnen etwas verbieten würden, das sie tun wollen.

Leiter: Oh, natürlich. Wenn ich es mir überlege, bin ich mir nicht mehr sicher, ob Sie nicht vielleicht doch gemein sein müssen. Ich möchte Ihnen etwas über eine andere Familie erzählen. Sie hatten beschlossen, nach X zu gehen. Warten Sie einen Augenblick, wie alt war jenes Kind doch gleich? Es war ungefähr so groß; fünf oder sechs muss es gewesen sein. Ungefähr in dem Alter. Also, dieses Kind hatte – es hatte nicht nur Mutter und Vater davon überzeugt, dass es ein »Teufelsbraten« war und dass es sie bei allem terrorisieren konnte, was sie tun wollten, sondern es hatte auch die Bewohner des darüberliegenden Stockwerks und die Nachbarn auf der anderen Straßenseite davon überzeugt. Eines Tages beschloss die Mutter, eine Wasserpistole zu kaufen. Eigenartigerweise kam der Vater am gleichen Tag auf die gleiche Idee.

Sie wollten dem Kind nicht den Hintern versohlen, deshalb beschlossen sie, dass irgendetwas anderes geschehen müsse. Sie erzählten einander nicht, dass sie vorhatten, Spritzpistolen zu kaufen. Die Mutter forderte das Kind auf, etwas zu tun. Das Kind sagte Nein. Daraufhin holte die Mutter ihre Wasserpistole, wiederholte die Aufforderung, spritzte das Kind anschließend mit der Wasserpistole nass und ging dann weg. Diesmal führte der Junge den Auftrag aus. Als der Vater nach Hause kam, hatte er merkwürdigerweise ebenfalls eine Wasserpistole gekauft. Er forderte das Kind auf, mit irgendetwas aufzuhören. Als das Kind Nein sagte, zögerte der Vater nicht, sondern spritzte das Kind sofort mit dem ganzen Wasservorrat der Pistole nass. Und dann sagte er dem Jungen, dass dies nur der Anfang gewesen sei. Das Kind gehorchte auf der Stelle.

Die Eltern hielten die Wasserpistolen ständig bereit, und jedes Mal, wenn sie entschlossen waren, das Kind zu zwingen, ihnen seine Aufmerksamkeit zu geben, beschossen sie es mit der Wasserpistole, noch bevor sie irgendetwas sagten.

Frau Quill: Schossen sie wegen allem und jedem auf den Jungen? Beispielsweise auch, wenn er seine Milch austrinken sollte?

Leiter: Ich weiß nicht, wo genau sie die Grenze zogen.

Ich kenne da übrigens noch eine andere Familie. Ihr Hauptproblem drehte sich um ihre zwei kleinen Kinder. Ich glaube, die beiden waren sechs und neun Jahre alt. Diese Kinder stritten ständig miteinander und hatten sich angewöhnt, mit den Füßen zu stampfen, wenn sie mit irgendetwas nicht einverstanden waren. Gewöhnlich wurde es der Mutter irgendwann zu viel. Sie brüllte die Kinder dann an: »Hört auf!« Doch das war sie im Laufe der Zeit ziemlich leid geworden. Wie Sie selbst wissen, führte es zu nichts.

Eines Tages kam ihr der Gedanke, dass sie die Kinder so behandeln würde, als wären sie wesentlich älter, als sie tatsächlich waren, und dass sie sie gar nicht richtig verstünden, wenn sie sie aufforderte, mit dem Streiten aufzuhören. Sie überlegte: »Meine Güte, ich muss eine Möglichkeit finden, auf ihre Ebene zu kommen.« Aber ihr fiel keine solche Möglichkeit ein. Dann ging sie in die Küche und sah dort einen riesigen 15-Liter-Topf stehen. Da kam ihr plötzlich eine Idee. Als die Kinder das nächste Mal einen geräuschvollen Streit vom Zaume brachen, nahm sie den Topf und einen Holzlöffel zur Hand. Sie schlich sich zu der Stelle, wo die Kinder miteinander stritten, und schlug mit dem Holzlöffel auf den Topf, bis die Kinder schwiegen. Sie sagte: »Danke«, und ging in die Küche zurück. Nachdem sie dies ein paar Tage lang wiederholt hatte, waren die Streite der Kinder zumindest wesentlich leiser geworden und störten sie nicht mehr so sehr. Ich weiß nicht, wann die Kinder völlig aufhörten, sich zu streiten.

HERR QUILL: Wir haben auch einmal so etwas gemacht, als die Kinder zu streiten anfingen: Wir haben ebenfalls angefangen zu streiten. Daraufhin saßen sie da, starrten uns an und wunderten sich, was da vor sich ging. Ich glaube, wir haben das nie mehr so gemacht, obwohl es damals seinen Zweck erfüllt hat.

Auf dem Weg aus dem Behandlungsraum fragte Frau Quill ihren Mann, wo sie wohl Wasserpistolen bekommen könnten. Während der ganzen Geschichte waren die beiden offensichtlich amüsiert und verblüfft durch Hinweise, die ihnen gegeben wurden. Ihre Akzeptanz zeigten sie durch Lächeln und Nicken, und außerdem wurde die Geschichte durch Herrn Quills Geschichte bestätigt.

Zu keinem Zeitpunkt während der Sitzung wurde ihnen empfohlen, einen dieser »Gimmicks« zu benutzen, um die Aufmerksamkeit ihrer Töchter zu bekommen. Deshalb ist dies eine sehr stark modifizierbare Aufgabe. Der Leiter erzählte einfach nur die Geschichten darüber, wie Familien, die derjenigen der Quills ähnelten, ihr ähnliches Problem gelöst hatten: wie man sich die Aufmerksamkeit der Kinder sichern konnte, ohne gemein zu sein. Diese Geschichten waren isomorph zur Situation der Familie, und der veränderte Blickwinkel wurde durch die Methoden präsentiert, die die anderen Familien benutzten, um das Problem zu lösen. Falls Herr und Frau Quill beschlössen, den einen oder den anderen Trick oder sogar beide zu benutzen, so war das ihre Sache. Beide Tricks könnten die Beschwerdemuster und die Situationswahrnehmung der Eltern erheblich beeinflussen. Wenn sie die Tricks anwenden würden, so wäre dies für das Team natürlich ein Zeichen dafür, dass die Intervention isomorph war und der von der Familie gezeigten Art zu kooperieren entsprach. Das heißt, der durch die Intervention erschlossene andere Blickwinkel würde den Quills in diesem Fall eine Idee liefern, die zu einem veränderten Verhalten führen würde, welches dann weitere Veränderungen in der Interaktion mit den Kindern zur Folge haben könnte.

Nachbesprechung (Follow-up)

Herr und Frau Quill kauften sich tatsächlich auf dem Weg nach Hause Wasserpistolen. Sie verloren nicht viel Zeit, bis sie diesen Trick ausprobierten, um sich die Aufmerksamkeit der Mädchen zu sichern. Der Versuch war erfolgreich (siehe Abb. 6.9). So wie es häufig geschieht, behandelten die Quills die Geschichte mit der Wasserpistole, als wäre es eine direkte Aufgabe gewesen. Das heißt, sie modifizierten die indirekten Vorschläge und machten sie zu direkten. Der Leiter bestritt, ihnen eine direkte Aufgabe gestellt zu haben, und brachte seine Überraschung darüber zum Ausdruck, dass sie die Geschichten so ernst genommen hätten. Er sagte, er habe ihnen die Geschichten nur erzählt, um ihnen klarzumachen, dass sie mit ihrem Problem nicht allein auf der Welt seien und dass andere Menschen verblüffende Möglichkeiten gefunden hätten, mit derartigen Problemen fertigzuwerden. Zwei weitere Sitzungen in den nächsten beiden Monaten bestätigten, dass Herr und Frau Quill ein neues Muster kreiert hatten. Sie waren nun in der Lage, sich die Aufmerksamkeit der Mädchen auf verschiedene Weise zu sichern, und sie brauchten hierzu nicht zu etwas »Gemeinem« zu greifen, also zu einer Disziplinierungsmaßnahme. Beide Eltern und auch die Lehrer berichten, dass sich das Verhalten der Mädchen gebessert habe.

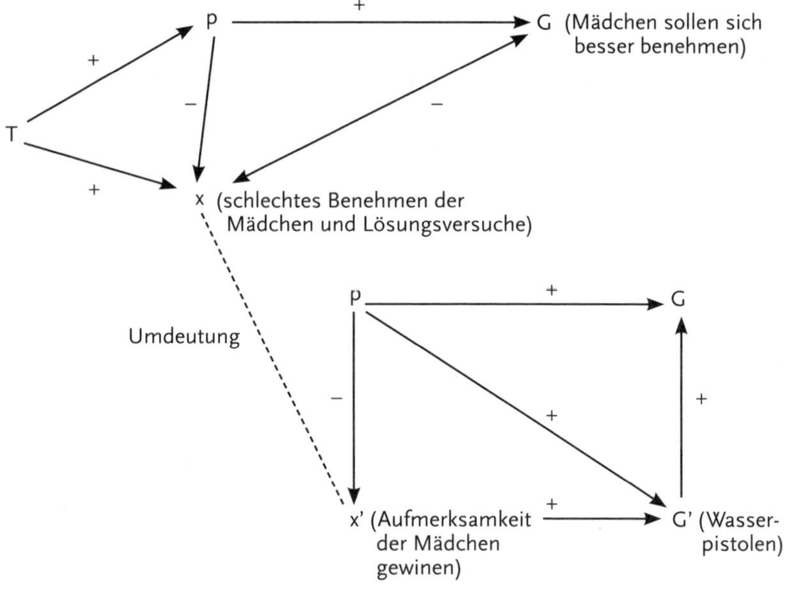

Abb. 6.9

Frau Quill hatte sich auch durch das Topfschlagen inspirieren lassen, doch sah sie sich nicht in der Lage, so etwas zu tun. Sie sagte: »Das könnte ich nie.« Stattdessen kaufte sie eine Schiedsrichterpfeife, die sie auf die gleiche Weise einsetzte (eine weitere Möglichkeit, die Aufgabe zu modifizieren).

Kommentar: Durch Umdeutung der Beschwerde zu dem Problem, die Aufmerksamkeit der Mädchen zu gewinnen *(x')*, gelang es dem Team schließlich, die Methoden der Eltern nicht zu kritisieren. Das Problem, die Aufmerksamkeit der Mädchen zu gewinnen *(x')*, konnte durch Einsatz des Wasserpistolentricks und durch die Trillerpfeife *(G')* gelöst werden. Dadurch entstand ein neues Muster, welches es der Familie ermöglichte, ihr Ziel *(G)* zu erreichen, die Mädchen dazu zu bringen, sich besser zu benehmen.

Die Art von indirekter Aufgabe, die in diesem Fall als Hinweis benutzt wurde, ähnelt den indirekten Suggestionen, die Erickson häufig in der Hypnotherapie benutzte:

> »Verwendung der eigenen assoziativen Struktur und der psychischen Fertigkeiten eines Patienten auf Wegen, die außerhalb des gewöhnlichen Spielraums seiner bewussten Ichkontrolle liegen« (Erickson, Rossi u. Rossi 1978, S. 350).

Außerdem beinhaltet Ericksons Vorstellung von der Trance,

> »dass das Fixieren und Fokussieren der Aufmerksamkeit durch solch eine Unterhaltung den Zuhörer in Trance versetzt, ohne dass irgendein anderer formeller Induktionsprozess benötigt würde« (ebd., S. 351).

Ein indirekter Hinweis muss so beschaffen sein, dass die »Geschichte« sich isomorph auf die Muster der Familie bezieht, jedoch aus einem anderen Blickwinkel. Das heißt, die Muster der »Familie aus der Geschichte« mussten im Detail den Mustern ähneln, auf die sich die Beschwerde der Familie in der Therapie bezog. Debbie und Mary konnten Herrn und Frau Quill so »terrorisieren«, dass diese taten, was immer die Mädchen wollten, genauso wie es bei dem Kind in der Geschichte der Fall gewesen war. Ebenso wie die Quills, die nichts Gemeines tun wollten, wollten auch die Eltern in der Geschichte ihrem Jungen nicht den Hintern versohlen. Mary und Debbie stritten häufig miteinander – sie brüllten und schrien einander an und stampften mit den Füßen auf, wenn sie wütend waren. Frau Quill schrie sie dann an, sie sollten endlich still sein. All dies wurde in die Geschichte einbezogen.

Der veränderte Blickwinkel wurde durch die einzigartigen Lösungen geliefert, die die »Familie in der Geschichte« fand. Dadurch konnten sich Herr und Frau Quill, wenn das für ihre Familie spezifische Muster aktiviert wurde, durch diese »Nachricht von einem Unterschied« inspirieren lassen. Das heißt, sie haben wahrscheinlich automatisch ihre Muster mit den in den Geschichten versteckten Hinweisen assoziiert, und das könnte sie dazu gebracht haben, entweder die Situation anders wahrzunehmen oder sich in irgendeiner Weise anders zu verhalten. Deshalb ähnelt der indirekte Hinweis der posthypnotischen Suggestion, die Erickson gewöhnlich auf eine scheinbar beiläufige Weise mit alltäglichen Ereignissen in Verbindung brachte. Diese Verbindung zwischen Muster und Hinweis erhöht die Wahrscheinlichkeit, dass der Klient die suggerierte Handlung ausführen wird. Wenn kaum eine oder keinerlei Verbindung bestehen würde, würde die Verschiedenheit wahrscheinlich verhindern, dass der Klient die posthypnotische Suggestion ausführen würde, und dementsprechend auch, dass die Familie die suggerierte Aufgabe ausführen würde.

7 Familie Jay

Die Kapitel 7 und 8 sind der detaillierten Untersuchung der Therapieprozesse zweier Familien gewidmet. In beiden Kapiteln werden die Sitzungen in die Abschnitte untergliedert, die dem im BFTC praktizierten formalen Ablauf entsprechen. Diese Vorgehensweise hilft, die Beziehungen zwischen dem, was der Leiter tut, und dem, was das Team hinter dem Einwegspiegel während der Interaktion mit der Familie tut, zu durchleuchten.

Alle Zitate in den Kapiteln 7 und 8 stammen von Videoaufzeichnungen, die mit Wissen und Einverständnis der jeweiligen Familie gemacht wurden. Natürlich haben wir die biografischen Besonderheiten der Familien unkenntlich gemacht, um zu verhindern, dass ihre wahre Identität bekannt werden könnte, wohingegen wichtige Details in der Darstellung erhalten geblieben sind. Der Wortlaut der Gespräche ist gegenüber dem tatsächlichen Geschehen nur geringfügig verändert worden, damit dem Leser klar wird, wer jeweils mit wem spricht.

Im vorliegenden Kapitel, in dem es um die Therapie der Familie Jay geht, befinden sich im Behandlungsraum bei der Familie zwei Leiter: James F. Derks und Byron McBrice[13]. Dies ist gegenüber der üblichen Praxis des BFTC, dass nur ein Leiter im Behandlungsraum bei den Klienten ist, eine Ausnahme. Für diese Ausnahme gibt es zwei Gründe: (1) Frau Jay war bei McBride vier Jahre vor dem Zeitpunkt der Behandlung in Einzeltherapie gewesen, und (2) McBride war kein Mitglied des BFTC-Stabes. Er meinte, dass dies eine schwierige Behandlung werden würde, und hatte die Familie deshalb zum BFTC gebracht.

Eine Fallstudie

Nach vierjähriger Unterbrechung war Frau Jay wieder zur Therapie erschienen, weil sie erneut unter somatischen Beschwerden litt. Außerdem war sie auch wieder beunruhigt wegen der Schwierigkeiten,

13 Ein privat praktizierender Psychologe aus Milwaukee.

die eines ihrer Kinder damit hatte, das Elternhaus zu verlassen. McBride sah darin eine Wiederholung des alten Musters und beschloss deshalb, diesmal auf eine andere Weise vorzugehen.

Vor der ersten Sitzung wussten Derks und der Rest des Teams[14] nicht, wer zur Sitzung kommen würde. Das Team hatte nur von den somatischen Beschwerden gehört sowie von den Schwierigkeiten der Tochter, im Alter von 21 Jahren das Elternhaus zu verlassen. Als temporäre vorläufige Beschreibung stellte das Team die Hypothese auf, man könne die jüngste Tochter als sich selbst aufopfernd bezeichnen, wodurch sie ihre Eltern davor schützen wolle, allein, ohne die Kinder, in ihrem Haus leben zu müssen. Deshalb konnte man vielleicht sagen, dass sie versuche, die Ehe der Eltern zusammenzuhalten. Andererseits könnte es auch sein, dass der Vater und die Mutter ihre Tochter davor zu schützen versuchten, allein der kalten, grausamen Welt die Stirn zu bieten. (Man sollte stets daran denken, dass Landkarten [Beschreibungen] nichts weiter sind als nützliche Werkzeuge. Man sollte ihnen weder absolute Genauigkeit noch letzte Wahrheit aufbürden. »Motivationen« wie diejenigen, die diese Landkarte beschreibt, müssen stets im Sinne von »als ob« gelesen werden. Das heißt, das Verhalten der Tochter könnte so verstanden werden, »als ob« sie handeln würde, um die Ehe der Eltern zu schützen, usw.)

Präludium zu Sitzung 1

Als die Familie eintraf, informierte Derks sie über die Vorgehensweise des BFTC: über den Einwegspiegel, die Videoausrüstung und die Anwesenheit eines Teams hinter dem Spiegel. Herr Jay war Inspektor in einer Fabrik und hatte diese Stellung seit vielen Jahren. Seine Arbeit machte ihm Spaß. Er schien ein angenehmer Mann mit einem gut entwickelten Sinn für Humor zu sein, den er als Mitglied einer Theatergruppe gut zur Geltung brachte. Frau Jay wirkte erschöpft und besorgt. Sie arbeitete halbtags als Pflegemutter für psychisch gestörte Heranwachsende. Joan (die 25 Jahre alt war) war College-Studentin in einem höheren Semester und sah der Zukunft optimistisch entgegen. Sie hatte leichtes Übergewicht und wirkte sehr freundlich in ihrem Auftreten. Joan arbeitete halbtags mit kleinen Kindern. Sie lebte im

14 Hinter dem Spiegel befanden sich außer de Shazer Diane Scharp und Jo Ellyn Schultz, die beide am BFTC eine Ausbildung machten.

gleichen Viertel, in dem auch das Haus ihrer Eltern stand. Jane (die 21 Jahre alt war) arbeitete auf Teilzeitbasis als stellvertretende Leiterin in der Filiale einer Ladenkette, eine Arbeit, die sie nicht besonders mochte. Am Anfang der Sitzung war sie ziemlich still. Mike jun. (der 22 Jahre alt war) war zu der Zeit in stationärer psychiatrischer Behandlung. Das Team erfuhr, dass er verheiratet war und das Apartmenthaus verwaltete, das in der gleichen Straße wie das Haus seiner Eltern stand, auf der gegenüberliegenden Straßenseite.

Sammeln von Informationen

Derks signalisierte das Ende des Präludiums, indem er die Jays fragte: »Nun, weshalb sind Sie hierhergekommen?«, wobei er McBride anschaute. Frau Jay antwortete: »Hauptsächlich wegen mir.« Als Frau Jay ihren tauben und blinden Hund (den die Familie seit 13 Jahren gehabt hatte) zu einem Spaziergang ausgeführt hatte, war er von einem Auto überfahren worden.

HERR JAY: Ich hätte ihn an die Leine nehmen sollen, aber ich habe es nicht getan. Ich brüllte »Bleib‹ stehen!«, aber er hat mich nicht gehört.

Der Hund war auf dem Weg zum Tierarzt gestorben. Frau Jay hatte angefangen zu hyperventilieren, und sie hatte sich sehr schuldig gefühlt, weil der Hund durch ihre Nachlässigkeit ums Leben gekommen war. Herr Jay hatte sie in ein Krankenhaus gebracht, wo man sie behandelt hatte. Er hatte erwartet, dass man sie über Nacht dabehalten würde, doch zu seiner Überraschung war sie gleich wieder entlassen worden.

HERR JAY: Wir machen uns Sorgen wegen Martha. Sie leidet unter Bluthochdruck.

Die Mädchen und Herr Jay beeilten sich, ihre Mutter zu verteidigen. Sie solle sich wegen des Todes des Hundes nicht schuldig fühlen, da es nichts Ungewöhnliches sei, einen Hund beim Spaziergang von der Leine zu nehmen, und der Hund habe aufgrund seiner Taubheit und Blindheit das Auto weder gesehen noch gehört.

Obgleich Martha »wegen einer Menge Dinge so kalt wie eine Gurke sein konnte«, entwickelte sie, wie sie selbst sagte, wegen Dingen, die sie wirklich aufregten, psychosomatische Symptome. Seit dem Tod des Hundes verspürte sie ein Gefühl permanenter Anspannung in der Brust, und sie hatte nach Luft geschnappt, als sie McBride angerufen hatte. Herr Jay war bemüht, ihr in dieser Situation beizustehen, weil, wie er sagte, ihre »Bewältigungsmechanismen nicht besonders stark sind«.

Vor dem Tod des Hundes hatte der Sohn angefangen, verrückt zu spielen. Während eines Kälteeinbruchs war er barfuß acht Meilen weit zum Haus seiner Großmutter gegangen. Seine Frau wurde als »nicht besonders intelligent« bezeichnet. Frau Jay hatte ihre Schwiegertochter schon seit Jahren als Mitglied der Pfadfindergruppe für Mädchen gekannt. Doch sagten alle übereinstimmend, dass die Probleme des Sohns nicht der Grund seien, weshalb die Familie zur Therapie erschienen sei: Das Problem war Frau Jay.

Den Kindern der Jays schien es generell schwerzufallen, ihr Elternhaus zu verlassen. Joan wohnte im gleichen Wohnblock, und der Sohn in einem Haus auf der gegenüberliegenden Straßenseite. Als Jane die ersten Schritte unternahm, um das Elternhaus zu verlassen, fing der Sohn an, »verrückt zu spielen«, während die Mutter depressiv wurde und somatische Symptome entwickelte, die durch den Tod des Hundes verschlimmert worden waren. Der Vater unterstützte die Mutter während all dieser Ereignisse mit stoischer Ruhe.

An diesem Punkt der Behandlung schien es, als ob die Familie eine Bereitschaft zeigen würde, die Mutter in dieser »schwierigen Phase« zu unterstützen, und dass man die Familie in dem Sinne beschreiben konnte, dass sie der Mutter »gestattete, sich aufzuopfern und den größten Teil des Schmerzes zu tragen«, indem sie sich deprimiert und schuldig fühlte und somatische Beschwerden entwickelte. Herr Jay stand hinter ihr und sprach sie von jeder Schuld frei.

Die Situation der Familie Jay lässt sich am besten beschreiben, indem man sich näher mit dem Tod des Hundes beschäftigt. Der Tod des Hundes wird nicht als Schuld der Mutter angesehen; da der Hund taub war, war einfach nicht zu erwarten, dass er ihren Ruf »Bleib stehn!« hören würde. Sie hatte ihr Bestes getan. Die beiden Mädchen sprachen gemeinsam mit dem Vater die Mutter von jedem Verschulden frei und wiesen darauf hin, dass auch sie den Hund beim Spazierengehen nie an die Leine genommen hätten.

Deshalb konnte die Mutter »schuldig« sein, ohne in den Augen der restlichen Familie schuldig zu sein. Dass nach dieser Beschreibung die Wirklichkeit der Mutter von der Familie geleugnet wurde, war vielleicht der Grund dafür, dass sie sich deprimiert fühlte und somatische Beschwerden entwickelte: Dies waren Arten zu leiden, die nicht der Bestätigung der Familie bedurften.

Diese Art von Disqualifikation (Unfähigmachung) ist oft als typisch für Familien mit einer »hochgradigen Verstörtheit« bezeichnet worden. Die »Abwehr gegen die Schuld« durch einen Transfer, der dem Unfall mit dem Hund ähnelt, wurde von Haley (1959) als Teil seines Modells der schizophrenen Familie beschrieben, und es ist durchaus angemessen, es auf andere Familien zu übertragen, in denen ein »hoher Grad an Verstörtheit« besteht.

Derks fragte Joan, wie es für sie gewesen sei, das Elternhaus zu verlassen. Frau Jay antwortete darauf, dies sei als Reaktion auf einen kleinen »Krach« geschehen. Joan erzählte eine andere Version: Es war eine große Auseinandersetzung gewesen, kein kleiner »Krach«. Herr Jay konnte sich weder an das eine noch an das andere erinnern. Zu jener Zeit war Joan in der Schule nicht besonders gut gewesen, und sie hatte neun Monate lang bei einem Onkel gewohnt. Von ihrer Ursprungsfamilie hatte während dieser Zeit niemand mit ihr gesprochen.

FRAU JAY: Es war also nicht deine Idee, auszuziehen. Und wir haben dich nicht rausgeworfen.

Alle stimmten zu. (Eine weitere Abwehr gegen Schuld, eine redundante Sequenz.) Anschließend kehrte Joan für kurze Zeit nach Hause zurück, bevor sie in das Apartment auf der anderen Seite des Blocks zog. An dieser Stelle stellte Herr Jay seine »Titelmelodie« vor.

HERR JAY: Ich bin immer der Ansicht gewesen, dass ein Kind, wenn es ein bestimmtes Alter erreicht hat, seinen eigenen Weg gehen sollte. Zu seinem eigenen Besten, nicht nur, damit Mutter und Vater endlich Ruhe haben – die sie dann tatsächlich haben werden. Irgendwann in nächster Zeit wird Jane gebeten werden auszuziehen. Das wird für die Mutter härter sein, härter als für den Vater.

JANE: Ich werde wahrscheinlich in nächster Zeit ausziehen.

JOAN: Aber das ist eine doppeldeutige Botschaft. Ihr wollt, dass Jane irgendwann auszieht, aber ihr baut gerade ein Bett für sie, ein sehr hübsches Bett, das fest installiert wird und nicht entfernt werden kann.
JANE: Das ist eine Verbesserung des Hauses.
JOAN: Und genau das soll es auch sein.
JANE: Ich habe es nicht so verstanden, dass es bedeutet, dass ich für immer dort bleiben muss.

Es wurde abgestritten, dass diese Aktion irgendeinen anderen Sinn hätte, als das Haus zu verbessern. Das eingebaute Bett sei nur eine Verbesserung für den Fall, dass sie sich dazu entschließen sollten, das Haus zu verkaufen.

Das Team war verblüfft über die Wiederholung des Themas der Verantwortung. Der Vater konnte *sagen*, dass die Kinder ausziehen sollten, um sich selbstständig zu machen, obwohl er nichts *tat*, um diesen Gedanken in die Tat umzusetzen. Tatsächlich konnte er die gesamte Idee aktiv unterminieren, indem er das Bett des Kindes zu einem permanenten Bestandteil des Hauses machte – »nur als Verbesserung«. Die Mutter konnte dann aktiv fürchten, was geschehen könnte, wenn Jane tatsächlich auszöge. Deshalb konnte man den Vater so beschreiben, als ob er die Mutter vor Janes Auszug schützen wolle, während er gleichzeitig Jane davor schützte auszuziehen. Janes Bleiben konnte auch so beschrieben werden, als ob sie Mutter und Vater schützen würde, indem sie nicht auszog. Mutter zeigte, dass sie das Gefühl hatte, die »Hauptlast des Ganzen« zu tragen, was man so beschreiben kann, als ob sie den Vater vor etwas schützen würde, während sie gleichzeitig mithelfen würde, Jane zu Hause zu halten und sie davor zu schützen, den Versuch zu unternehmen, allein zu leben und damit zu scheitern. Joan schien so viel Abstand von alldem zu haben, dass sie das Geschehen kommentierte, doch ihre Meinungen darüber wurden zurückgewiesen oder von Mutter, Vater und Jane als unzutreffend bezeichnet.

Die Sorgen der Eltern waren durchaus berechtigt, denn Jane hatte zeitweise gedroht, sich umzubringen, und sie hatte auch mehrere Selbstmordversuche gemacht, die alle als Reaktionen auf Trennungen von verschiedenen Freunden beschrieben wurden. Und wenn die Mutter sich deswegen Sorgen machte, bekam sie somatische Symptome.

HERR JAY: Wie ich schon gesagt habe, ist es für die Mutter schwerer als für den Vater. Wir alle lieben Jane und wollen nicht, dass so etwas passiert. Aber es gibt einen Zeitpunkt, zu dem ein Kind das Elternhaus verlassen sollte.

Ziele: Alle vier stimmten zu, dass das Hauptziel der Therapie sei, der Mutter zu helfen, damit sie sich weniger deprimiert fühle. Als Derks fragte, woran sie erkennen würden, dass Frau Jay weniger deprimiert sei, nannten die übrigen Familienmitglieder verschiedene Zeichen. Wenn Martha nicht deprimiert wäre, (1) würde sie mehr Interesse an Dingen entwickeln und (2) sie würde sich besser um den Haushalt kümmern. Jane meinte, (3) sie wüsste sicher, dass die Depression nachgelassen hätte, wenn Mutter und Vater eine Reise oder eine Kanufahrt unternähmen. Joan meinte, (4) sie würde dies daran erkennen, dass ein angenehmes Gespräch im Gange sei, wenn sie zu ihren Eltern zu Besuch komme, statt eines Gesprächs über Probleme. Außerdem hielt sie es für ein gutes Zeichen, (5) wenn der Bluthochdruck der Mutter sinken würde. Herr Jay stimmte alldem zu und fügte hinzu, ein gutes Zeichen sei in seinen Augen, (6) wenn sie beide das Gefühl hätten, genügend Energie zu haben, um etwas abzunehmen. Frau Jay selbst meinte, sie sei sicher, dass sie nicht mehr so deprimiert wäre, wenn (7) sie wieder mehr Stunden arbeiten oder sogar wieder in den Schuldienst gehen könnte.

Unmittelbar vor der Beratungspause erklärte Frau Jay, sie fühle sich, als würde sie »auf einem Ballon sitzen und darauf warten, dass er platzt« oder als würde »sie darauf warten, dass die nächste Bombe fällt«.

Beratungspause

Das Team war überrascht davon, dass Janes Auszug weder als Zeichen noch als Signal erwähnt wurde. Ebenso überraschend erschien, dass bei keinem der Ziele von dem Sohn die Rede war. Alles kreiste um Frau Jay.

Die Zeichen und Ziele deuteten darauf hin, dass für die Art der Familie Jay zu kooperieren diese Konzentration auf die Depression der Mutter und auf ihre somatischen Beschwerden charakteristisch war. Was auch immer das Muster des Suprasystems werden würde, damit isomorph reagiert werden konnte, sollte der anfängliche Fokus auf diesen Beschwerden liegen und darauf, das Verhalten der anderen zu unterstützen. Die Intervention musste etwas umfassen, womit der Mutter geholfen wurde, mit ihrer Situation fertigzuwerden, und sie durfte nichts enthalten, das eine Veränderung der unterstützenden Haltung nahelegte.

Das Ziel der Familie war klar: Alle wollten der Mutter helfen, damit sie sich von ihrer Depression erholte. Die Familienmitglieder hatten sieben Zeichen genannt, die ihnen anzeigen würden, dass die Mutter anfange, sich von ihrer Depression zu erholen. Die Intervention des Teams sollte der Familie helfen, einen kleinen Schritt in diese Richtung zu machen.

Da es in der Familie außerdem eine Schwierigkeit gab, die mit dem Verlassen des Elternhauses zusammenhing, schloss das Team, dass die Familie das »Zusammenbleiben« sehr hoch bewertete. Außerdem bemerkte das Team, dass die Dinge in der Familie Jay ständig »irgendwie passierten« und dass die gesamte Familie niemals irgendjemanden für diese Ereignisse verantwortlich machte.

Das Team beschloss, dass das Kompliment auf der Idee des »Zusammenhaltens der Familie« aufgebaut werden sollte und dass der Hinweis die Ballonmetapher der Mutter weiterentwickeln sollte, wobei die verschiedenen Möglichkeiten, wie ein Ballon Luft verlieren kann, einbezogen werden sollten – langsam und schnell. Außerdem beschloss das Team, nicht zu spezifisch zu erläutern, was passieren könnte, nachdem der Ballon seine Luft verloren hätte. Auf diese Weise sollte eine Situation geschaffen werden, in der ein leerer Ballon als erwünschtes Ergebnis erschiene. Aus diesem Grund entschied sich das Team für die Ballonmetapher statt für die Bombenmetapher. Eine Bombe ist zerstörerisch, ein Ballon ohne Luft nicht. Falls irgendjemand etwas tun würde, um »den Ballon zum Platzen zu bringen«, hätte das Team die Möglichkeit, dies auf nützliche Weise umzudeuten, wohingegen dies bei einer Bombe schwierig wäre.

Überbringen der Botschaft

HERR JAY: Was haben sie [die Mitglieder des Teams] Ihnen gesagt?

FRAU JAY: Keine Hoffnung, hmmm? [Die ganze Familie lacht.]

MCBRIDE: Wir waren alle sehr beeindruckt von den Bemühungen, die Sie alle unternommen haben, um Ihre Familie durch all diese Krisen hindurch zusammenzuhalten. Viele Familien würden unter einem solchen Druck einfach auseinanderfallen. Es ist ein ziemlich überwältigendes Paket von Problemen, das viele Familien in ihre Bestandteile auflösen würde.

DERKS: Wir alle machen uns Sorgen wegen Ihres Ballons. Wir glauben, dass er bald platzen könnte, obgleich Steve dort hinter dem Spiegel sagt, es könnte auch sein, dass im Laufe der Zeit ein kleines Loch entsteht. Worum wir Sie alle bitten möchten, ist, dass Sie nach Anzeichen dafür Ausschau halten, dass der Ballon bald platzen wird oder dass sich ein Loch entwickelt.

FRAU JAY: Wäre es besser, wenn es ein kleines Loch, ein Leck wäre?

DERKS: Ich weiß nicht. Wenn es langsam geht, könnte es schmerzhaft sein. Wenn es schnell geht, könnte es ein Schock sein. Ich glaube, ein kleines Loch wäre besser, aber Steve schien besorgter zu sein über ein kleines Loch.

FRAU JAY: Wir wollen nicht, dass Sie anfangen, sich über unseren Ballon zu streiten.

Die Familie Jay willigte ein, nach Zeichen dafür Ausschau zu halten, die entweder ein kleines Loch oder ein plötzliches Platzen ankündigten, und dann wurde der Termin für die nächste Sitzung vereinbart.

Hinter dem Spiegel beobachtete das Team, dass die Familie durch Zeichen zu erkennen gab, dass sie beide Teile der Botschaft akzeptierte. Das Team war davon überzeugt, dass die Intervention zumindest nahe an die Art der Familie zu kooperieren herankam und dass sie im Wesentlichen isomorph war.

Auswertung der gewonnenen Informationen

Nachdem die Familie den Behandlungsraum verlassen hatte, setzte sich das Team zusammen, um über die unmittelbare Reaktion auf die Botschaften zu sprechen, die die Familie gezeigt hatte. Das Team sagte voraus, dass die Familie Jay zur nächsten Sitzung zurückkehren würde und dass sie berichten würde, dass sie Martha daraufhin beobachtet hätten, ob der Ballon Luft verlöre. Außerdem sagte das Team voraus, dass es zu einer weiteren Krise kommen könnte – zum Platzen des Ballons.

Kommentar: Die Intervention war so aufgebaut, dass sie die derzeitige Situation der Familie Jay akzeptierte. Obgleich Herr Jay die Idee geäußert hatte, dass Jane aus dem Elternhaus ausziehen sollte, entstand der Eindruck, dass sich die Familie gegen diesen Gedanken sträubte, wenn er zur Sprache kam – deshalb das Kompliment über den Status quo.

Die Beobachtungsaufgabe wurde auf dem Muster der Jays aufgebaut, die Mutter zu beobachten und zu unterstützen, während diese die Hauptlast des Problems trug. Die Bemühungen des Teams, die Metapher zu erweitern, indem es die Aufmerksamkeit der Familie auf ein langsames Entweichen der Luft durch ein winziges Loch auszudehnen versuchte, sollte implizieren, dass sich die Situation bessern würde, wodurch ein potenzieller anderer Blickwinkel angeboten wurde, aus dem die Familie Martha beobachten und sich Sorgen über sie machen konnte. Das Team erwartete, dass die Familie Jay diese Aufgabe auf direkte Weise ausführen würde.

Sitzung 2

Als die Jays ankamen, war sofort klar, dass Frau Jay aufgebracht war. Sie schien noch deprimierter zu sein als beim ersten Mal. Jane schien getrunken zu haben, und sie saß während des ersten Teils der Sitzung still in der Ecke. Joan musste arbeiten und war deshalb nicht zur Sitzung erschienen.

FRAU JAY: Uns geht es zurzeit nicht gut. Anscheinend ist der Rest der Familie nicht an Therapie interessiert. Wahrscheinlich müssen wir wieder zur Einzeltherapie zurückkehren. Joan wäre mitgekommen, aber sie musste arbeiten. Aber sie hat ja mit dem eigentlichen Problem sowieso nicht so viel zu tun.

DERKS: Es ist ein gutes Zeichen, dass sie so unabhängig ist, dass sie diese Entscheidung selbst trifft.

HERR JAY: Ich weiß nicht, ob dies hier viel helfen wird. Ich bin nur wegen Martha mitgekommen.

FRAU JAY: Wir sind sowieso wegen meiner Ängste hier.

Martha zeigte also erneut, dass sie sich aufgerufen fühlte, sich aufzuopfern, und die übrigen Mitglieder der Familie unterstützten sie widerwillig.

Als Derks die Familie fragte, ob sie irgendwelche Anzeichen dafür bemerkt hätte, dass der Ballon Luft verlöre, berichtete Jane, sie habe keine Anzeichen dafür bemerkt bis zum heutigen Abend, an dem die Mutter plötzlich noch wesentlich deprimierter als vorher gewirkt habe. Martha und Mike hatten Anzeichen für ein Ansteigen des Drucks gesehen und glaubten, er baue sich auf. Sie erwarteten, dass der Ballon in Kürze platzen würde.

Eines der Zeichen für das Ansteigen des Drucks trat auf, als Herr und Frau Jay erfuhren, dass sie für bestimmte Schulden ihres Sohnes einstehen mussten. Herr Jay hatte für einen Kredit seines Sohns gebürgt, und der Sohn war mit den Ratenzahlungen im Rückstand. Beide Eltern fühlten sich verantwortlich für diese Schulden und für die Probleme, die die Kinder hatten.

HERR JAY: Es ist der mütterliche Instinkt, die Familie zusammenzuhalten. Nun, ich bin der Meinung, sie sollten ihren eigenen Weg gehen. Wir haben sie zur Selbstständigkeit erzogen.

FRAU JAY: Es wäre mir lieb, wenn sie selbstständig wären. Ich glaube nicht, dass es uns besonders gut geglückt ist, die Kinder zur Unabhängigkeit zu erziehen.

Mehrere Versuche der Kinder, sich unabhängiger zu machen, hatten mit irgendeiner Art von Schwierigkeiten für die Eltern und für das Kind geendet. Am Anfang der Sitzung weinte Martha (ohne dass Tränen sichtbar wurden), während Jane sich allem Anschein nach in zunehmendem Maße unwohlfühlte. Schließlich beschuldigte sich Jane selbst, sie sei die Ursache für alle Probleme der Familie, und verließ überstürzt die Sitzung, allerdings erst, nachdem ihre Eltern sie von der Schuld freigesprochen hatten.

FRAU JAY: Ich habe Angst, dass einem der Kinder etwas zustoßen könnte.

HERR JAY: Wenn es ein harmonischer Übergang wäre, wäre es für Martha in Ordnung.

MCBRIDE: Alle scheinen zusammenzurücken, wenn die Dinge in die falsche Richtung laufen.

HERR JAY: Ich würde sie gerne loswerden, aber wenn wir es versuchen ... Jane droht, sich umzubringen.

DERKS: Jane hält einen Nagel direkt an den Ballon. Vielleicht ist es leichter, damit zu leben, als die Kinder aus dem Haus zu werfen.

MCBRIDE: So wie Vogelmütter es tun.

FRAU JAY: Ich wünschte mir, ich könnte das.

Der Bericht der Familie über ihre Reaktion auf eine ziemlich metaphorische Aufgabe war direkt: Die Familienmitglieder haben nach den Anzeichen Ausschau gehalten. Die vorausgesagte Krise schien näher zu rücken. Sowohl von Frau Jay als auch von Jane kann gesagt werden, dass sie fortfuhren, sich selbst aufzuopfern, um die

Familie zusammenzuhalten. Das Trinken sollte »verursachen«, dass Mutter und Vater weiterhin ihre Verstrickung mit Jane aufrechterhielten, denn Janes Selbstmorddrohungen waren häufig mit ihren Trinkgewohnheiten in Zusammenhang gebracht worden. Martha fing während der Sitzung immer wieder an zu weinen, und Mike hielt ihr mehrmals die Hand, ein eindeutiger Unterschied zwischen der ersten und der zweiten Sitzung. Das Team machte sich Sorgen, dass sich Mike aus der Therapie zurückziehen werde, was man beschreiben konnte als Versuch, die Familie zu schützen, indem er das Muster fortsetzte, Martha den Großteil der Probleme tragen zu lassen. Deshalb musste jede Intervention, die das Team entwickelte, so zirkulär wie möglich sein, während sie gleichzeitig fortfahren musste, die Realitätserfahrung der Familie Jay zu beschreiben.

Jede Intervention musste außerdem dem familiären Muster des Lossprechens aller von jeder Schuld folgen, damit die Botschaft isomorph blieb. Außerdem musste in der Botschaft das Thema der Unabhängigkeit anklingen.

Unmittelbar vor der Pause sprachen Mike und Martha darüber, dass sie ein neues Haus kaufen wollten. Sie wollten in ein kleineres Haus umziehen, weil sie nicht mehr soviel Platz brauchen würden, wenn alle Kinder aus dem Haus wären.

Beratungspause

(Während der Pause rückten die Jays ihre Stühle zusammen, und Mike hielt Martha im Arm, während sie weiterweinte. Das Team brachte schweigend seine Wertschätzung für dieses Verhalten zum Ausdruck.)

Das ganze Team machte sich Sorgen, ob es gelingen würde, Mike in der Therapie zu halten. Es wurde beschlossen, dass die Intervention auf einer vereinfachten Beschreibung des Interaktionsmusters des Paars basieren sollte, die in Abbildung 7.1 dargestellt ist. Eine Intervention auf der Grundlage dieser Beschreibung würde Marthas Depression in dem Sinne deuten, dass sie Mike vor sichtbarem Leiden bewahre, während Mikes, wie man sagen könnte, steife Oberlippe sie davor schütze, davon überwältigt zu werden, wie tief sie um ihre Kinder besorgt war – eine Information, von der er glaubte, wenn sie davon erführe, würde sie dies nur noch deprimierter machen. Diese Landkarte (Beschreibung) musste erweitert werden, damit sich dieses Muster mit der Bemühung der beiden verbinden ließe, die Familie zusammenzuhalten.

Da Martha in der ersten und Mike in der zweiten Sitzung neue Information geliefert hatten, nachdem der Leiter die Pause angekündigt hatte, beschloss das Team, eine zusätzliche therapeutische Botschaft bereitzuhalten, falls beide nach der Verkündung der Intervention noch weitere neue Informationen vorbringen würden. Da sie das Thema des Umzugs in ein neues Haus zur Sprache gebracht hatten und da die Mutter den Ausdruck des »zu vollen Nests« benutzt hatte, baute die Zusatzaufgabe auf diesen Informationen und auf dem Familiennamen auf.

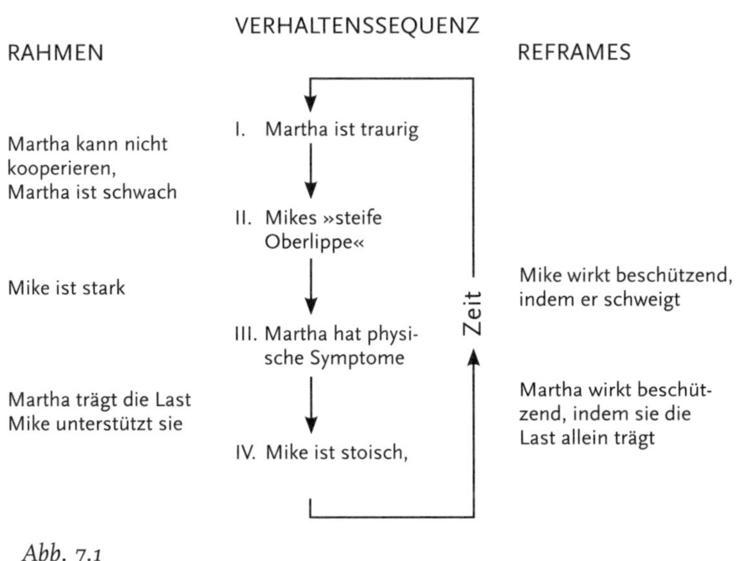

Abb. 7.1

Überbringen der Botschaft

McBride: Wir alle sind sehr beeindruckt von Ihrem Bemühen, gute Eltern zu sein und Ihren Kindern zu helfen, unabhängig und selbstständig zu werden. Es besteht kein Zweifel, dass sie alles darangesetzt haben, dieses Ziel zu erreichen.

Frau Jay: Unser Sündenregister sieht nicht gut aus.

McBride: Aber Sie haben es versucht. Es ist nur natürlich, dass sie sich verantwortlich fühlen, wenn Ihre Kinder in Schwierigkeiten geraten. [Zu

Mike:] Trotz Ihrer Sorgen, dass die Familientherapie ihren Zweck nicht erfüllen könnte, haben Sie Ihre Frau darin unterstützt.

DERKS: Uns ist klar, dass das Reiten auf diesen Ballon Sie [zu Martha] unter starken Druck setzt und dass Ihre Bemühungen, die Familie zusammenzuhalten, für Sie ein großes Opfer darstellen. Wir haben den Verdacht, dass Sie mit Ihrer Depression irgendwie verhindern, dass Mike sich diese schwierigen Zeiten zu sehr zu Herzen nimmt. – Und diese schwierigen Zeiten sind vielleicht einfach nur eine Pechsträhne.

HERR U. FRAU JAY: Genau!

McBride schlug dann vor, Mike solle weiterhin mitkommen und Martha bei ihrer Therapie zuhören. Mike willigte ein und sagte: »Zumindest ist das ein Abend außer Haus.« Das Team steuerte über Telefon die Aufforderung bei, Mike solle diesen »Abend außer Haus« doch gleich dazu nutzen, mit Martha essen zu gehen. Beide lächelten.

Die Jays setzten die Unterhaltung fort, während die Leiter sie aus dem Raum führten. Als sie die Treppen vor der Eingangstür hinuntergingen, gab McBride ihnen mit auf den Weg: »Oh, übrigens, Steve sagt, vielleicht sollten Sie einfach mit dem Nest umziehen.« Sie lachten und sagten, sie würden darüber nachdenken.

Als die Leiter aus der Pause in den Therapieraum zurückkehrten, war Martha immer noch aufgebracht und weinerlich. Während der Übermittlung der Botschaft, beobachtete das Team, dass Marthas Stimmung sich aufhellte, als die Idee vorgetragen wurde, dass Mike sie schütze. Als die »Pechsträhnen«-Idee vorgetragen wurde, zeigten sich beide sichtlich erleichtert. Auf dem Weg aus dem Behandlungsraum scherzten sie miteinander.

Auswertung der gewonnenen Informationen

An diesem Punkt hatte das Team ein gewisses Vertrauen in seine Beschreibung der Muster entwickelt. Der leicht abweichende Blickwinkel der Botschaft schien eine unmittelbare Auswirkung gehabt zu haben. Da die Jays auf direkte Weise auf die erste Aufgabe reagiert hatten, sagte das Team voraus, dass sie auch auf die zweite Aufgabe direkt reagieren würden. Eine weitere Voraussage lautete, dass die Jays während der nächsten Sitzung einige eindeutige Veränderungen zeigen würden und dass sie berichten würden, dass sich in der Zwischenzeit gewisse Veränderungen ergeben hätten. Wie diese genau aussehen würden, war unmöglich vorauszusagen. Die Intervention schien isomorph genug zu sein und aus einem so stark veränderten Blickwinkel, dass dadurch ein Unterschied entstehen konnte, der »einen Unterschied machte«.

Sitzung 3

Als Herr und Frau Jay in den Therapieraum kamen, wirkten sie gut gelaunt und entspannt. Nach ein wenig geselligem Geplauder beschrieben sie die Ereignisse des vorangegangenen Abends. Um 2.00 morgens hatte Jane angerufen. Sie war auf einer Party in einem Vorstadtviertel und hatte keine Möglichkeit, nach Hause zu kommen. Mike willigte ein, die zehn Meilen zu fahren, um sie abzuholen. Die Autofahrt war für Martha und Mike ein angenehmes Erlebnis, obgleich Jane nicht zu finden war, als sie am vereinbarten Ort eintrafen. Martha beschrieb, es sei eine wunderschöne Fahrt gewesen, und sie hatten ein nettes Gespräch miteinander geführt. Diese Episode hatte beide in ihrer Meinung bestärkt, dass Jane ihr Nest nun verlassen müsse.

DERKS: Dann war es für Sie also wie eine Verabredung?
FRAU JAY: Oh, davon hatten wir auch eine.

Im Laufe der Woche zwischen den Sitzungen waren Mike und Martha zusammen zum Bowling gegangen und einmal auch zum Essen. Sie hatten beide ihren Spaß an dieser »Verabredung« gehabt, und sie hatten bei diesem Anlass nicht über Probleme gesprochen.

Seit der Episode am Vorabend hatten Herr und Frau Jay über Jane gesprochen. Beide waren nun wütend und übereinstimmend der Meinung, dass Jane so bald wie möglich ausziehen sollte. Der Rest der Sitzung konzentrierte sich darauf, wie sie Jane sagen wollten, dass es nun Zeit für sie sei auszuziehen. Martha war davon überzeugt, dass Jane weiter als zwei Häuserblocks wegziehen müsse, weil sie, als sie das erste Mal ausgezogen war, ins Elternhaus zurückgekommen war und dort Dinge gestohlen hatte. Damals hatte Mike alle Schlösser ausgewechselt. Den Jays war klar, dass Jane wahrscheinlich Probleme machen würde, wenn sie ihr sagen würden, dass sie ausziehen müsse. Deshalb hatte Mike beschlossen, es ihr zu sagen, wenn Martha außer Haus zur Arbeit war. Martha wandte gegen diesen Plan ein: »Mike, versuche nicht, mich zu schützen.«

Die Voraussage des Teams hatte sich als zutreffend erwiesen. Bei den Jays waren einige Veränderungen eingetreten, die sich alle in Übereinstimmung mit den Zeichen für Fortschritt befanden: Martha hatte länger gearbeitet; ihr Blutdruck war gesunken; und sie hatten einige angenehme Gespräche miteinander geführt. Der Reaktionsbericht über die in der vorherigen Sitzung gestellte Aufgabe war sehr direkt: die Verabredung und das gemeinsame Essen, was eine leichte Modifikation darstellte (dies musste das Team sich merken). Martha schien außerdem weniger deprimiert zu sein, und sie hatte berichtet, sie fühle sich besser.

Das Team war mit den Jays einer Meinung, dass Jane wahrscheinlich wieder etwas in Reaktion auf eine »Zieh-aus-Botschaft« tun würde. Wahrscheinlich würde sie einen ziemlichen Aufstand machen, insbesondere, wenn sie den Eindruck hätte, dass ihre Eltern hinsichtlich dieser Frage nicht gleicher Meinung wären: Sie würde Dinge tun, die man so beschreiben könnte, als ob sie versuchen würde, die Familie zusammenzuhalten.

Mike hatte beschlossen, dass die Botschaft an Jane eine Frist enthalten müsse, und er hatte sich für zwei Wochen entschieden.

Frau Jay: Wenn wir ihr sagen, dass sie ausziehen soll, wird sie uns die Hölle heißmachen. Aber ich werde irgendwie lernen, damit fertigzuwerden, selbst wenn sie es wieder bis zu Selbstmorddrohungen treibt.

Herr Jay: Wir haben das Beste getan, was wir tun konnten. Es liegt nun nicht mehr in meiner Hand.

McBride: Eltern sind wie Bogen. Die Arbeit ist getan, wenn der Pfeil die Sehne verlassen hat.

Martha und Mike lachten, und die Leiter der Sitzung machten eine Pause.

Beratungspause

Das Team machte sich Sorgen über die möglichen Reaktionen von Jane auf die »Zieh-aus-Botschaft« mit einer Frist. Drohungen, Selbstmord zu verüben, die Arbeit aufzugeben oder sich zu betrinken und sich etwas anzutun, sodass sie schließlich im Gefängnis oder in einer psychiatrischen Klinik landen würde, oder ein erfolgreicher Selbstmord lagen allesamt im Bereich des Möglichen. Martha und Mike waren sich all dieser Möglichkeiten bewusst; deshalb brauchten sie in der Botschaft nicht davor gewarnt zu werden. Sie sahen sich zwei unmittelbaren Schwierigkeiten gegenüber: (1) dass Selbstmorddrohungen sie davon abhalten würden, die Botschaft zu überbringen, und (2) dass sie, nachdem sie die Botschaft übermittelt hatten, einen Rückzieher machen und es Jane erlauben würden zu bleiben. Beides wäre ein Hinweis darauf, dass ihr alter Bezugsrahmen immer noch oder wieder wirksam wäre; in diesem Fall würde Martha wieder in Depression verfallen, und das alte Muster könnte sich wiederholen. Das Team musste sich über die Möglichkeit einer solchen Wiederholung klar sein und musste sie deshalb voraussagen oder so einplanen, dass die Familie nicht überrascht war, falls es dazu käme. Alle diese Erwägungen flossen bei der Entwicklung der Intervention ein.

Kommentar: An diesem Punkt hätte das Team sich leicht auf das Nebengleis eines neuen Ziels lenken lassen können: den Jays zu helfen, Jane erfolgreich aus dem Haus zu komplimentieren. Doch war der Auszug des Mädchens keines der Ziele der Familie und auch keines der Zeichen für Veränderung gewesen, die sie gewählt hatten. Später stellt die Familie die Verbindung zwischen dem Auszug des Mädchens und Marthas Schwierigkeit her. Natürlich konnte Janes Auszug ein sehr starkes Zeichen für Veränderung sein, wenn der Übergang in die neue Situation auf eine andere Weise als die befürchtete erfolgen würde. Wenn die Jays sich die Hilfe des Teams sichern wollten, um Jane zu helfen auszuziehen, müsste die Bemühung des Teams darauf gerichtet sein, diese Hilfe in den Zusammenhang der ursprünglichen Ziele zu stellen.

Falls Jane nicht ausziehen würde (aus welchem Grunde auch immer), konnte die Therapie trotzdem erfolgreich sein, wenn die ursprünglichen Zeichen und Ziele erreicht würden. Janes Auszug konnte als natürliches Muster (des Lebenskreises der Familie) angesehen werden, doch das Gleiche konnte auch für ihr Zuhausebleiben gelten, *wenn* ihr Bleiben nicht dazu führte, dass Martha sich wieder deprimiert fühlte und auch keine somatischen Beschwerden entwickelte und wenn Mike dadurch nicht wieder seine steife Oberlippe bekäme. Wenn beide Eltern und Jane ihr Zuhausebleiben so definieren würden, dass dies kein Problem wäre, und wenn sie alle Jane als eine Erwachsene definieren würden, die sich dafür entschieden hatte, zu Hause zu bleiben, bestünde für das Kind keine Notwendigkeit, auszuziehen. Viele unverheiratete erwachsene Kinder bleiben im Haus ihrer Eltern, *ohne* als Kind definiert zu werden.

Übermittlung der Botschaft

DERKS: Wir waren beeindruckt von Ihrer Fähigkeit, Mike, Ihre Wut über Jane unter Kontrolle zu halten, und wir meinen, Sie sollten es auch weiterhin so machen, bis der richtige Zeitpunkt gekommen ist. Es ist wahrscheinlich nicht ratsam, den Konflikt auszuweiten. Martha, Sie haben gute Arbeit geleistet, indem Sie Mike geholfen haben, seine Wut im Zaum zu halten. Wir sind der Meinung, Sie sollten damit fortfahren, bis Jane ausgezogen ist. Andernfalls könnte es für Mike sehr schwierig werden, falls seine Wut explodiert.

MCBRIDE: Vielleicht könnten Sie es üben. Sie wissen mit Janes Schwierigkeiten umzugehen. Bis »der richtige Zeitpunkt« kommt, sollten Sie ihre nächste Krise benutzen, um zu üben, Ihre Gefühle auszudrücken und ihre Reaktionen zu antizipieren.

Auf dem Weg aus dem Therapieraum sagte Herr Jay erneut, Martha könne einen Zusammenbruch erleiden, wenn Jane auszöge. Während sie die Eingangstreppe hinuntergingen, wurde ihnen ein weiterer Denkanstoß gegeben:

MCBRIDE: Steve sagt, es könnte für Sie beide zu beängstigend sein, an die schlimmste denkbare Möglichkeit zu denken.

Auswertung der gewonnenen Informationen

Das Team hatte beobachtet, dass Mike und Martha während der Übermittlung der Botschaft mehrmals genickt hatten, insbesondere bei Erwähnung des »Übens«. Das Team sagte voraus, dass Mike und Martha Jane die Botschaft übermitteln würden, einschließlich der Festlegung auf eine verbindliche Frist. Außerdem sagten sie voraus, dass Jane ihnen »die Hölle heißmachen« werde, was man als Fortsetzung der Selbstaufopferung beschreiben konnte, insbesondere, wenn sie die Situation so sah, dass ihre Eltern ihre Hilfe bräuchten, um zusammenzubleiben. Das Team sagte voraus, dass Martha und Mike auch weiter Fortschritte darin machen würden, ihr Leben miteinander zu genießen, so wie sie auch fortfahren würden, ihre Situation anders zu sehen und sich deshalb auch anders zu verhalten.

Sitzung 4

Zu Beginn der Sitzung fragte Mike Derks und McBride, wie es *ihnen* seit der letzten Sitzung ergangen sei:

Derks: Oh, ganz gut. Wir kommen wesentlich besser miteinander zurecht. [Das Telefon klingelt, Anruf vom Team hinter dem Einwegspiegel.] Steve ist anderer Meinung!

Alle vier lachten, und die Sitzung verlief weiter in einer sehr lockeren und humorvollen Atmosphäre. Martha hatte eine neue Frisur und wirkte entspannter als in allen vorangegangenen Sitzungen.

Herr und Frau Jay berichteten, sie hätten Jane die Botschaft übermittelt, und sie hätten für sie ein Apartment mehrere Häuserblocks weiter besorgt. Jane hatte überraschenderweise in den Auszug eingewilligt. Deshalb hatten sie keine Notwendigkeit gesehen, ihr eine Frist zu setzen. Sie waren auf jede Reaktion vorbereitet gewesen außer auf diejenige, die nun tatsächlich eingetreten war. Am nächsten Tag jedoch wurde Jane die Arbeitsstelle gekündigt. Als Mutter dies gehört hatte, war sie »zusammengeklappt«. An diesem Punkt hatten Herr und Frau Jay darüber nachgedacht, die ursprünglich geplante Frist zu verlängern, obwohl sie Jane noch gar keine Frist gesetzt hatten:

Derks (das Telefon klingelt): Steve fragt sich: Nachdem Jane nun die Fristsetzung unterminiert hat, was soll jetzt werden? Vielleicht findet sie keine neue Arbeit, bis sie 27 Jahre alt ist.

Herr Jay: Wenn sie Arbeitslosengeld bekommt, muss sie trotzdem ausziehen.

Derks: Und was ist, wenn sie weder eine neue Arbeit noch Arbeitslosengeld bekommt?

Frau Jay: Sie wird es bekommen.

Derks: Dann gilt die Frist immer noch.

Frau Jay: Wenn wir es nicht so machen würden, würden wir sie zur Versagerin abstempeln, wir würden sie immer noch wie ein Kind behandeln.

Sie erklärten sich einverstanden, Jane darüber zu informieren, dass sie ihr eine Frist setzten, eine, die zwei Wochen nach der ursprünglich geplanten endete.

Dass Jane die Arbeitsstelle gekündigt worden war, entsprach den Voraussagen: Sie verhielt sich immer noch so, als ob sie sich aufopfern würde, bis ihre Eltern ihr beweisen würden, dass sie keine Hilfe mehr benötigten, um zusammenzubleiben. Doch Martha und Mike übermittelten die Botschaft gemeinsam und machten keinen Rückzieher, als Jane ihre Arbeit verlor. Es war ein gutes

Zeichen, dass Martha und Mike die Situation anders als vorher wahrnahmen. Martha entwickelte keine Symptome, und sie verhielt sich nicht, als wollte sie Jane vor den Gefahren des Ausziehens bewahren, und Mike tat dies auch nicht. Es wäre natürlich besser gewesen, wenn sie bei der Übermittlung der ursprünglichen Botschaft die Frist wie geplant gesetzt hätten, weil Jane dann eine stärkere Botschaft bezüglich der Einigkeit ihrer Eltern bekommen hätte.

Der Sohn solle zu diesem Zeitpunkt aus dem Krankenhaus entlassen werden, und er hatte seine Eltern gebeten, mit seiner Frau bei ihnen wohnen zu dürfen, bis sie wieder auf eigenen Füßen stehen könnten. Doch Mike und Martha weigerten sich, diese Bitte zu erfüllen.

Es war fast abzusehen, dass eines der Kinder auf Marthas und Mikes Veränderungen reagieren würde, indem es versuchen würde, so zu handeln, als müsse es dafür sorgen, dass Vater und Mutter zusammenblieben. Der Sohn konnte die Situation sogar so gesehen haben, dass es ihm als notwendig erschien, erneut »verrückt zu spielen«, falls er glaubte, die Eltern bräuchten ein solches Opfer.

Der Rest der Zeit verging damit, dass verglichen wurde, wie Herr und Frau Jay mit den Dingen fertiggeworden waren, die ihre Kinder taten, und wie sie diese »neuen Dinge« akzeptierten, wohingegen die Kinder die neuen Dinge, die ihre Eltern taten, nicht akzeptierten. Die Jays fuhren fort zu beschreiben, dass die alten Eltern besser in der Lage seien, Veränderung zu akzeptieren, als ihre Kinder.

Beratungspause

Die wichtigsten Themen waren, dass Martha wieder in Depression verfallen oder wieder somatische Symptome zeigen oder dass Jane sich auf irgendeine Weise um die gesetzte Frist herumdrücken oder dass der Sohn wieder ins Nest zurückkehren oder dass Joan zurückkommen oder dass der Sohn wieder verrückt werden könnte. Das Team beschloss, das Kompliment im Zusammenhang mit den eingetretenen Veränderungen zu geben und den Hinweis um diese Themen herum zu konstruieren.

Übermittlung der Botschaft

DERKS: Wir sind alle fasziniert von Ihrer Fähigkeit, Veränderungen herbeizuführen. Deshalb wagen wir es, das alte Klischee anzuzweifeln, dass man »alten Hunden keine neuen Tricks beibringen« könne. Es sieht ganz so aus, als ob es gerade die jungen Hunde sind, die sich nicht ändern können. Was uns Sorge macht, ist die Tatsache, dass Jane und der Sohn bereits zu fliegen gelernt haben.

MCBRIDE: Uns scheint, dass die Kinder bereits zu fliegen gelernt haben, es aber noch nicht wissen. Sie als Eltern haben es bereits erkannt, aber Ihren Kindern ist noch nicht klar, dass sie es schon getan haben.

Auf dem Weg zur Eingangstreppe beendet McBride die Intervention mit einem Denkanstoß.

MCBRIDE: Steve hat mich an ein altes Sprichwort erinnert: »Wenn du dem Kamel gestattest, seine Nase ins Zelt zu stecken, wirst du bald das ganze Kamel im Zelt haben.« [Die Jays lachen.]

Auswertung der gewonnenen Informationen

Das Team sagte voraus, dass Martha und Mike die Einhaltung der Frist überwachen und erzwingen würden, und sie würden bei ihrer Entscheidung bleiben, Mike jun. nicht zu gestatten, wieder ins elterliche Nest heimzukehren. Außerdem sagte das Team voraus, dass Martha weniger deprimiert sein würde und dass Mikes »Oberlippe nicht mehr so steif sein« werde.

Sitzung 5

Zwei Wochen später begann die fünfte Sitzung erneut in gelöster, humorvoller Stimmung, da Martha und Mike spielerisch miteinander darum kämpften, wer den Anfang machen sollte.

FRAU JAY: Die Dinge entwickeln sich recht gut, was die Kinder anbetrifft. Mir geht es sehr gut!

DERKS: Hat das Kamel die Nase ins Zelt gesteckt?

FRAU JAY: Nein. Das Kamel ist wieder zu Hause und lebt bei seiner Frau.

Der verlängerte Termin für Janes Auszug lag noch in der Zukunft. Jane hatte noch keine Arbeit, und sie bekam auch kein Arbeitslosengeld. Doch trank sie weniger, und ihr Freund hatte zum ersten Mal seit Monaten eine Arbeit angenommen, was ihre Situation stabilisierte.

Nach der vorangegangenen Sitzung hatte Mike sich anfangs deprimiert gefühlt. Zuerst war er sich nicht sicher gewesen, warum dies so war, da er drei mögliche Gründe sah. Er hatte mit Martha darüber gesprochen, und sie waren zu der Überzeugung gekommen, dass es mit seiner Arbeitssituation zusammenhängen müsse. Während ihres Gesprächs war ihm klar geworden, dass er sich immer noch eine andere Arbeitsstelle suchen konnte. Danach hatte er nicht mehr so stark das Gefühl gehabt, gefangen zu sein. Eine der Hauptschwierigkeiten, die Mike mit dem Wechseln der Arbeitsstelle hatte, war ein Mitarbeiter, ein genesender Alkoholiker, der wesentlich jünger als Mike war. Mike hatte den Versuch des Kollegen, sich vom Alkohol zu lösen, sehr unterstützt, und er bemühte sich immer noch sehr, die Situation seines Kollegen zu festigen und ihn »aufzubauen«.

Das Team war sich dessen bewusst, dass Martha seit drei Sitzungen keine Depressionen mehr zeigte und dass sie auch nicht mehr über somatische Symptome klagte. Die in der ersten Sitzung benannten Ziele waren im Wesentlichen erreicht.

Die Jays setzten sich nun mit sich selbst auseinander und gingen zusammen einige jener »verdammten Dinge« an, die das menschliche Leben ausmachen. Sie ließen es nicht zu, sich durch die Probleme ihrer Kinder dabei stören zu lassen.

Beratungspause

Das Team war der Ansicht, dass Mikes Problem mit der Arbeit es wert sei, sich an diesem Punkt der Behandlung damit zu beschäftigen. Da Herr und Frau Jay für die Lösung dieses Problems etwas tun konnten und da sie auf angemessene Weise damit umgingen, musste dies in die Intervention eingebaut werden. Außerdem sollte betont werden, dass Herr und Frau Jay ihre Teamarbeit zur Lösung ihrer eigenen Probleme einsetzten statt zur Lösung der Probleme ihrer Kinder.

Übermittlung der Botschaft

Derks: Wir sind wirklich beeindruckt, wie konsequent Sie sich gemeinsam darangemacht haben, dieses Problem zu lösen. Sie wissen beide, dass die Schlacht schon halb gewonnen ist, sobald erst einmal klar ist, was das Problem ist, und sobald Sie ihm Priorität eingeräumt haben – was Sie ja getan haben.

McBride: Ich glaube, ich habe mir auch gedacht, dass Sie nun, wo die Kinder Ihnen keine Probleme mehr bereiten, Zeit haben, sich mit Ihren eigenen Problemen auseinanderzusetzen.

Herr Jay: Und die Sache mit Jane ist auch unproblematisch verlaufen.

Derks: Sie haben da ein paar gute Pläne entwickelt, um weiter aus der Depression herauszukommen.

Herr Jay: Genau.

Derks: Steve hat noch über einen anderen Punkt nachgedacht. Er war sich nicht ganz sicher, ob er sich Ihrer Vorstellung anschließen könnte, dass Ihr Kollege Ihnen hilft. Er ist der Meinung, dass *Sie* Ihrem Kollegen helfen, insbesondere was die Genesung vom Alkoholismus anbetrifft. Er muss sich aufbauen.

Herr Jay: Da bin ich völlig der gleichen Meinung.

Derks: Und Sie verweigern ihm diese Hilfe nicht. Sie opfern sich manchmal regelrecht auf, damit er sich aufbauen kann.

Herr Jay: Kann schon sein, dass ich das im Sinn habe. Ich bin 60. Ich sehe, dass dieser Bursche wirklich zu kämpfen hat, und ich denke mir: Wenn ich die Möglichkeit habe, ihm zu helfen, diese Schlacht zu gewinnen, will ich alles dafür tun, was ich nur tun kann.

McBride: Dann haben Sie also jetzt zwei Berater in der Familie.

Auswertung der gewonnenen Informationen

Während der gesamten Übermittlung der Botschaft lächelten und nickten Martha und Mike. Die Aufgabe des Teams bestand darin, dafür zu sorgen, dass die Jays weiterhin außerhalb ihres ursprünglichen Bezugsrahmens blieben, und ihnen zu helfen, weiterhin zusammenzuarbeiten: eine Verhaltensveränderung, die auf eine Wahrnehmungsveränderung beider Seiten hindeutete. Es war bemerkenswert, dass Martha nicht wieder in Depression verfiel oder somatische Symptome entwickelte, als Mike anfing, sich deprimiert zu fühlen: Sie übernahm die Last nicht, um sie für ihn zu tragen, seit er »seine Oberlippe so weit gelockert hatte«, dass er in der Lage war, mit ihr über seine Situation zu sprechen.

Das Team sagte voraus, dass Martha weder in Depression verfallen noch somatische Symptome entwickeln würde. Außerdem sagte es auch voraus, dass Mikes Depression verschwinden würde und dass die beiden noch mehr gemeinsame Aktivitäten entwickeln würden, selbst wenn ihre Kinder erneut in Schwierigkeiten geraten würden. Janes Auszug würde für das Team das Signal sein, die Therapie zu beenden.

Sitzung 6

In der sechsten Sitzung ging es um einen »kleinen Krach«, den Martha und Mike ein paar Tage zuvor gehabt hatten. Während des Streits drückte Martha ihre Wut aus, schlug auf einen Küchenschrank und verließ das Haus, um einen schnellen Gang um den Block zu machen. Beide waren froh, dass dies passiert war, weil die neuen Elemente sie davon überzeugten, dass »die Situation nun wirklich anders« war. Nachdem Martha von ihrem Spaziergang zurückgekehrt war, hatten sie über den Vorfall gesprochen. Mike hatte die ganze Zeit über gefürchtet, dass Martha hyperventilieren würde; aber das war nicht eingetreten. Mike hatte sich auch Sorgen darüber gemacht, dass ihr Blutdruck steigen würde, was aber ebenfalls nicht eingetreten war. Beide betrachteten diese beiden Tatsachen als gute Zeichen. Außerdem hatte keiner von beiden mehr unter Depressionen gelitten. Da sie kaum Streite gehabt hatten, bei denen es nicht um die Kinder gegangen war, waren sie erfreut festzustellen, dass sie in der Lage waren, Dinge auszudiskutieren, und dass sie entdeckt hatten, dass die anschließende Versöhnung das Beste an einem Streit war.

Jane hatte eine Arbeit gefunden, und ihre Frist für den Auszug war nur noch eine Woche entfernt. Sie schien ihre neue Arbeit zu mögen, und sie trank auch immer weniger. Sie hatten Jane gesagt, nachdem sie ausgezogen sein werde, könne sie nicht mehr ins Elternhaus zurückkommen.

Der Rest der Sitzung war den Plänen der Jays gewidmet, sich wieder daran zu gewöhnen, ein »jungverheiratetes Paar« zu sein. Sie konnten nun ihr Haus so einrichten, wie es ihnen am besten passte, und sie hatten mehr Freiheit zu reisen.

Beratungspause

Der Streit war eine weitere Bestätigung dafür, dass die Jays den ursprünglichen Rahmen durchbrochen hatten und deshalb die Dinge anders wahrnahmen und sich auch anders verhielten: keine Symptome, keine Depression, keine steife Oberlippe, keine Kinder, die dazwischenkamen. Sie standen auf ihren eigenen Beinen.

Alle diese Veränderungen waren offensichtlich. Das Team beschloss, in seiner Botschaft auf diese Veränderungen zu sprechen zu kommen und die Therapie an diesem Punkt zu beenden, abgesehen von einer Nachbesprechung (Follow-up), die nach einem Monat stattfinden sollte.

Übermittlung der Botschaft

DERKS: Wir waren beeindruckt, wie Sie, Martha, mit Ihrer Wut umgegangen sind. Es klingt wie ein wirklich gesunder Umgang mit Wut. Natürlich ist es eine viel bessere Methode, sie auszudrücken, als sie zurückzuhalten und am Ende zu hyperventilieren.

FRAU JAY: Ganz bestimmt.

DERKS: Oder andere psychosomatische Beschwerden zu entwickeln.

FRAU JAY: Dieses psychosomatische Zeug ist sehr beängstigend.

DERKS: Wir sind auch beeindruckt davon, Mike, wie Sie mit der Situation zurechtgekommen sind. Wir waren überrascht, dass Sie nicht irgendeine Art von Groll entwickelt haben. Stattdessen sind Sie gleich zur Sache gekommen und haben die Angelegenheit mit ihr geklärt.

HERR JAY: Ich hatte wirklich Sorgen wegen des Hyperventilierens, deshalb hat es mich nicht einmal wütend gemacht, als sie ihre Wut zum Ausdruck brachte.

DERKS: Es sieht auch ganz so aus, als wären Sie beide mit Jane und dem anderen »Kamel« auf dem richtigen Weg. Vielleicht wird es jetzt Zeit, die »Therapiehunde« zurückzurufen. Die Dinge entwickeln sich jetzt wirklich gut bei Ihnen. Ich möchte Sie allerdings warnen, dass die nächsten Wochen, nachdem Jane gegangen ist, eine Krisenzeit sein könnte. Und es könnte auch zu irgendeiner Art von Rückfall kommen.

Auswertung der gewonnenen Informationen

Nach Ansicht des Teams arbeiteten die Jays gut genug als Einheit zusammen, und die Veränderungen der Wahrnehmung und des Verhaltens waren »stabil genug« dafür, die Therapie zu beenden. Das Team sagte voraus, dass weder Janes Versuche, Probleme zu machen, noch die Versuche des Sohns, verrückt zu spielen, Martha und Mike dazu bewegen würden, in ihren alten Rahmen zurückzukehren. Obgleich es dem Team lieber gewesen wäre, wenn Jane vor Abschluss der Therapie bereits ausgezogen gewesen wäre, gehörte der Auszug nicht zu den ursprünglich vereinbarten Zielen und Zeichen.

Nachbereitung (Follow-up)

Jane war aus dem Elternhaus ausgezogen, und es war ihr gelungen, ihre neue Arbeitsstelle zu behalten. Der Sohn hatte ein größeres Apartmenthaus als Hausmeister übernommen, weshalb er mit seiner Frau ein paar Meilen weiter weggezogen war. Weder Martha noch Mike hatten irgendwelche Klagen. Beide hielten Diät, und Martha hatte sich um eine neue Vollzeitarbeit beworben.

Ein Kontakt mit den Jays sechs Monate später deutete darauf hin, dass der neue Rahmen seine Funktion weiterhin erfüllte. Keine der ursprünglichen Beschwerden hatte sich wieder eingestellt.

8 Familie Jones

Die in diesem Kapitel beschriebene Therapie der Familie Jones unterscheidet sich von der Therapie der Familie Jay in verschiedener Hinsicht. Anders als die Familie Jay gelang es der Familie Jones nie, ein spezifisches Therapieziel zu definieren, was es sowohl für die Familie als auch für das Team schwierig macht zu erkennen, ob die Therapie am Ende erfolgreich war oder nicht. Die Unbestimmtheit der Familie Jones war ein wichtiger Teil ihres Musters, und sie zeigte ihre Art zu kooperieren. Deshalb war Unbestimmtheit ein wichtiger Teil dessen, wie das Team kooperieren konnte.

Zweimal im Verlauf der Therapie gab das Team der Familie Kopien von Interventionen, die der Leiter (de Shazer) der Familie vorlas. Wir gaben diese geschriebenen Interventionen der Familie mit, um ihr zu helfen, sich auf die Aufgaben der Therapie zu fokussieren und um ihr durch Anwendung einer »Einstreutechnik« zu helfen, sich zu verändern – diese Technik besteht im Einbetten von Suggestionen in einen größeren Zusammenhang. Erickson kreierte den Prototyp dieser Methode, bei der die Sätze auf eine bestimmte Weise konstruiert werden, beispielsweise: »Ich möchte wirklich gerne wissen, Joe, ob die Tomatenpflanze eine Art wohliges Gefühl haben kann« (Haley 1967, p. 306). In einem Gespräch, bei dem es um eine Tomatenpflanze zu gehen scheint, streute Erickson die wahre Botschaft (im Zitat unterstrichen) ein, die er durch eine Veränderung der Stimme und durch Pausen markierte. Die Benutzung dieser Technik bei einer »vagen« Familie ermöglicht es dem Leiter, ebenso »vage« und verwirrt zu erscheinen wie die Familie, während er sich auf diese Weise gleichzeitig auf die Wünsche konzentrieren kann, die die Familie erfüllt haben möchte. Die wahre Botschaft (die unterstrichen ist) wird in andere, unwichtige Wörter eingebettet. Zum Beispiel: »Wenn Sie, Frau Jones, aufhören, gehässig zu sein, so könnte Ihre Familie sich darüber aufregen.« Die therapeutische Suggestion (»Frau Jones, aufhören, gehässig zu sein«), die durch Pausen abgesetzt ist, wird in einen Zusammenhang eingestreut, in dem der Adressatin empfohlen wird, eben damit *nicht* aufzuhören. Der Leiter verändert den Ton seiner Stimme, während er die Suggestionen ausspricht. Bei dieser Familie schien es außerdem wirksam zu sein, ihr die gleichen Botschaften in schriftlicher Form mitzugeben.

Eine Fallgeschichte

Während des ersten Telefonkontakts informierte uns Frau Jones, dass der Schulpsychologe der Familie eine Therapie empfohlen habe. Ihr Sohn Robert (15 Jahre alt) sei weder zu Hause noch in der Schule kooperativ, und er sei ein schlechter Schüler. Die Familie war schon vorher in Therapie gewesen, doch nach einer gemeinsamen Sitzung hatte der vorherige Therapeut die Familienmitglieder nur noch einzeln oder paarweise zu sich bestellt. Frau Jones gefiel dies nicht, weil es ihrer Meinung nach Geheimniskrämerei begünstigte. Ihre Vorstellung von Therapie war, dass man »alles herauslässt«. Die Situation der Familie war nach jenem ersten Therapieversuch nicht besser geworden.

Planung vor der ersten Sitzung

Vor der ersten Sitzung traf sich das Team[15], um eine temporäre (vorläufige) Beschreibung zu entwickeln, die dem Leiter der Sitzung bei seinen Explorationen den Weg weisen sollte. Das Team hatte den Verdacht, dass Sarah Jones sich zu sehr um ihren Sohn Robert kümmerte und dass Roberts mangelnde Bereitschaft zur Kooperation ein Versuch war, sich von der Mutter abzugrenzen. Die Mutter wurde infolge dieses Verhaltens noch zudringlicher, und dies wiederum führte zu einem noch stärkeren Rückzug des Sohnes. Welche Rolle der Vater bei alldem spielte, war nicht bekannt, und das Team vermutete, dass die Beziehung zwischen dem Vater und der Mutter ziemlich distanziert sei. An dieser Stelle sollte darauf hingewiesen werden, dass diese Art der Beschreibung nicht sehr *nützlich* ist, weil sie nicht positiv formuliert ist. Es kann allerdings sein, dass sie akkurat ist und der Wahrheit entspricht.

Das Team entwickelte aber auch noch eine andere Beschreibung, die nützlicher war. Es vermutete, dass man Roberts mangelnde Bereitschaft zu kooperieren als einen Versuch deuten könnte, die Be-

15 Außer de Shazer gehörten Alex Molnar und Jo Ellyn Schultz zum Thema (beide Studenten im höheren Semester). In den folgenden Sitzungen kamen außerdem Insoo Berg und Jim Derks dazu.

ziehung der Eltern zu schützen, um beide zusammenzuhalten. Mit Sicherheit verhalf Robert durch sein Verhalten zu Hause und in der Schule den Eltern zu einer Art Gemeinsamkeit, zu etwas, worüber sie miteinander sprechen konnten. Das Team hatte registriert, dass Frau Jones, als sie gebeten wurde, das Problem in zwei Sätzen zu beschreiben, 25 Minuten gesprochen hatte. Es vermutete, dass Frau Jones' »überwältigender Wortschwall« möglicherweise die Funktion hatte, Herrn Jones davor zu schützen, sich mit den Problemen des Jungen auseinanderzusetzen. Außerdem konnte es sein, dass sie den Vater durch ihr Reden auf irgendeine Weise vor dem Jungen selbst zu schützen versuchte. Das Team bevorzugte die zweite Beschreibung, weil sie ihm positiver und nützlicher erschien.

Das Team fragte sich auch, vor welchen »Geheimnissen« sich Frau Jones fürchten könnte und ob die gleichen Probleme auch schon aufgetreten waren, bevor Robert auf die Highschool übergewechselt war, wo er eine Klasse für »Lernbehinderte« besuchte.

Präludium zu Sitzung 1

Als die Familie Jones eintraf, erklärte der Leiter, was es mit dem Einwegspiegel und den Videoaufnahmen auf sich habe und dass das Team sich hinter dem Spiegel befinde. Außerdem erklärte er, dass er sich nach 40 Minuten mit dem Team beraten und der Familie anschließend mitteilen werde, was das Team gesagt habe.

Sam Jones (52 Jahre alt) hatte seit vielen Jahren die gleiche Arbeitsstelle, und seine Arbeit machte ihm Spaß. Sarah Jones (54 Jahre alt) arbeitete auf Teilzeitbasis im Schulbereich. Robert war in der neunten Klasse einer vierjährigen Highschool, und die Schule gefiel ihm ganz und gar nicht. Die Jones sagten, das Viertel sei in den 20 Jahren, in denen sie darin wohnten, ziemlich heruntergekommen. Sie waren nicht religiös, und sie schienen auch keine intensiven Beziehungen zu ihren Nachbarn zu pflegen. Robert war ihr einziges Kind.

Sammeln von Informationen

DE SHAZER: Nun, was können wir denn für Sie tun?

FRAU JONES: Ich war auf einer Schulkonferenz, und ich hatte einen Termin mit der Schulpsychologin. Bobby war bei ihr gewesen, so wie ich es verstanden habe, als er seine frühere Schule verließ, und Sie sah ihn öfter. Ich dachte, ich schaue einmal vorbei, sie hatte nicht viel Zeit, aber sie hatte schon einmal mit mir gesprochen, als er noch auf der Grundschule war – sie arbeitete damals da.

Ich sagte: »Das Problem ist immer noch das gleiche, wissen Sie.« Sie sagte: »Nun, ich werde Bobby nicht so häufig sehen können, weil ...« – kann ich das sagen? Sie sagte: »Wenn Bobby sich danach fühlt ...« – als er zu seiner früheren Schule ging, ging er zu Herrn, äähm ...

ROBERT: Thorton.

FRAU JONES: Er ging zweimal die Woche zu Herrn Thorton, und sie sagte, sie würde Bobby nicht so oft zu sich bestellen. Bobby hat eine Tendenz – und das stimmt – äähm ... mehr Probleme zu produzieren, als er wirklich hat. Aber er sollte das Gefühl haben, dass sie, wenn er wirklich einmal ein Problem hätte, für ihn zu sprechen sei. Wir sind eine Zeit lang zu Frau Dr. Zarkov gegangen, und ich bin zur Schule gegangen – vielleicht war die Situation zu Hause ein bisschen besser geworden, auch nicht so wahnsinnig viel besser –, aber Frau Dr. Zarkov sagte, wir machten Fortschritte. Sie sagte, wir würden Fortschritte machen, aber ich habe davon nichts gemerkt. Hast du was gemerkt?

HERR JONES: Äähm ... nein.

FRAU JONES (fällt in das Nein ein): Dann ging ich in die Schule – ich hätte in dieser Schule ein Zimmer mieten können –, seine einzige Lehrerin hatte ihn zwei Semester lang. Ich kann mich nicht mehr erinnern. Sag doch gleich den Namen.

ROBERT: Frau Bello?

FRAU JONES: Nein, die mit der Brille. Die Englischlehrerin. Wie hieß sie doch gleich?

ROBERT: Frau White.

FRAU JONES: Die war es. Ich besuchte sie und sagte: »Wie macht sich Robert?« »Ähhh ...« [Frau Jones deutet an, dass sie sich die Haare rauft.] Ich sagte: »Oh, du armes Ding.«

Der Monolog der Mutter ging in ähnlicher Weise noch 15 Minuten weiter. Der Leiter versuchte mehrmals, sie zu unterbrechen, doch ohne Erfolg. Worte allein reichten dazu nicht aus. Schließlich gelang es dem Leiter, den Wortschwall zu unterbrechen, indem er durch Hochhalten einer Hand eine Art »Stoppzeichen« andeutete. Erst daraufhin verstummte die Frau. Der Leiter versuchte, der Familie zu helfen, sich auf die aktuellen Beschwerden zu fokussieren, doch seine Bemühungen wurden mit weiteren Details über die Geschichte des Problems belohnt und über die Anstrengungen, die Frau Jones unternommen hatte, um Schulpsychologen, Sozialarbeiter und Therapeuten dazu zu bringen, wirklich zu helfen. Mehrmals suchte Frau Jones nach einem Wort oder konnte sich nicht mehr genau an ein Detail erinnern, und in solchen Fällen lieferte entweder Sam oder

Robert blitzschnell die fehlende Information. Danach fuhr Frau Jones unverzüglich mit ihrer Geschichte fort.

Nachdem es dem Leiter gelungen war, die Familie dazu zu bringen, sich auf die aktuellen Beschwerden zu fokussieren, tauchte eine Fülle von Themen auf. Herr und Frau Jones beklagten sich darüber, dass Bobby ständig murmeln und leise vor sich hin fluchen würde. Außerdem klagten sie darüber, dass Bobby in der Schule nicht gut sei und dass er ständig schlechte Noten bekomme. Herr Jones erinnerte sich allerdings an eine einzige Ausnahme. Weder die Eltern noch die Lehrer waren der Meinung, dass Bobby seinen Möglichkeiten entsprechend mitarbeiten würde. Frau Jones klagte außerdem darüber, dass Bobby seine Kleider nicht aufhänge, sein Bett nicht mache und sein Zimmer nicht sauber halte. Auch habe er kein Gefühl für den Wert des Geldes und wolle deshalb ständig Dinge haben, die teurer seien, als dass sie es sich leisten könnten. Außerdem klagten sie, wenn sie ihm doch einmal so etwas Teures kaufen würden, so würde er es nur kurze Zeit benutzen.

Ziele: Die Jones wollten, dass sich Bobbys Haltung ändere, weil beide Eltern meinten, Bobby würde sie als Eltern nicht respektieren. Dann zählte Frau Jones als weitere Ziele Verbesserung der schulischen Leistungen, weniger Fluchen, bessere Beherrschung, weniger Murmeln, Aufhängen der Kleider und vieles andere mehr auf. Bobby wollte von seiner Mutter weniger angeschrien werden. Der Leiter bemühte sich, den Jones zu helfen, sich auf eine signifikante Veränderung zu fokussieren, doch sie waren nicht in der Lage zu entscheiden, was von dem Erwähnten am wichtigsten war. Alles, was sie erwähnten, zog stets weitere Themen und viele weitere Details nach sich.

Das Team beobachtete, dass Frau Jones sehr besorgt war und dass sie sich sehr darum bemühte, fachkundige Hilfe zu erhalten. Es sah ganz danach aus, dass Bobby die Bemühungen und Einmischungen der Mutter als etwas Positives sah. Herr Jones schien hart zu arbeiten und ein geduldiger, akzeptierender und ruhiger Mensch zu sein. Er wirkte nicht »zurückgezogen«, sondern schien auf ruhige Weise am Geschehen teilzuhaben. Er wusste, was in der Familie vor sich ging, und war in der Lage, seiner Frau fehlende Details zu liefern, an die sie sich nicht erinnern konnte. Wenn man ihm eine direkte Frage stellte, antwortete er mit größerer Klarheit als Frau Jones.

Beratungspause

Das Team spekulierte, dass Bobbys »mangelnde Bereitschaft zu kooperieren« es den Eltern gestattete oder möglich machte, sich in seine Situation einzumischen. Mit Sicherheit rückte die Familie wegen seiner Probleme näher zusammen. Außerdem hatten seine Eltern aufgrund seiner Probleme gelernt, im Umgang mit Angehörigen verschiedener Helferberufe Geduld zu entwickeln. Weiterhin schien es, als würde Bobbys Verhalten seine Eltern vor einigen Problemen schützen, die zwischen ihnen bestanden.

Frau Jones zeigte, dass ihre Art, mit der Therapie zu kooperieren, darin bestand, Details zu nennen und über bestimmte Ereignisse zu berichten. Herr Jones und Robert zeigten, dass ihre Art, mit Frau Jones zu kooperieren, darin bestand, sie nicht zu unterbrechen. Außerdem schienen Sam und Robert im Gegensatz zur Tendenz einiger Mitglieder des Teams ihren Monolog nicht auszublenden.

Die Herangehensweise der Familie bezüglich ihrer Probleme schien sich auf die Bemühungen der Mutter zu konzentrieren, und die Berichte über diese Bemühungen waren ziemlich verwirrend, da Frau Jones zwischen anderen Details und Kommentaren »Informationen« einstreute. Die Ziele wurden nicht klar definiert, und es wurden auch keine Anzeichen für Erfolg festgelegt.

Das Team beschloss, der Familie ein Kompliment zu machen wegen der Art, wie sie sich während des ersten Teils der Sitzung verhalten hatte. Das heißt, dass das Team versuchte, die bisher zutage getretene Art der Familie zu kooperieren umzudeuten. Da die Familie zumindest unfokussiert war und da sie ihr Bild von der Situation ausführlich geschildert hatte, beschloss das Team, ihr eine Botschaft zu übermitteln, die ebenso unbestimmt und allgemein gehalten war. Das Team wollte der Familie durch die Aufgabe einen Erfolg ermöglichen und hoffte, dass sie bei der nächsten Sitzung fokussierter sein würde.

Da man die Kommunikationsweise von Frau Jones im Sinne des Benutzens der »Einstreutechnik« beschreiben konnte, benutzte das Team in der Botschaft an Herrn Jones diese Technik ebenfalls.

Übermittlung der Botschaft

De Shazer: Wir sind beeindruckt, wirklich beeindruckt davon [wendet sich Robert zu], wie offen und klar Sie alle über diese komplizierten Themen sprechen. Wir waren besonders verblüfft darüber, wie offen Sie, Robert, sind, was [Frau Jones zugewandt] nach unserer Erfahrung bei Heranwachsenden ungewöhnlich ist. Wir sind sehr beeindruckt, Herr Jones, über Ihre Geduld in dieser Angelegenheit. Wir wissen, wie schwer es für einen Menschen Ihrer Art ist, für den starken, stillen Menschentyp, nicht zu explodieren, auch nicht, wenn Sie glauben, dies sei notwendig.

FRAU JONES: Er streitet sich nicht gerne.

DE SHAZER: Wir sind auch beeindruckt von Ihrer Fähigkeit, detaillierte und ausführliche Beschreibungen zu liefern, Frau Jones.

Wir möchten, dass Sie alle drei bis zu unserer nächsten Zusammenkunft darüber nachdenken, was sich Ihrer Meinung nach an Ihrer Art, miteinander umzugehen und zurechtzukommen, *nicht* ändern sollte.

Alle willigten ein, diese Aufgabe auszuführen, und Frau Jones fuhr fort, die Anweisungen vor sich hin zu murmeln, während sie den Behandlungsraum verließen.

Auswertung der gewonnenen Informationen

Das Team sagte voraus, dass die Familie Jones zum nächsten Sitzungstermin pünktlich erscheinen werde. Wie es häufig bei Interventionen in der ersten Sitzung der Fall ist, hatte der Hinweis lediglich zum Ziel »herauszufinden, was sie damit anstellen würden«. Da die Ziele der Familie so umfassend waren, dass sie vage wurden, war der Hinweis des Teams dementsprechend ebenfalls unbestimmt und umfassend. Obgleich das Team hoffte, dass dieser Hinweis der Familie Jones helfen würde, sich stärker zu fokussieren – entweder durch Erstellen einer Liste von Dingen, die sich *nicht* verändern sollten, oder durch Konzentration auf eine bestimmte Sache, *die* sich ändern sollte –, war beides nicht der Hauptzweck des Hinweises. Dieser ist insbesondere in der ersten Sitzung, herauszufinden, wie die Familie ihre spezielle Art zu kooperieren zeigen wird.

Der Komplimentteil der Intervention war im Großen und Ganzen isomorph zu den Mustern, die die Familie dem Team während des Hauptteils der Sitzung gezeigt hatte. Frau Jones lieferte dem Team umfassende und detaillierte Beschreibungen, Robert war recht offen und klar, und Herr Jones schwieg. Die eingebetteten Suggestionen (dass Herrn Jones' Schweigen ein Versuch gewesen sei, nicht zu explodieren, selbst wenn er dies für notwendig gehalten hätte) waren ebenfalls ein Experiment, bei dem diese Art von Kommunikation bei der Familie getestet wurde. Da das Team Herrn Jones als aufmerksamen Zuhörer beschrieb und Frau Jones so, als würde sie die Einstreutechnik benutzen, entwarf es diese Botschaft als einen Versuch, Isomorphie zu jenem Teil des Familienmusters herzustellen. Außerdem sagte das Team voraus, dass Herr Jones hinsichtlich Beschwerden seinerseits möglicherweise aktiver werden würde.

Sitzung 2

DE SHAZER: Nun, wie war die Woche?

FRAU JONES: Fragen Sie nicht.

HERR JONES: Hart.

FRAU JONES: Immer das Gleiche.

[Pause.]

DE SHAZER: Wir hatten Sie gebeten, darüber nachzudenken, was sich Ihrer Meinung nach *nicht* verändern sollte.

FRAU JONES: Meinen Sie damit die Dinge, von denen wir möchten, dass sie so bleiben, wie sie jetzt sind?

DE SHAZER: Genau.

HERR JONES: Ich habe mir das millionenmal durch den Kopf gehen lassen.

ROBERT (unterbricht): Ich auch.

HERR JONES: Mir fällt einfach nichts ein, wirklich.

ROBERT: Deswegen habe ich diese Kopfschmerzen bekommen.

FRAU JONES: Ich möchte nicht, dass irgendetwas so bleibt, wie es ist.

HERR JONES: Mir fällt nicht das Geringste ein, von dem ich möchte, das es so bleibt, wie es ist.

FRAU JONES: Ich habe das Gleiche wie du gesagt.

[Pause.]

HERR JONES: Gestern beim Abendessen, und es war nicht nur gestern Abend, es ist jeden Abend so: Er steht auf, setzt sich hin, steht auf usw. Und man muss ihm sagen: »Bob, setz dich. Iss dein Abendessen.«

DE SHAZER: Wenn er aufsteht, was tut er dann?

Herr Jones: Er geht in sein Zimmer; er geht zur Toilette; er geht ins Wohnzimmer.

DE SHAZER: Und was macht er da?

HERR JONES: Er geht in sein Schlafzimmer, um mit seinen Kätzchen zu spielen. Natürlich, wenn er zur Toilette muss, das ist klar.

Das Team war äußerst überrascht, als Herr Jones mit den Beschwerden anfing und als er fortfuhr, ohne Unterbrechung und ohne Mithilfe von Frau Jones oder Robert zu reden. Während er sprach, beobachtete das Team, dass Frau Jones ihrem Mann sorgsam zuhörte und oft nickte, wenn er etwas hervorhob.

Herr Jones beschrieb als Nächstes einen Vorfall vom vergangenen Abend. Er hatte Robert eine Arbeit aufgetragen, die dieser jedoch nicht ausgeführt hatte. Daraufhin hatte Herr Jones ihn gefragt: »Warum nicht?« Robert hatte keine befriedigende Antwort gegeben. Herr Jones hatte sich über diese Weigerung beklagt, hatte die Sache aber dann auf sich beruhen lassen. Anschließend klagte er zusammen mit seiner Frau darüber, wie oft sie Robert anschreien müssten. Frau Jones meinte, wenn sie weniger zu schreien bräuchte, würde die Atmosphäre in ihrem Haus harmonischer sein.

Sie klagte darüber, dass das Anschreien ihr das Gefühl gebe, gemein zu sein, und dass dies ihre Leistungsfähigkeit bei der Arbeit beeinträchtige. Dann beklagte sich Herr Jones darüber, wie oft sie beide Robert rufen müssten, wenn das Abendessen fertig sei.

Roberts wichtigste Beschwerde war, dass seine Mutter ihn mehrmals rufe, um ihn am Morgen zu wecken. Er behauptete, er sei ohnehin wach, und ihr Rufen nerve ihn. Außerdem beklagte er sich darüber, dass sein Vater im Laufe der vergangenen Woche »wie Al Capone herumgelaufen« sei, womit er meinte, er habe ihm, Bob, Befehle gegeben, statt ihn um Dinge zu bitten.

Als der Leiter versuchte, alle diese Beschwerden zusammenzufassen, um ein Ziel oder ein Zeichen für Fortschritt herauszudestillieren, bestritten Herr und/oder Frau Jones jeweils rasch die Bedeutung des betreffenden »Zeichens« und ließen sich anschließend ausführlich über einen anderen Aspekt von Roberts Verhalten aus.

Beratungspause

Das Team war erfreut über den, relativ gesehen, stärker fokussierten Verlauf der Sitzung und darüber, dass sich dieses Mal Herr Jones ausführlicher geäußert hatte als seine Frau. Das Team fragte sich, ob eine Beziehung zwischen der in der ersten Sitzung gegebenen Botschaft einerseits und dem »Herumlaufen wie Al Capone« von Herrn Jones und seiner verstärkten verbalen Äußerung andererseits bestünde.

Alle drei hatten die Aufgabe ausgeführt: Sie hatten darüber nachgedacht, was sich *nicht* verändern sollte. Doch schienen ihre Gedanken in die entgegengesetzte Richtung zu führen: darüber nachzudenken, *was* sich verändern sollte. Die zweite Sitzung brachte so gut wie keine Verbesserung hinsichtlich der Zielgerichtetheit, abgesehen davon, dass sich die in der Sitzung vorgetragenen Beschwerden auf die Abendessenszeit konzentriert hatten. Offenbar hatte die Familie auf den vagen Hinweis der ersten Sitzung und auf die eingestreuten Suggestionen reagiert. Das Team kam zu der Ansicht, dass eine Aufgabe, die eine Verhaltensänderung im zeitlichen Umfeld des Abendessens erfordern würde, weitere nützliche Informationen über die Art der Familie Jones zu kooperieren liefern würde.

Übermittlung der Botschaft

DE SHAZER: Wir alle waren beeindruckt von Ihrer Fähigkeit, klar zu denken – und nicht nur klar zu denken, sondern Ihre Gedanken auch in Worte zu fassen. Viele Menschen, mit denen wir arbeiten, sind nicht im Entferntesten zu etwas Ähnlichem in der Lage. Unser Bild von Ihrer Situation wird allmählich klarer.

Wir möchten nun gerne, dass Sie bis zur nächsten Sitzung – und zwar Sie alle drei – etwas *anders* machen sollen, einmal im Lauf der Woche, und zwar entweder vor dem Abendessen oder während des Abendessens. Es ist nur ein Experiment. Wir wollen einmal sehen, was dabei herauskommt.

Nachdem Herr Jones die Aufgabe in seinen eigenen Worten wiederholt hatte, willigten alle ein, sie auszuführen.

Auswertung der gewonnenen Informationen

Das Team sagte voraus, dass die Familie Jones zur folgenden Sitzung zurückkehren und dass sie eher eine Möglichkeit finden werde, auf das Experiment anders zu reagieren, als es einfach zu ignorieren. Das Team sagte voraus, dass der Reaktionsbericht vage sein und dass die entscheidenden neuen Informationen in anderen Zusammenhängen eingestreut werden würden. Das Team erwartete nicht, dass die Verlagerung des Schwergewichts der verbalen Äußerungen von Frau auf Herrn Jones in der folgenden Sitzung anhalten würde.

Sitzung 3

Herr Jones und Robert gaben zu, sie seien nicht in der Lage gewesen, sich etwas auszudenken, was sie während der Abendessenszeit anders machen könnten. Frau Jones hatte unmittelbar nach der vorangegangenen Sitzung beschlossen, Robert jeden Tag nur ein einziges Mal zum Essen zu rufen, und sie hatte sich während der ganzen Woche daran gehalten. Obgleich Herr Jones gesagt hatte, ihm sei nichts eingefallen, was er hätte anders machen können, hatte er Robert während der ganzen Woche nicht zum Essen gerufen. Und Robert war trotz seiner Behauptung, er habe nichts anders gemacht, jeden Tag unmittelbar, nachdem er zum Essen gerufen worden war, auch gekommen; an keinem Tag war er verspätet zum Essen erschienen.

Während der Sitzung klagte Herr Jones darüber, dass er jeden Tag, wenn er nach Hause komme, »immer das gleiche alte Problem« erlebe. Jeden Tag, wenn er nach Hause komme, müsse er sich Klagen über Robert anhören, und er selbst würde dann jeweils noch mehr Verhaltensweisen von Robert bemerken, die nicht akzeptabel seien.

Einmal, als er zu spät zur Schule kam, hatte Robert vorher eine Auseinandersetzung mit der Polizei gehabt. Es war ihm gelungen, seine Wut zu beherrschen, und mithilfe des Schulpersonals hatte er es geschafft, die Situation ohne Eingreifen seiner Mutter zu lösen.

Wie gewöhnlich war auch diesmal die entscheidende neue Information unter einem Berg anderer Informationen verborgen, und der Leiter musste sorgfältig nachfragen, um etwas über die Reaktionen auf die Aufgabe zu erfahren.

Beratungspause

Der Bericht über ihre Reaktion auf die Aufgabe bestätigte die Ansicht des Teams hinsichtlich der Art der Familie zu kooperieren. Diese Art zu berichten durch Einstreuen von Informationen in andere Informationen und das Leugnen kleiner Veränderungen können als einer Familie angemessen bezeichnet werden, die alles verändern möchte. Alles, was weniger ist als alles, wird als unwichtig angesehen. Noch ein weiterer Punkt erschien dem Team bedeutsam: Die Aufgabe hatte beinhaltet, die Familienmitglieder sollten *einmal* etwas anders machen als gewöhnlich, doch alle drei Familienmitglieder hatte dies ins Extrem getrieben, indem sie die gleiche »andere« Sache jeden Tag wiederholt hatten. Das Team fragte sich, ob diese Übertreibung ebenfalls ein Teil des familienspezifischen Musters war, das mit der Vorstellung, »alles zu verändern«, zusammenhing.

Während der Sitzung entwickelte das Team eine schriftliche Intervention bzw. Botschaft. Es war der Ansicht, dass die Familie Jones auf unbestimmte Botschaften reagieren würde, die diesem Muster entsprachen: Sie konnten sich verändern und diese Veränderung leugnen. Durch Benutzung der Einstreutechnik konnte das Team weiter mit der Kooperationsweise der Familie Jones kooperieren, und es konnte sich isomorph verhalten, indem es die Familie aufforderte, sich innerhalb des größeren Zusammenhangs mit der Aufforderung, sich nicht zu verändern, zu verändern. Dadurch entsprach die Botschaft des Teams den familienspezifischen Mustern und der Art der Familie zu kooperieren, weil die gesamte Botschaft unbestimmt gehalten war, jedoch unter den übrigen Worten verborgen die signifikante Information enthielt. Die in den Kontext eingestreuten Suggestionen sind in der schriftlichen Wiedergabe der Dialoge unterstrichen, und die *Pausen* sind angegeben. Die Kopien, die man jeweils der Familie Jones gab, enthielten diese »Regieanweisungen« jedoch nicht.

Das Team beschloss auch, ein Kompliment auszusprechen, das sich auf die Schwierigkeiten der Eltern beim Nachhausekommen und darauf, wie der Junge den Vorfall mit der Polizei bewältigt hatte, bezog. Beides wurde natürlich aus einem anderen Blickwinkel beschrieben.

Übermittlung der Botschaft

DE SHAZER: Wir sind überrascht, dass Sie – da Sie ja nur zu gut wissen, was Sie erwartet – bereit sind, nach Hause zu gehen. Die meisten würden wahrscheinlich erst einmal eine lange Rast in einer Bar machen.

FRAU JONES: Wir trinken nicht, aber ich habe auch schon daran gedacht wegzulaufen.

DE SHAZER: Und wir sind überrascht, Frau Jones, dass Sie sich nicht mit ihm in der Bar treffen. Wir sind auch überrascht, wie Sie [zu Robert] den Vorfall mit der Polizei aus der Welt geschafft haben. Ich erinnere mich, dass ich in Ihrem Alter auch einmal Schwierigkeiten mit der Polizei hatte, und ich glaube, ich hätte an Ihrer Stelle die Beherrschung verloren.

Wir haben uns über Ihre Situation viele Gedanken gemacht, und ich werde Ihnen nun vorlesen, was dabei herausgekommen ist.

Wir wissen, Sie möchten gerne [*Pause*], Frau Jones, aufhören, gemein zu sein, und [*Pause*] aufhören, Bob anzubrüllen [*Pause*], aber wir halten das im Moment nicht für ratsam, weil Sie fortfahren müssen zu versuchen, Bob beizubringen, für sich selbst verantwortlich zu sein [*Pause*], und das [das Brüllen] ist nun einmal die beste Methode, die Sie gefunden haben. Wenn Sie [*Pause*], Frau Jones, aufhören, ihn anzuschreien, könnte dadurch das Gleichgewicht in Ihrer Familie auf irgendeine Weise gestört werden.

Und wir wissen, dass Sie manchmal [*Pause*], Herr Jones, wie Al Capone auftreten [*Pause*] möchten, aber wir fürchten, wenn Sie dies tun würden, könnte es das Gleichgewicht Ihrer Familie gefährden: Weder Ihrer Frau noch Ihrem Sohn würde es gefallen. Wir halten es für besser, wenn Sie sich weiterhin wie der »starke, stille Typ« benehmen würden, denn weder Bob noch Ihre Frau würden es mögen, wenn Sie den größten Teil des Brüllens übernehmen würden oder wenn Sie [*Pause*], Herr Jones, oft wie Al Capone auftreten würden.

Uns ist klar, dass Sie besser damit fahren würden, wenn Sie [*Pause*], Bob, sich besser benehmen [*Pause*], aufhören, andere Menschen zu beschimpfen und [*Pause*], Bob, aufhören, leise vor sich hin zu murmeln und Selbstgespräche zu führen. Doch Heranwachsende – wie Sie – müssen auf irgendeine Weise rebellieren, indem sie beispielsweise jeden Morgen beim Aufstehen Schwierigkeiten machen. Es könnte Ihr Leben leichter machen, wenn Sie [*Pause*], Bob, aufstehen, wenn Sie gerufen werden [*Pause*] und weiterhin [*Pause*] zum Essen kommen, wenn man Sie ruft, aber dann würden sich Ihre Mutter und Ihr Vater wahrscheinlich fragen, was Sie wohl als Nächstes im Schilde führen. Wir meinen, dass Sie ihnen im Augenblick mehr als genug Sorgen bereiten, auch wenn Sie nicht zusätzlich noch [*Pause*] morgens schnell aufstehen und [*Pause*] schnell zum Essen kommen.

Deshalb meine ich, wir sollten an diesem Punkt sehr, sehr vorsichtig damit sein, Dinge zu verändern; wir sollten sehr, sehr langsam vorgehen. Wir möchten, dass Sie Kopien von dem, was ich soeben gesagt habe, mit nach Hause nehmen und dass Sie darüber nachdenken und das Geschriebene bis zur nächsten Sitzung ein- oder zweimal durchlesen.

Auswertung der gewonnenen Information

Es wurde beobachtet, dass Frau Jones mehrmals während des Teils der Botschaft, der sich auf sie bezog, nickte, insbesondere gegen Ende, als das Team ihren eigenen Ausdruck »das Gleichgewicht der Familie stören« benutzte. Sowohl Herr als auch Frau Jones nickten und lächelten über die Suggestion, dass Frau Jones den größten Teil des Brüllens erledigen solle. In dem Teil der Botschaft, der an den Vater gerichtet war – und insbesondere während der beiden Hinweise auf »Al Capone« – druckste Bob herum. Bob nickte, als im ersten Satz seines Abschnitts alle drei Suggestionen gegeben wurden und dann noch einmal während der Wiederholungen. Mutter und Vater nickten ebenfalls während des Teils der Botschaft, der sich auf Robert bezog.

Das Team war der Ansicht, dass die eingestreuten Suggestionen aufgrund der Isomorphie zwischen der Botschaft und den Mustern der Familie, so wie das Team diese Muster beschrieben hatte, wirksam sein würden. Die auf der Einstreutechnik aufgebaute Botschaft musste der Familie vertraut sein, und somit zeigt diese Botschaft, dass das Team mit der von der Familie gezeigten Kooperationsweise kooperierte.

Alle Suggestionen zielten auf Beschwerden, die die Familie während der drei Sitzungen erwähnt hatte. Das Team sagte voraus, dass die Familie in der folgenden Sitzung über Veränderungen hinsichtlich der Beschwerden über das morgendliche Verhalten Roberts, über sein Verhalten beim Abendessen und hinsichtlich der Beschwerde über das Anschreien berichten würde. Außerdem sagte das Team voraus, dass Herr Jones in der Zwischenzeit wegen irgendetwas vehement einschreiten würde.

Da das Ziel der Familie war, »alles zu verändern«, würde letztlich das Team entscheiden müssen, wann die Therapie enden sollte. Wenn es durch diese Intervention gelingen würde, in den Beschwerdebereichen Veränderungen herbeizuführen, so könnten diese Veränderungen ausreichende Zeichen für Fortschritt sein.

Sitzung 4

Während der beiden Wochen zwischen dieser und der vorigen Sitzung brauchte Robert morgens nur einmal geweckt zu werden, und an drei Tagen war er sogar schon vor dem Wecken auf gewesen. Er hatte auch jeden Tag sein Bett selbst gemacht. Und abgesehen von einem Tag brauchte Robert in dieser Zeit auch nur jeweils einmal zum Abendessen gerufen zu werden. Die Mutter hatte festgestellt, dass sie sich weniger gemein gefühlt hat.

An einem Abend hatte Robert seine Eltern um die Erlaubnis gebeten, mit seinen Freunden auszugehen und ausnahmsweise einmal wesentlich länger wegbleiben zu dürfen, als seine Eltern ihm dies normalerweise gestatteten. In der Vergangenheit hatte Robert sie gewöhnlich entweder so lange bearbeitet, bis sie ihm die gewünschte Erlaubnis gegeben hatten, oder er hatte sie gegeneinander ausgespielt und war dann ohne Erlaubnis gegangen. Diesmal jedoch waren seine Eltern sich einig gewesen und hatten sich weder überreden noch sich entzweien lassen. Robert musste zu Hause bleiben, auch wenn er deswegen vor sich hin murmelte und fluchte.

Eines Tages hatte sich der Vater bei Robert darüber beklagt, dass dieser so laut Musik höre, nachdem er dies schon zwei Stunden lang erduldet hatte. Bob weigerte sich sowohl, die Musik leiser zu stellen, als auch, sie ganz abzustellen. Daraufhin schlug Sam Robert zum ersten Mal seit Jahren, und kurz darauf stellte dieser die Musik aus.

Die Eltern empfanden dies als Versagen, da Bob nicht sofort der Aufforderung nachgekommen war, und der Vater verband die Tatsache, dass er Bob geschlagen hatte, nicht mit dem Ergebnis. Doch dies war es nicht, was Herrn und Frau Jones im Augenblick am meisten beschäftigte.

Der größte Teil der vierten Sitzung war dem Wunsch Bobs gewidmet, eine Schrotflinte zu bekommen. Der Vater war entschlossen, bei seiner Ablehnung dieses Wunsches zu bleiben, und Frau Jones äußerte ihre Besorgnis darüber, dass Robert mit der Flinte etwas anrichten könnte. Robert war sich sicher, dass er seinen Vater innerhalb von eineinhalb Stunden überreden würde, ihm die Flinte zu kaufen. Frau Jones berichtete, dies sei der übliche Lauf der Dinge: Letztendlich gelinge es Bob immer, seinen Vater zu überreden oder seine Mutter zu überreden, und im letzteren Fall würden sie dann gemeinsam den Vater überreden.

Beratungspause

Die Diskussion über die Schrotflinte war der erste klare Bericht über ein spezifisches Muster, an dem alle drei Familienmitglieder beteiligt waren. Alle stimmten darin überein, dass sich der von der Familie selbst vorausgesagte Verlauf der Dinge wahrscheinlich wiederholen würde, und das Team sah dies als das Schlüsselmuster der Situation an. Deshalb beschloss es zu versuchen, das Ergebnis dieses Musters zu modifizieren. In Übereinstimmung mit der Art der Familie zu kooperieren sollte eine dritte Alternative zwischen den beiden eingestreut werden, die die Familie vorausgesagt hatte.

Überbringen der Botschaft

DE SHAZER: Nun, wir waren alle sehr überrascht und erfreut über Ihre Entschlossenheit, Bob am Sonntag [gemeint ist der Vorfall mit der Musik] zu schützen. Sie wollten nicht wie Al Capone auftreten – obwohl ein Teil von Ihnen sich so gefühlt hat.

Und wir waren auch überrascht, dass Sie, Frau Jones, es so gut geschafft haben, sich aus dieser Sache herauszuhalten. Das ist wirklich gut.

Wir waren erfreut zu hören, dass Sie [zu Robert] Ihr eigenes Fahrrad und das Ihres Vaters geputzt haben, ohne darum gebeten worden zu sein.

Nun haben wir uns eine Hausaufgabe für Sie ausgedacht: Irgendwann in der Zeit bis zu unserer nächsten Sitzung, Bob und Vater, möchte ich, dass Sie, Bob, eineinhalb Stunden damit verbringen, Ihren Vater von dieser Sache mit der Schrotflinte zu überzeugen. Und während dieser Zeit empfehlen wir Ihnen [zu Frau Jones], einen Spaziergang zu machen oder etwas Ähnliches: Überlassen Sie die Angelegenheit den beiden.

Wir haben übrigens Wetten abgeschlossen. Wir waren uns in dieser Sache nicht ganz einig, deshalb weiß ich nicht, was ich von der Situation halten soll. [Pause.] Einige von uns wetten, dass Sie [zu Herrn Jones] nachgeben werden. Und ein paar von uns wetten, dass Sie nicht nachgeben werden. Die dritte Wette ist, dass Sie [zu Frau Jones] Bob helfen werden, den Vater zu überreden. Wir werden also nächstes Mal erfahren, wer gewonnen hat.

Auswertung der gewonnenen Informationen

An diesem Punkt sagte das Team voraus, dass der Al-Capone-Teil des Vaters stark genug wäre, die neue Alternative zu wählen und nicht nachzugeben. Die anderen beiden Wahlmöglichkeiten waren die von der Familie selbst vorausgesagten Ergebnisse. Durch Benennen aller drei Optionen war gewährleistet, dass das Team kooperierte, ganz gleich, über welche Reaktion die Familie in der folgenden Sitzung berichten würde.

Kommentar: Es ist interessant, dass die Familie in dieser Sitzung offenbar spezifischer geworden war. Das Team muss annehmen, dass die Intervention in der vorangegangenen Sitzung mit dieser Veränderung in Verbindung steht sowie auch mit den Veränderungen hinsichtlich der Beschwerde über das Aufstehen, über das Zuspätkommen beim Abendessen und über das Brüllen. In Reaktion auf diese Veränderung vonseiten der Familie folgte das Team der eingeschlagenen Richtung und stellte der Familie eine konkrete Aufgabe. Das bedeutete: Wenn der Reaktionsbericht der Familie eine konkrete Reaktion auf eine vage Aufgabe beinhalten würde, würde das Team zu einer konkreteren Art von Hinweis überwechseln. Die Zirkularität des Entscheidungsbaums (Kap. 4) sollte das Team bei diesem Wechsel leiten.

Da die Planung der Intervention sich an den gleichberechtigt nebeneinanderstehenden Konzepten des Kooperierens und des Isomorphismus orientiert, kann dieser Wechsel auch als Methode beschrieben werden, die sicherstellen soll, dass der Interventionsentwurf isomorph ist. Indem das Team der Familie empfahl, weiterhin nach dem gewohnten Muster vorzugehen, und indem es ein neues

Ergebnis befürwortete, benutzte es das suggerierte neue Ergebnis, um einen anderen Blickwinkel zu kreieren. Dadurch könnte Bob auf den Gedanken kommen, dass es ihm vielleicht nicht gelingen werde, den Vater dazu zu überreden, ihm die Schrotflinte zu kaufen; der Vater könnte auf den Gedanken kommen, dass er sich nicht zur Einwilligung in den Kauf der Flinte überreden zu lassen bräuchte; und die Mutter könnte auf den Gedanken kommen, dass der Vater sich nicht zum Kauf der Flinte überreden lassen wolle. Auf diese Weise könnte ein neues Muster entstehen.

Sitzung 5

(Frau Jones hatte vor der Sitzung angerufen, um zu berichten, dass sie krank sei, und ob es in Ordnung sei, wenn nur Bob und sein Vater kämen.)

Herr Jones hatte in der Sache mit der Flinte nicht nachgegeben, und nun war Robert sich nicht mehr sicher, ob er überhaupt eine Flinte haben wollte. Deshalb hatte er sich gar nicht die Mühe gemacht zu versuchen, seinen Vater zu überreden. Herr Jones war davon überzeugt, dass er sich nicht überreden lassen würde.

Die Veränderungen hinsichtlich des morgendlichen Aufstehens, des zeitigen Erscheinens beim Abendessen und des Brüllens waren bestehen geblieben, und seit der vierten Sitzung waren drei Wochen vergangen.

Der Leiter machte sich Sorgen darüber, worüber sich die Eltern als nächstes Sorgen machen würden. Herr Jones gab die Antwort – über die Schule. Herr Jones und Robert verbrachten den größten Teil der Sitzung mit Gesprächen über Roberts Situation in der Schule. Dabei vertrat Herr Jones seine Ansichten auf eine sehr resolute Art.

Beratungspause

Angesichts von Frau Jones' Sorgen über Geheimniskrämerei registrierte das Team die Tatsache, dass sie Herrn Jones und Robert allein zur Therapie geschickt hatte, als Zeichen für Fortschritt und als Bestätigung dafür, dass ihre Wahrnehmung dabei war, sich zu verändern, was zur Folge hatte, dass sie sich anders verhalten konnte.

Da die vorherige schriftliche Botschaft offenbar so wirksam gewesen war und weil Frau Jones sich wegen etwaiger Geheimniskrämerei Sorgen gemacht hatte, bereitete das Team eine weitere schriftliche Botschaft vor.

Übermittlung der Botschaft

DE SHAZER: Wir haben es wieder genauso gemacht. Wir haben über die Situation nachgedacht und haben jetzt eine weitere Botschaft für Sie.

Beim Nachdenken über unser letztes Zusammentreffen hat sich bei uns Besorgnis wegen zweier Punkte entwickelt: (1) Bob, wir sind besorgt darüber, dass Sie zwei Wochen lang aufgestanden sind, nachdem man Sie nur einmal geweckt hatte, weil wir meinen, Sie – seine Eltern – können auf die zusätzlichen Sorgen darüber verzichten, was Bob wohl als Nächstes im Schilde führen mag. Aus dem gleichen Grunde machen wir uns auch über Sie – seine Eltern – Sorgen, darüber, dass Sie Bob nur einmal täglich zum Abendessen zu rufen brauchten. (2) Wir waren verblüfft über Ihre Teamarbeit, Ihre Einigkeit darüber, Bob die Ausnahmegenehmigung für jenen Abend nicht zu geben. Ebenso wie Bob machen auch wir uns Sorgen darüber, dass Sie beide schließlich zu einer Art Kopie von Bonnie und Clyde werden könnten – die berühmt wegen ihrer Zusammenarbeit waren. Wir glauben nicht, dass Sie beide – Mutter und Vater – [*Pause*] wie Bonnie und Clyde werden könnten – denn das würde die Situation zu schnell verändern, und es könnte das Gleichgewicht in der Familie ernstlich gefährden. (3) Wir glauben, dass Ihr Fluchen und Murmeln wahrscheinlich im Augenblick eine gute Sache ist, weil es Ihnen hilft, dass Sie, Bobby, Ihre Wut unter Kontrolle halten. Wenn Sie, – Bobby, aufhören zu fluchen und vor sich hin zu murmeln, werden Sie wahrscheinlich häufiger die Beherrschung verlieren.

Wir haben Kopien von dieser Botschaft für Sie.

Auswertung der gewonnenen Informationen

Das Team sagte mehr Teamwork und weniger Fluchen und Murmeln voraus sowie das weitere Bestehenbleiben der zuvor erzielten Veränderungen.

Das Team beschloss, zu der vagen Einstreutechnik zurückzukehren, weil der Bericht über die vorherige Aufgabe unklar war. Obgleich Herr Jones sich noch nicht zum Kauf der Flinte hatte überreden lassen, hatte Bobby auch noch nicht richtig versucht, dies zu erreichen. Nun hätte das Team dies als erfolgreiche Intervention beschreiben können, da Bobs Verhalten als Anzeichen dafür gelten konnte, dass er die Vorstellung hatte, sein Vater würde sich nicht dazu überreden lassen, dass er sich die Schrotflinte kaufen dürfte. Das Team sagte voraus, dass Bob erneut versuchen würde, seinen Vater vom Kauf der Schrotflinte zu überzeugen. Die vorherige Intervention war erfolgreich im Sinne einer Intervention, die nur für die Zeit zwischen zwei Sitzungen wirken soll: Der Vater ließ sich tatsächlich nicht dazu überreden, in den Kauf der Flinte einzuwilligen.

Sitzung 6

Bob hatte in vier Fächern eine Zwei bekommen; in »Führung« hatte er mit einer Ausnahme in allen früheren Klassen eine Zwei bekommen und diesmal sogar eine Eins.

DE SHAZER (zu Bob): Ich glaube es, aber ich verstehe es nicht. Dies könnte ein echtes Problem werden. Jetzt werden sie erwarten, dass Sie ständig Einsen und Zweien bekommen werden. Das könnte das Gleichgewicht wirklich ernstlich gefährden.

Der Leiter vertrat die Ansicht, das Schulzeugnis könne »die Sache« sein, die das Gleichgewicht wirklich gefährden würde. Der Vater stimmte zu, dass der Schock über Bobs Zeugnis das Gleichgewicht auf ungünstige Weise beeinflussen könnte, obgleich er andererseits auch Frau Jones' Meinung teilte, dass eine Veränderung zum Positiven im Bereich des Möglichen liege. Die Familie berichtete, dass die übrigen Veränderungen weiterhin erhalten geblieben seien, einschließlich der Tatsache, dass Bob weniger fluche und vor sich hin murmele.

Herr Jones fragte sich, wie wir (das Team) unsere Wette entscheiden würden, da das Ergebnis keiner der drei vorausgesagten Möglichkeiten entsprach. Bob hatte sich die Schrotflinte mithilfe eines Onkels beschafft. Herr und Frau Jones waren aufgebracht, aber sie hielten zusammen und legten bestimmte Regeln für die Benutzung der Flinte fest. Falls Bob eine dieser Regeln verletzen würde, würde man ihm die Flinte wieder abnehmen, auch wenn er die Regel nur ein einziges Mal übertreten würde.

Beratungspause

Das Team deutete dieses Ergebnis als eine weitere vage Reaktion. Bobby schien davon überzeugt gewesen zu sein, dass es ihm nicht gelingen würde, seinen Vater zu überreden, ihm die Flinte zu kaufen; deshalb hatte er sich an den Onkel gewandt. Mutter und Vater hatten sich zusammengetan und klare, konkrete Regeln für den Gebrauch der Flinte festgelegt.

Das Schulzeugnis schien ein signifikanter Hinweis darauf zu sein, dass es zu einer großen Veränderung im System der Familie gekommen war. Bobs Verhalten in der Schule schien auf eine Veränderung in seiner Wahrnehmung hinzudeuten, und die Eltern (und die Schule) mussten auf diese Veränderung reagieren.

Übermittlung der Botschaft

DE SHAZER (zu Herrn und Frau Jones): Wir meinen, dass Sie gut daran täten, es mit der Entscheidung wegen der Flinte langsam angehen zu lassen und keine große Sache daraus zu machen, denn wenn Sie Robert von vorneherein verboten hätten, sich eine Flinte zu besorgen, wäre dadurch das Gleichgewicht in die falsche Richtung gestört worden.

Verblüfft hat uns, dass Sie weiterhin entschlossen sind, das große Projekt in Angriff zu nehmen, das Gleichgewicht in Ihrer Familie zu verändern. Ich vermute, dass Sie viel darüber nachgedacht haben. Wir möchten Sie noch einmal davor warnen, Veränderungen zu stark zu forcieren.

Wir sind ganz gewiss beeindruckt davon, dass Sie [zu Robert] so klug waren, dass es Ihnen gelungen ist, Ihre Intelligenz bis jetzt zu verbergen, und außerdem sind wir verblüfft über die Tatsache, dass Sie es so hingekriegt haben, dass Sie keine zu guten Zensuren bekommen haben, denn dann wäre es wirklich schwierig, dem damit verbundenen Anspruch fortan gerecht zu werden.

Nun wissen wir, dass Sie beide [zu Herrn und Frau Jones] daran interessiert sind, dieses Gleichgewicht in eine positive Richtung zu verändern. Wir meinen, dass Sie miteinander darüber sprechen und dann entscheiden sollten, wann der richtige Augenblick gekommen ist, dies zu tun, damit Sie das Gleichgewicht nicht ungünstig beeinflussen: Beispielsweise glauben wir, dass Sie [zu Robert] Gefahr laufen werden, mit der Flinte etwas anzurichten, und wir meinen, Sie [zu den Eltern] sollten sich überlegen, wie Sie damit umgehen werden. Wir empfehlen Ihnen, dies auf einem Spaziergang zu besprechen oder zumindest dafür zu sorgen, dass Bobby nicht zuhört.

Auswertung der gewonnenen Informationen

Das Team sagte voraus, dass die Eltern ihre Teamarbeit fortsetzen würden und dass Bob irgendwann während der einmonatigen Pause bis zur nächsten Sitzung die Regeln bezüglich des Gebrauchs der Flinte verletzen würde. Außerdem sagte das Team voraus, dass Herr und Frau Jones in der Sache mit der Flinte standhaft bleiben würden, wenn Bob die Regeln verletzt hätte, und dass die bereits erreichten Veränderungen auch weiterhin erhalten bleiben würden.

Sitzung 7

DE SHAZER: Mittlerweile sind mehrere Wochen vergangen, seit Bob seine Zweien und die Eins in »Führung« bekam. Wie hat dies Ihre Situation in der Familie destabilisiert? Wir haben uns deswegen eine Menge Sorgen gemacht.

FRAU JONES: Es könnte sein, dass er in eine höhere Leistungsstufe versetzt wird.

DE SHAZER: Dann gefährdet er vielleicht eher das Gleichgewicht dort in der Schule als zu Hause?

HERR JONES: Darüber habe ich noch nie nachgedacht, aber das wäre tatsächlich möglich.

Frau Jones beschrieb daraufhin die Teamarbeit und erzählte, dass Bob während des ganzen vergangenen Monats die Regeln bezüglich der Flinte nicht verletzt habe. Sie hatte weniger zu schreien brauchen, und sie glaubte, Bob fluche auch weniger. Die bereits früher eingetretenen Veränderungen waren auch weiterhin erhalten geblieben.

Beratungspause

Die Vermutung des Teams, dass dies die letzte Sitzung sein würde, bestätigte sich. Die Familie schien sich anders zu verhalten, und sie schien mit diesen Unterschieden zurechtzukommen.

Das Team beschloss, die Therapie mit einigen weiteren Hinweisen zu beenden. Es war notwendig, die Familie Jones daran zu erinnern, dass sie sich zum Ziel gesetzt hatte, dass »nichts so bleiben sollte, wie es war«. Deshalb könnte es sein, dass sie die Veränderungen, über die sie berichtet hatte, als nicht wirklich bedeutsam wahrnehmen würde. Doch das Team hielt diese Veränderungen durchaus für bedeutsam. Es würde noch einige Zeit vergehen, bevor man feststellen konnte, ob Herr und Frau Jones die Veränderungen schließlich ebenfalls als bedeutsam wahrnehmen würden.

Übermittlung der Botschaft

DE SHAZER: Nun, wir alle haben über die Sache nachgedacht und uns daran erinnert, wie Sie zum ersten Mal hierhergekommen sind, und alle drei wollten, dass nichts so bleiben würde, wie es war. Nun ist das eine Art »Aufgabe, die unlösbar ist«. Natürlich wird Bob auch weiterhin fluchen und murmeln – das tun die meisten Jungen in seinem Alter –, und wir glauben, dass ihn dies daran hindert, häufiger die Beherrschung zu verlieren, als es im Augenblick der Fall ist. Solange er flucht und murmelt, laufen Sie beide nicht Gefahr, lernen zu müssen, wie man mit einem Heiligen zusammenlebt.

Und Sie haben recht, wenn Sie meinen, dass ich wirklich schockiert war über die guten Zensuren. Wir alle waren schockiert darüber. Und wir hatten Angst davor, dass dies die Situation bei Ihnen zu Hause durcheinanderbringen würde. Vielleicht wird das aber nicht eintreten. Vielleicht wird es die Situation in der Schule durcheinanderbringen. Aber das wissen wir noch nicht. Deshalb möchten wir vorschlagen, dass wir heute mit der Therapie aufhören und schauen, wie die Dinge sich entwickeln. Lassen Sie mich wissen, wenn das Gleichgewicht bei Ihnen zu Hause ungünstig beeinflusst wird. Vielleicht haben wir Ihnen geholfen, zu viele Dinge zu verändern: Wir müssen einfach abwarten und schauen. Vieleicht warten wir einfach ab, wie die Zensuren beim nächsten Mal aussehen.

Nachbesprechung (Follow-up)

Nach sechs Monaten hatte die Familie noch nicht angerufen. Durch einen Anruf bei Familie Jones erfuhren wir, dass Roberts Zensuren bei zwei weiteren Zeugnissen gut geblieben waren und dass er die Regeln bezüglich der Schrotflinte immer noch nicht übertreten hatte. Die während der Therapie erreichten Veränderungen waren stabil geblieben.

Als das neue Schuljahr begann, wurde Robert in einen höheren Kurs versetzt, und nach Ansicht des Schulpsychologen zeigte er auch weiterhin gute Leistungen. Er hatte sowohl in der schulischen Arbeit als auch in »Führung« Einsen und Zweien bekommen.

9 Komplexität

In den vorangegangenen Kapiteln habe ich verschiedene deskriptive Werkzeuge benutzt, um die binokulare Theorie der Veränderung zu erklären sowie die Methoden, die man anwendet, um diese Theorie umzusetzen. Durch das mehrfache Erklären und Beschreiben der gleichen Prozesse gewinnt die Beschreibung an Tiefe – eine Art »Bonus«. Wir hoffen, dass dieser Bonus sich in ein paar nützlichen Gedanken über Familientherapie und die Prozesse der Veränderung niederschlagen wird.

Im Laufe der Entwicklung der Therapie mit einer Familie, einem Paar oder einem Einzelnen kann jede dieser Beschreibungen – oder, besser gesagt, können sie alle – von Nutzen sein. Die Beschreibungen der Gleichgewichtstheorie (Kap. 6) helfen dem Therapeuten, sich auf die Zielgerichtetheit der Therapie zu fokussieren. Nur wenn der Therapeut und die Familie bestimmte Zielvorstellungen haben, können sie *wissen*, dass die Therapie erfolgreich war. Selbst wenn es der Familie nicht möglich ist, sich auf ausdrückliche Ziele zu fokussieren, muss der Therapeut Zielvorstellungen haben, um zu verhindern, dass die Therapie ins Uferlose geht. Die beiden Fälle in Kapitel 5 und der Fall in Kapitel 8 veranschaulichen die Methode der Familienkurztherapie, so wie sie bei verwirrten (Sub-)Systemen oder Familien benutzt wird, die nicht in der Lage sind, sich auf spezifische, konkrete Ziele zu fokussieren.

Die Neuordnungsbeschreibung (Kap. 3 und 5) kann dem Therapeuten helfen, die Vorgänge so zu beschreiben, dass die für Veränderung notwendige Entwicklung eines veränderten Blickwinkels möglich wird. Obgleich diese Beschreibungstechnik die Grundlage der »Einwegspiegeltechnik« ist, kann man sie auch benutzen, um den Prozess der Umdeutung und Transformation einzuleiten, die auf den nach der Gleichgewichtstheorie erstellten Karten (Diagrammen) als gestrichelte Linien dargestellt sind. Obgleich man die verschiedenen Beschreibungen auf diese Weise miteinander kombinieren kann, ist es möglicherweise eher verwirrend als nützlich, über diese Komplexität nachzudenken. Doch erfolgt die Beschreibung der Aspekte der Situation in der Praxis der Familienkurztherapie tatsächlich simultan. Um die Beschreibungen eines komplexen Prozesses zu ermöglichen, muss man jedoch irgendwo methodisch eine Grenze ziehen. Man sollte daran denken, dass diese beiden Abbildungstechniken nicht in einer Entweder-oder-Beziehung, sondern in einer Sowohl-als-auch-Beziehung zueinander stehen. Die Trennung ist notwendig um der Klarheit der Beschreibung willen.

Doch ist das noch nicht die ganze Komplexität. Der Entscheidungsbaum (Kap. 4) kann dem Therapeuten helfen, sich auf den fortlaufenden interaktionsbezogenen Charakter des Suprasystems zu fokussieren. Der Reaktionsbericht der Familie ist eine Kommunikation über die Art der Familie zu kooperieren. Das heißt, in einer veränderungs- oder zielorientierten Therapie informiert die Sequenz »Intervention – Reaktionsbericht – Intervention usw.« den Therapeuten über die Effektivität und Nützlichkeit seines Vorgehens. Somit wird dieses deskriptive Werkzeug auch gleichzeitig mit den Karten (Beschreibungen) der Gleichgewichtstheorie benutzt, welche das Ziel beschreiben, und mit den Umdeutungslandkarten, die die Familie aus einem anderen Blickwinkel beschreiben. Auch hier wieder geht es nicht darum, ob man diese oder jene Beschreibung benutzt. Vielmehr dienen *alle drei Karten in Kombination* dazu, die therapeutischen Bemühungen zu lenken.

Natürlich wurden aus dem gleichen methodischen Grund die gleichberechtigt nebeneinander bestehenden Konzepte des Isomorphismus und des Kooperierens separat dargestellt. Die Abbildungswerkzeuge, die dazu dienen, die Konzepte umzusetzen, reflektieren den Sowohl-als-auch-Charakter der genannten Konzepte. In jeder Botschaft, die in den Fallbeispielen beschrieben wurde, lassen sich beide Konzepte nachweisen. Die Beziehungen zwischen den beiden Konzepten ist eine Mehr-weniger-Beziehung, keine Entweder-oder-Beziehung.

Der Prozess der Interventionsplanung kann in den Kapiteln 5 und 8 als primär durch das Konzept des Isomorphismus gesteuert beschrieben werden. Das heißt, die einzigartige Weise der Familie zu kooperieren, so wie sie dem Team gezeigt wird, deutet nicht darauf hin, dass das Stellen von Aufgaben sich günstig auf das Zustandebringen von Veränderungen auswirken wird. Deshalb wird das Team sich stärker auf seine Beschreibungen von den Überzeugungen der Familie sie selbst betreffend (ihre Rahmen) verlassen und sie bei der Planung der Intervention aus einem anderen Blickwinkel beschreiben.

Wenn die Art der Familie zu kooperieren, so wie sie dem Team gezeigt wird, das (direkte, modifizierte oder entgegengesetzte) Ausführen von Aufgaben beinhaltet, wird sich das Team stärker auf das Konzept des Kooperierens stützen, um seine Interventionen zu entwickeln (siehe die Fälle in den Kap. 4, 6 und 7). Auch hier wieder verlaufen diese »aufgabenorientierten« Veränderungsprozesse und die Interventionen nicht ohne Steuerung durch das Konzept des Isomorphismus. Die Aufgabe muss auf der isomorphen Beschreibung des Teams von der Verhaltenssequenz basieren, und das Kompliment, das der Aufgabenstellung vorangeht, muss isomorph genug sein, um die Entwicklung einer Ja-Haltung *(yes set)* auszulösen.

Verkürzt könnte man sagen, dass das Kooperationskonzept die aufgabenorientierten Veränderungsprozesse steuert. In dieser Art von Situationen liefert die Umdeutung *(reframing)* die »Nachricht von einem Unterschied«, die das durch die Aufgabe angeregte neue Verhalten ermöglicht. Das neue Verhalten ist aufgrund der Aufgabe stärker fokussiert und deshalb auch direkter zielorientiert. Das Konzept des Isomorphismus kann verstanden werden, als würde es die »wahrnehmungsorientierten Veränderungsprozesse« steuern. Das heißt, die Umdeutung liefert die »Nachricht von einem Unterschied«, und die Bestätigung der Ersteren durch ein neues Verhalten – eine Verhaltensänderung – ist eher zufällig.

Die deskriptiven Werkzeuge, die Techniken der Interventionsplanung, die Methode des Übermittelns einer therapeutischen Botschaft (in zwei Teilen: Kompliment und Hinweis) spiegeln allesamt die komplexe Natur der ökosystemischen Sicht. Die Mehrfachbeschreibungen und die Erklärungen auf verschiedenen Ebenen sind notwendig, wenn man es mit zirkulären Systemen zu tun hat. Da das Ökosystem zirkular ist, muss das konzeptuelle Schema ebenfalls zirkulär sein. Dies kann nicht stark genug betont werden; keine dieser Beschreibungen, Erklärungen oder Methoden sollte als mit anderen Beschreibungen, Erklärungen oder Methoden in eine Entweder-oder-Beziehung verstrickt verstanden werden.

> »Eine Flucht aus der Paranoia des Entweder-oder zum ›Mehr oder Weniger‹ der ›Sowohl-als-auch‹-Beziehung des rationalen Ökosystems ist nicht möglich ohne Wertveränderungen der grundlegendsten Art, die wir uns vorstellen können – und vielleicht Veränderungen, die noch grundsätzlicher sind, als wir uns vorzustellen vermögen« (Wildon 1972, p. 228).

Diese gesamte Komplexität spiegelt die Natur von Systemen und Ökosystemen sowie den multikausalen Charakter dieser Systeme. Da eine Veränderung in einer Beziehung eines Systems die übrigen Beziehungen beeinflusst und da eine Veränderung eines Elements eines Systems die übrigen Elemente beeinflusst, muss die Methode des Bewirkens therapeutischer Veränderungen ebenfalls komplex sein. Wenn die verschiedenen Ebenen des Systems (die kognitive Ebene, die Verhaltensebene usw.) ebenfalls als »in Kommunikation befindlich« gesehen werden, wird die Notwendigkeit gleichberechtigt nebeneinanderstehender Konzepte wie derjenigen des Isomorphismus und des Kooperierens klar. Man könnte diese beiden Konzepte so verstehen, dass sie gleichzeitig auf verschiedene Ebenen der systemischen Organisation »zielen«.

Somit kann die binokulare Theorie der Veränderung, so wie sie in der Familienkurztherapie angewandt wird, als der Natur der Systeme entsprechend gelten, indem sie Veränderung auf verschiedenen Ebenen fördert. Systemisch können »Wirkungen« jeder Art mehrere »Ursachen« gleichzeitig haben, was den systemischen Charakter der Theorie offensichtlich macht. Tatsächlich ist auch der ökosystemische Charakter der Theorie evident, weil die beiden Perspektiven durch die Beschreibungen der gleichen Informationen (der familienspezifischen Muster) durch die beiden Subsysteme entstehen.

Murphys Gesetz lautet: »Wenn irgendetwas schiefgehen kann, so geht es auch schief.« Jede Therapiesitzung und jede Sequenz einer Therapiesitzung mit einer bestimmten Familie kann man als Experimente mit vielen Unbekannten und unbekannten Variablen verstehen. Insbesondere wenn die Zeit zwischen den Sitzungen in die Beschreibung einbezogen wird, wird es ungeheuer schwierig zu entscheiden, ob eine Therapie effektiv ist. Ein therapeutisches Modell muss in der Lage sein, die Beziehungen zwischen den Interventionen und der Veränderung nachvollziehbar zu machen, da die gesamte Situation ansonsten keinen Sinn hat. Ein Modell kann den Therapeuten nur an dem entlang leiten, was in jenem Labyrinth von Komplexität, das Ökosysteme bilden, nützliche Pfade zu sein scheinen. Gewiss gelingt es dem Therapieteam nicht immer, Familien zu helfen, ihre Rätsel zu lösen oder sich zu verändern. Murphys Gesetz ist *immer* gültig, ganz gleich, wie verlässlich die Prozeduren sein mögen, auf die es sich jeweils bezieht.

Da die Familienkurztherapie stark in einem Therapiemodell verwurzelt ist, das Aufgaben benutzt, um Veränderungen zu fördern, wurde der Entscheidungsbaum entwickelt, damit das Team darauf zurückgreifen könnte, wenn die direkten Aufgaben in einer bestimmten Situation keine Veränderungen zur Folge hätten. Im Wesentlichen ist der Entscheidungsbaum ein Versuch, Murphys Gesetz zum Vorteil der Familie zu nutzen. Doch können die Dinge fehlzuschlagen scheinen (so wie es bei den ersten drei Sitzungen des Prototyps in Kap. 5 der Fall war), und dies kann dazu führen, dass man etwas Neues und Wertvolles lernt. Deshalb muss sich der »Experimentator« oder Therapeut besorgt vor Augen führen: »*Wenn mehrere Dinge, die hätten fehlschlagen können, nicht fehlgeschlagen sind, so wäre es letztlich nützlich gewesen, wenn sie fehlgeschlagen wären.*«

Danksagungen

Einige der Entwicklungen, die in diesem Buch beschrieben werden, verdanke ich Marvin Weiner. Marvin war einer der Mitbegründer des BFTC. Er arbeitet seit Langem therapeutisch mit Familien, ohne dass er die psychologisch-soziologischen Vorurteile hat, die andere Mitglieder des Teams mitbrachten. Da er nicht in Psychopathologie ausgebildet war, half er uns, unseren Fokus zu wahren: Familienrätsel sind normale Versuche, mit den vielen Schwierigkeiten des Lebens fertigzuwerden, und manche dieser Versuche erfüllen ihre Funktion einfach nicht.

Viele Stunden im Gespräch mit Elam Nunnally, Eve Lipchik und Alex Molnar, die alle Mitglieder des BFTC sind, haben mir geholfen, einige der Ideen zu klären und zu zeigen, wie sie sich von anderen Modellen unterscheiden. Außerdem war ein anderes Mitglied des BFTC, Marilyn La Court, sehr hilfreich bei der Entwicklung der »Möbius-Landkarte« (siehe Kap. 5) sowie bei der Entwicklung der aus dieser Arbeit resultierenden Theorie.

Das in diesem Buch beschriebene Therapiemodell wurde in einer Kultur bzw. in einem Kontext verfeinert und erforscht, an dem noch viele andere Menschen beteiligt waren. Das BFTC ist mit Einwegspiegeln und Videoaufzeichnungsgeräten ausgerüstet. Häufig stießen Personen, die nicht dem Kernteam angehörten, zu der Gruppe hinter dem Spiegel. Unter ihnen befanden sich verschiedene Auszubildende und Studenten, denen Dank gebührt, weil sie das BFTC gelehrt haben, wie man dieses Modell lehren kann.

Dank gilt weiterhin auch John Ludwig und Tom Ayers (dem früheren und dem derzeitigen Direktor der Family Service Agency of Dundee, Illinois). Meine beratende Beziehung zu ihrem Trainingsprogramm half mir, den Wert dieses Modells und seine besondere Bedeutung als Lehr- und Ausbildungswerkzeug zu erkennen. Zu sehen, dass das Modell auch von anderen Therapeuten als denjenigen des Kernteams benutzt wurde, führte zu einer wichtigen Entdeckung: Das Modell ist unabhängig von den Therapeuten, die es benutzen.

Außer den Angehörigen der BFTC-Gruppe haben verschiedene andere Personen Teile des Manuskripts in verschiedenen Stadien gelesen. Einige der Vorschläge, die von diesen Lesern kamen, erwiesen sich als nützlich, und alle wirkten klärend; ihre Beiträge haben in die Endfassung des Texts Eingang gefunden. Meinen besonderen Dank möchte ich Bradford Keeney, Lyman Wynne, Elliot Lipchik, Robert Peterson und Chungja Kim aussprechen.

Mein Problem bei der Erforschung von Therapie ist, dass der Forscher stark jener berühmten Kröte ähnelt:

> »Der Tausendfüßler war glücklich und freute sich seines Lebens, bis eine Kröte ihn scherzend fragte: ›Sag mir, wie du deine Füße nacheinander setzt.‹ Das brachte ihn so zum Nachdenken, dass er völlig verwirrt in einem Graben lag und herauszufinden versuchte, wie man geht.«[16]

Doch ich selbst bin nur ein Tausendfüßler, der so tut, als ob er eine Kröte wäre.

16 Original:
»The centipede was happy, quite
Until a toad in fun
Said, ›Pray, which leg goes after which?‹
This worked his mind to such a pitch,
He lay distracted in a ditch,
Considering how to run.«
(Autor nicht eindeutig identifizierbar)

Literatur

Alexander, F. a. T. M. French (1946) Psychoanalytic therapy: Principles and application. New York (The Ronald Press).

Andolfi, M. (1979): Family therapy. An interactional approach. New York (Plenum).

Bandler, R. u. J. Grinder (1981): Die Struktur der Magie. Bd. I : Metasprache und Psychotherapie. Paderborn (Junfermann), neu übers. Aufl. 2010

Bandler, R. u. J. Grinder (1982): Die Struktur der Magie. Bd. II : Kommunikation und Veränderung. Paderborn (Junfermann), 9., neu übers. Aufl. 2009

Bandler, R. a. J. Grinder (1996): Patterns – Muster der hypnotischen Techniken Milton H. Ericksons. Paderborn (Junfermann), 3. Aufl. 2005.

Bateson, G. (1978): The birth of a matrix or double bind and epistemology. In: M. Berger (ed.): Beyond the double bind. New York (Brunner/Mazel).

Bateson, G. (1981): Ökologie des Geistes. Frankfurt a. M. (Suhrkamp), 10. Aufl. 2011.

Bateson, G. (1982): Geist und Natur. Frankfurt a. M. (Suhrkamp), 9. Aufl. 2010.

Bateson, G., D. D. Jackson, J. Haley a. J. Weakland (1956): Toward a theory of schizophrenia. *Behavioral Science* 1: 251–264.

Bateson, G., D. D. Jackson, J. Haley a. J. Weakland (1962): A note on the double bind. *Family Process* 2: 154–161.

Beahrs, J. (1977): Integrating Erickson's approach. *American Journal of Clinical Hypnosis* 21: 55–68.

Boyd, J., T. Covington, W. Stanaszek a. J. Coussons (1974): Drug defauling. Part 1: Determinants of compliance. *American Journal of Hospital Pharmacology* 31: 363–367.

Buckley, W. (1967): Sociology and modern systems theory. Englewood Cliffs (Prentice-Hall).

Capra, F. (1983): Das Tao der Physik. München (Scherz). [Neuaufl. (2010). Frankfurt (Fischer).]

Cartwright, D. a. F. Harary (1956): Structural balance: A generalization of Heider's theory. *Psychological Review* 63: 277–293.

Coyne, J. a. L. Segel (1980): A brief strategic interactional approach to psychotherapy. In: J. Anchin a. D. Kiesler (eds.): Handbook of interpersonal psychotherapy. New York (Pergamon).

Dell, P. (1980): Beyond homeostasis: Toward a concept of coherence. (Unveröffentl. Manuskript.)

Dell, P. (1981): Some irreverent thoughts on paradox. *Family Process* 20: 37–42.

de Shazer, S. (1975a): The confusion technique. *Family Therapy* 2: 23–30.

de Shazer, S. (1975b): Brief therapy: Two's company. *Family Process* 14: 79–93.

de Shazer, S. (1978): Brief therapy with couples. *International Journal of Family Counseling* 6: 17–30.

de Shazer, S. (1979a): On transforming symptoms: An approach to an Erickson procedure. *American Journal of Clinical Hypnosis* 22: 17–28.

de Shazer, S. (1979b): Brief therapy with families. *American Journal of Family Therapy* 7: 83–95.

de Shazer, S. (1980a): Investigation of indirect symbolic suggestions. *American Journal of clinical Hypnosis* 23: 10–15.

de Shazer, S. (1980b): Brief family therapy: A metaphorical task. *Journal of Marital and Family Therapy* 6: 471–476.

de Shazer, S. (1989a): Wege der erfolgreichen Kurztherapie. Stuttgart (Klett-Cotta), 10. Aufl. 2010. [am. Orig. (1985): Keys to solution in brief therapy. London (Norton).]

de Shazer, S. (1989b) Der Dreh. Überraschende Wendungen und Lösungen in der Kurzzeittherapie. Heidelberg (Carl-Auer), 11. Aufl. 2010. [am. Orig. (1988): Clues – investigating solutions in brief therapy. New York (W. W. Norton and Company).]

de Shazer, S. (1992): Das Spiel mit den Unterschieden. Wie therapeutische Lösungen lösen. Heidelberg (Carl-Auer), 6. Aufl. 2009. [am Orig. (1988): Putting differences to work. New York (Norton).]

Dunlap, K. (1928): Revision of the fundamental law of habit formation. *Science* 67: 360–362.

Erickson, M. H. (1977): Hypnotic approaches to therapy. *American Journal of Clinical Hypnosis* 20: 20–35. [dt. (1998): Hypnotische Therapieansätze. In: E. L. Rossi (Hrsg.): Gesammelte Schriften von Milton H. Erickson. Bd. 5: Innovative Hypnotherapie I. Heidelberg (Carl-Auer), S. 113–138.]

Erickson, M. H. u. E. Rossi (1981): Hypnotherapie. Aufbau – Beispiele – Forschungen. München (Pfeiffer), 10. Aufl. 2010.

Erickson, M. H., E. Rossi u. S. Rossi (1978): Hypnose. Induktion – psychotherapeutische Anwendung – Beispiele. München (Pfeiffer), 7. Aufl. 2009.

Frankl, V. (1957): The doctor and the soul. New York (Knopf).

Frankl, V. (1960): Paradoxical intention. *American Journal of Psychotherapy* 14: 520–535.

Goffman, E. (1977): Rahmen-Analyse. Ein Versuch über die Organisation von Alltagserfahrungen. Frankfurt a. M. (Suhrkamp), 8. Aufl. 2011.

Haley, J. (1959): The family of the schizophrenic: A model system. *Journal of Nervous and Mental Disease* 129: 357–373.

Haley, J. (1963): An interactional explanation of hypnosis. In: D. D. Jackson (ed.): Therapy, communication, and change. Palo Alto (Science & Behavior).

Haley, J. (ed.) (1967): Advanced techniques of hypnosis and therapy: Selected papers of Milton H. Erickson, M. D. New York (Grune & Stratton).

Haley, J. (1976): Problem-solving therapy. San Francisco (Jossey-Bass).

Haley, J. (1978a): Die Psychotherapie Milton H. Ericksons. München (Pfeiffer), 8. Aufl. 2010.

Haley, J. (1978b): Ideas which handicap therapists. In: M. Berger (ed.): Beyond the double bind. New York (Brunner/Mazel).

Haley, J. (1978c): Gemeinsamer Nenner Interaktion. Strategien der Psychotherapie. München (Pfeiffer), 2. Aufl. 1987. [am. Orig. (1963): Strategies of psychotherapy. New York (Grune & Stratton).]

Haley, J. (1981): Ablösungsprobleme Jugendlicher. Familientherapie, Beispiele, Lösungen. München (Pfeiffer), 2. Auf. 1988 [am. Orig. (1979): Leaving home. the therapy of disturbed young people. New York (McGraw-Hill).]

Haley, J. a. L. Hoffman (1967): Techniques of family therapy. New York (Basic Books).

Heider, F. (1946): Attitudes and cognitive organization. *Journal of Psychology* 21: 107–112.

Hoffman, L. (1971): Deviation-amplifying processes in natural groups. In: J. Haley (ed.): Changing families. New York (Grune & Stratton).

Hofstadter, D. (1985): Gödel, Escher, Bach – ein endloses geflochtenes Band. Stuttgart (Klett-Cotta).

Jackson, D. D. (1957): The question of family homeostasis. *Psychiatric Quarterly* 31: 79–90.

Jackson, D. D. (1963): A suggestion for the technical handling of paranoid patients. *Psychiatry* 26: 306 f.

Jackson, D. D. a. J. Weakland (1961): Conjoint family therapy: Some considerations on theory, techniques, and results. *Psychiatry* 24: 30–45.

Keeney, B. (1979): Ecosystemic epistemology: An alternative paradigm for diagnosis. *Family Process* 18: 117–129.

Maruyama, M. (1963): The second cybernetics: Deviation-amplifying mutual casual processes. *American Scientist* 5: 164–179.

Minuchin, S. (1974): Families and family therapy. Cambridge (Harvard University Press). [dt. (1977): Familie und Familientherapie. Theorie und Praxis struktureller Familientherapie. Freiburg im Breisgau (Lambertus), 9. Aufl. 1992.]

Montalvo, B. (1972): Aspects of live supervision. *Family Process* 12: 343–359.

Papp, P. (1977): The family that had all the answers. In: P. Papp (ed.): Family therapy: Full-length case studies. New York (Gardner).

Rabkin, R. (1977): Strategic psychotherapy. New York (Basic Books).

Ruesch, J. a. G. Bateson (1951): Communication: The social matrix of psychiatry. New York (Norton). [dt. (1995): Kommunikation. Die soziale Matrix der Psychiatrie. Heidelberg (Carl-Auer), 2., korr. Aufl. 2012.]

Scheflen, A. (1978): Communicational concepts of schizophrenia. In: M. Berger (ed.): Beyond the double bind. New York (Brunner/Mazel).

Selvini-Palazzoli, M., L. Boscolo, G. Cecchin a. G. Prata (1974): The treatment of children through brief therapy of the parents. *Family process* 13: 429–442.

Selvini Palazzoli, M. (1989): Magersucht. Stuttgart (Klett-Cotta), 8. Aufl. 2004.

Selvini Palazzoli, M., L. Boscolo, G. Cecchin u. G. Prata (1977): Paradoxon und Gegenparadoxon. Stuttgart (Klett-Cotta), 12. Aufl. 2011.

Selvini Palazzoli, M., L. Boscolo, G. Cecchin a. G. Prata (1978): A ritualized prescription in family therapy. *Journal of Marriage and Family Counseling* 4: 3–9.

Soper, P. a. L. L'Abate (1977): Paradox as a therapeutic technique. *International Journal of Family Counseling* 5: 10–21.

Speer, D. C. (1970): Family systems: Morphostasis and morphogenesis, or: »Is homeostasis enough?«. *Family Process* 9: 259–278.

Spencer-Brown, G. (1997): Laws of Form – Gesetze der Form. Lübeck (Bohmeier), Neuaufl. 2004. [am. Ausg. (1979): Laws of form. New York (Dutton).]

Watts, A. (1981): Psychotherapie und östliche Befreiungswege. München (Kösel).

Watzlawick, P. (1968): A review of the double bind theory. In: D. D. Jackson (ed.): Communication, family, and marriage. Palo Alto (Science & Behavior).

Watzlawick, P. a. J. Coyne (1980): Depression following stroke: Brief problem-focused family treatment. *Family Process* 19: 13–18.

Watzlawick, P., J. Beavin u. D. D. Jackson (1969): Menschliche Kommunikation. Bern u. a. (Huber), 12. Aufl. 2011.

Watzlawick, P., J. Weakland u. R. Fisch (1974): Lösungen. Bern u. a. (Huber), 7. Aufl. 2008.

Weakland, J. (1974): The »double bind theory« by self-reflexive hindsight. *Family Process* 13: 259–277.

Weakland, J., R. Fisch, P. Watzlawick a. A. Bodin (1974): Brief therapy: Focused problem resolution. *Family Process* 13: 141–168.

Weeks, G. a. L. L'Abate (1979): Eine Bibliographie über paradoxe Methoden in der psychotherapeutischen Behgandlung von Familiensystemen. *Familiendynamik* 2: 185–189. [am. Orig. (1979): A compilation of paradoxical methods. *American Journal of Family Therapy* 7: 61–76.

Wildon, A. (1972): System and structure. London (Tavistock), 2. ed. 1980.

Über den Autor

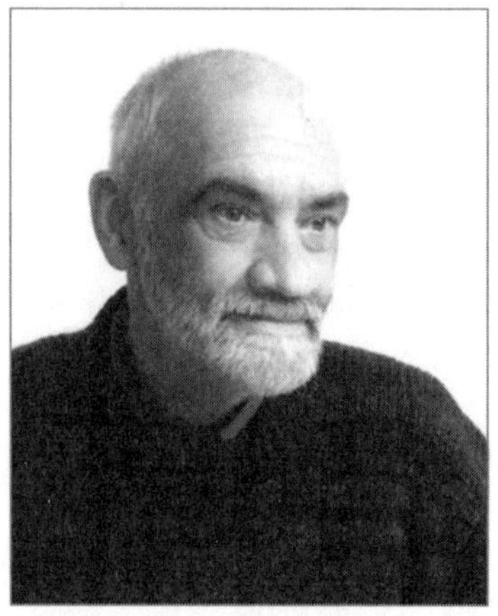

Steve de Shazer (1940–2005), Ph. D., Gründer des Brief Family Therapy Center (BFTC) in Milwaukee, Wisconsin; entwickelte und forschte zu lösungsorientierten, kurzzeittherapeutischen Verfahren auf der Grundlage Erickson'scher und systemischer Interventionen sowie der Philosophie Wittgensteins und Derridas. Veröffentlichungen u. a.: *Der Dreh. Überraschende Wendungen und Lösungen in der Kurzzeittherapie* (11. Aufl. 2010), *Das Spiel mit Unterschieden. Wie therapeutische Lösungen lösen* (6. Aufl. 2009), *Mehr als ein Wunder. Lösungsfokussierte Kurztherapie heute* (2. Aufl. 2011), *Worte waren ursprünglich Zauber. Von der Problemsprache zur Lösungssprache* (2. Aufl. 2010).

Steve de Shazer

Das Spiel mit Unterschieden

Wie therapeutische Lösungen lösen

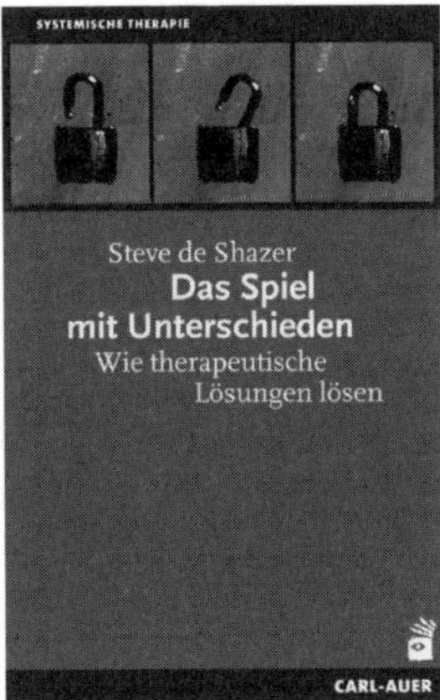

191 Seiten, Kt, 6. Aufl. 2009
ISBN 978-3-89670-710-9

Das Spiel mit Unterschieden, das Steve de Shazer beherrschte wie kaum ein anderer, hat ihm den Ruf eines originellen Therapeuten und innovativen Pragmatikers eingebracht. Sein Konzept der lösungsorientierten Kurzzeittherapie und sein Bestseller „Der Dreh" haben die jüngere Entwicklung der Psychotherapie nachdrücklich beeinflusst.

Gegenstand dieses Buches ist die Therapie als solche, als beobachtetes Gespräch zwischen Klient und Therapeut. In acht ausführlichen Fallbeschreibungen demonstriert de Shazer die unterschiedlichen Aspekte des lösungsorientierten therapeutischen Gesprächs als fortschreitende, sinnvolle Erzählung.

„Das Buch ist für alle gedacht, die die Therapie und ihre Möglichkeiten ernst nehmen und gleichzeitig verspielt genug sind für eine neuartige Betrachtung dieses Unternehmens."
John H. Weakland

„Steve de Shazer legt überzeugend dar, dass eine Kurztherapie nicht nur zweitrangiges Substitut für eine dynamische Langzeittherapie, sondern oft das Beste ist, was ein Klient bekommen kann."
Helm Stierlin

 **Carl-Auer Verlag • www.carl-auer.de**